全国普通高等中医药院校药学类专业第三轮规划教材

# 药事管理学（第3版）

（供药学、中药学及相关专业使用）

主　审　田　侃

主　编　何　宁　胡奇志

副主编　李小羿　王满元　王柳萍　喻小勇　刘　佳

编　者　（以姓氏笔画为序）

王　艳（天津中医药大学）　　　　　王红芳（河北中医药大学）

王柳萍（广西中医药大学）　　　　　王满元（首都医科大学）

邓伟生（黑龙江中医药大学）　　　　冯　鑫（安徽中医药大学）

刘　佳（长春中医药大学）　　　　　李小羿（广州中医药大学）

杨宇峰（山西中医药大学）　　　　　何　宁（天津中医药大学）

张文平（云南中医药大学）　　　　　林津晶（福建中医药大学）

郑冰清（山东中医药大学）　　　　　胡奇志（贵州中医药大学）

钟　丽（海南医学院）　　　　　　　俞双燕（江西中医药大学）

高　岩（郑州大学药学院）　　　　　常　星（陕西中医药大学）

喻小勇（南京中医药大学）

中国健康传媒集团

中国医药科技出版社

## 内 容 提 要

　　本教材是"全国普通高等中医药院校药学类专业第三轮规划教材"之一，依据药事管理学科知识体系、药事管理实践经验和药品监督管理中的重点问题设计教材结构与内容，同时参考我国执业药师职业资格考试"药事管理与法规"考试大纲的要求，并增加药物经济学评价、药品上市后监管等内容，努力做到理论与实践并重、继承与创新并重。本教材为书网融合教材，即纸质教材有机融合电子教材、教学配套资源和数字化教学服务（在线教学、在线作业、在线考试等）。

　　本教材可供高等医药院校相关专业师生教学使用，也是执业药师职业资格考试的参考用书，亦可作为药品生产、经营企业和监督管理部门员工的培训用书和自学用书。

## 图书在版编目（CIP）数据

药事管理学/何宁，胡奇志主编．— 3 版．—北京：中国医药科技出版社，2023.12

全国普通高等中医药院校药学类专业第三轮规划教材

ISBN 978 - 7 - 5214 - 3977 - 9

Ⅰ.①药…　Ⅱ.①何…②胡…　Ⅲ.①药政管理 - 管理学 - 中医学院 - 教材　Ⅳ.①R95

中国国家版本馆 CIP 数据核字（2023）第 143667 号

**美术编辑**　陈君杞

**版式设计**　友全图文

出版　**中国健康传媒集团** | 中国医药科技出版社

地址　北京市海淀区文慧园北路甲 22 号

邮编　100082

电话　发行：010 - 62227427　邮购：010 - 62236938

网址　www.cmstp.com

规格　889mm×1194mm $\frac{1}{16}$

印张　16 $\frac{1}{2}$

字数　476 千字

初版　2014 年 8 月第 1 版

版次　2024 年 1 月第 3 版

印次　2024 年 1 月第 1 次印刷

印刷　北京金康利印刷有限公司

经销　全国各地新华书店

书号　ISBN 978 - 7 - 5214 - 3977 - 9

定价　**55.00 元**

获取新书信息、投稿、为图书纠错，请扫码联系我们。

# 出版说明

"全国普通高等中医药院校药学类专业第二轮规划教材"于2018年8月由中国医药科技出版社出版并面向全国发行，自出版以来得到了各院校的广泛好评。为了更好地贯彻落实《中共中央　国务院关于促进中医药传承创新发展的意见》和全国中医药大会、新时代全国高等学校本科教育工作会议精神，落实国务院办公厅印发的《关于加快中医药特色发展的若干政策措施》《国务院办公厅关于加快医学教育创新发展的指导意见》《教育部　国家卫生健康委　国家中医药管理局关于深化医教协同进一步推动中医药教育改革与高质量发展的实施意见》等文件精神，培养传承中医药文化，具备行业优势的复合型、创新型高等中医药院校药学类专业人才，在教育部、国家药品监督管理局的领导下，中国医药科技出版社组织修订编写"全国普通高等中医药院校药学类专业第三轮规划教材"。

本轮教材吸取了目前高等中医药教育发展成果，体现了药学类学科的新进展、新方法、新标准；结合党的二十大会议精神、融入课程思政元素，旨在适应学科发展和药品监管等新要求，进一步提升教材质量，更好地满足教学需求。通过走访主要院校，对2018年出版的第二轮教材广泛征求意见，针对性地制订了第三轮规划教材的修订方案。

第三轮规划教材具有以下主要特点。

### 1.立德树人，融入课程思政

把立德树人的根本任务贯穿、落实到教材建设全过程的各方面、各环节。教材内容编写突出医药专业学生内涵培养，从救死扶伤的道术、心中有爱的仁术、知识扎实的学术、本领过硬的技术、方法科学的艺术等角度出发与中医药知识、技能传授有机融合。在体现中医药理论、技能的过程中，时刻牢记医德高尚、医术精湛的人民健康守护者的新时代培养目标。

### 2.精准定位，对接社会需求

立足于高层次药学人才的培养目标定位教材。教材的深度和广度紧扣教学大纲的要求和岗位对人才的需求，结合医学教育发展"大国计、大民生、大学科、大专业"的新定位，在保留中医药特色的基础上，进一步优化学科知识结构体系，注意各学科有机衔接、避免不必要的交叉重复问题。力求教材内容在保证学生满足岗位胜任力的基础上，能够续接研究生教育，使之更加适应中医药人才培养目标和社会需求。

### 3.内容优化，适应行业发展

教材内容适应行业发展要求，体现医药行业对药学人才在实践能力、沟通交流能力、服务意识和敬业精神等方面的要求；与相关部门制定的职业技能鉴定规范和国家执业药师资格考试有效衔接；体现研究生入学考试的有关新精神、新动向和新要求；注重吸纳行业发展的新知识、新技术、新方法，体现学科发展前沿，并适当拓展知识面，为学生后续发展奠定必要的基础。

### 4.创新模式，提升学生能力

在不影响教材主体内容的基础上保留第二轮教材中的"学习目标""知识链接""目标检测"模块，去掉"知识拓展"模块。进一步优化各模块内容，培养学生理论联系实践的实际操作能力、创新思维能力和综合分析能力；增强教材的可读性和实用性，培养学生学习的自觉性和主动性。

### 5.丰富资源，优化增值服务内容

搭建与教材配套的中国医药科技出版社在线学习平台"医药大学堂"（数字教材、教学课件、图片、视频、动画及练习题等），实现教学信息发布、师生答疑交流、学生在线测试、教学资源拓展等功能，促进学生自主学习。

本套教材的修订编写得到了教育部、国家药品监督管理局相关领导、专家的大力支持和指导，得到了全国各中医药院校、部分医院科研机构和部分医药企业领导、专家和教师的积极支持和参与，谨此表示衷心的感谢！希望以教材建设为核心，为高等医药院校搭建长期的教学交流平台，对医药人才培养和教育教学改革产生积极的推动作用。同时，精品教材的建设工作漫长而艰巨，希望各院校师生在使用过程中，及时提出宝贵意见和建议，以便不断修订完善，更好地为药学教育事业发展和保障人民用药安全有效服务！

# 数字化教材编委会

# 前言 PREFACE

药事管理学作为一门学科在我国历经了 30 年多年的发展，随着学科研究的不断深入和学科内容的不断丰富，药事管理学也日趋成熟，对药学实践活动发挥着日益重要的指导作用。

药事管理学作为一门应用学科，是药学科学与社会科学相互交叉、渗透而形成的交叉学科，它综合运用管理学、法学、经济学、社会学等学科的原理和方法研究药学事业各种实践活动及其基本规律。按我国现行学科划分，药事管理学属于药学学科的分支，是教育部规定的高等药学教育的专业核心课程；同时，在我国执业药师职业资格考试中，"药事管理与法规"为四大考试科目之一，也是药学类和中药学类执业药师职业资格考试唯一共同的必考科目；另外，国家对药品生产、经营企业和医疗机构药学部门具有高级技术职称的专业技术人员执业药师职业资格认定时，"药事管理与法规"是唯一需要考核的内容。通过本课程的学习，学生可以了解药事活动的主要环节、内容及其基本规律，掌握我国药品管理的法律、法规和基本政策，熟悉药事管理的体制及组织机构，具备药品研制、生产、经营、使用等方面的管理和监督的能力，并能在实践中运用相关理论和知识分析和解决实际问题，同时，为学生参加执业药师职业资格考试奠定基础。

本教材在编写上有四个方面的特点，一是注重体现药事管理学的学科特点，以《中华人民共和国药品管理法》为主线，以药品监督管理为核心，围绕药品研制、生产、经营、使用、监督管理这一脉络对药事管理学科相关内容进行有机整合，章节结构合理，使学生更易于理解各部分内容的逻辑关系；二是注重编写形式的引导性，每章设"学习目标"和"思政导航"，在给学生指引每章学习重点的同时，也引导其结合专业学习提高思想政治觉悟，同时设"案例分析""知识链接"等模块帮助学生更深入地理解和运用相关知识；三是与执业药师职业资格考试衔接，从内容上参考我国执业药师职业资格考试"药事管理与法规"考试大纲的要求，并将执业药师职业资格考试大纲要点在相关章节中设置"执业药师考点"予以提示，使本书更具有实用性和可读性；四是本教材为书网融合教材，即纸质教材有机融合数字教材，可以满足教师日常教学、在线教学和学生自学等多种需求。因此，本书既可以作为中药学、药学及相关专业的本科生教材，也可以作为研究生及各类药事管理工作者的参考书和执业药师职业资格考试的辅助用书。

鉴于本学科相关法律修订更新频繁的特点，本教材在编写过程中全面梳理所涉及药事管理方面相关法律法规，更新相关内容截至 2023 年 9 月。但由于本学科相关内容变化较快，时效性强，还请读者关注有关权威信息，随时掌握相关机构改革进展与法律法规立法的最新进展情况。

本教材共分为十四章，编写分工为：第一章何宁、王艳，第二章王满元、张文平、刘佳，第三章王红芳、胡奇志、刘佳，第四章李小翚、王红芳、高岩，第五章喻小勇、常星、郑冰清，第六章胡奇志、冯鑫、常星，第七章王柳萍、高岩、钟丽，第八章俞双燕、李小翚、邓伟生，第九章杨宇峰、林津晶，第十章张文平、林津晶、郑冰清，第十一章王艳、王柳萍、杨宇峰，第十二章冯鑫、王满元，第十三章钟丽、喻小勇，第十四章邓伟生、俞双燕。

本教材是在广泛参阅国内外相关著作、教材和文献的基础上编写而成的，并对有关内容进行了适当的扩充和完善，由于编者水平所限，加之编写时间仓促，教材中难免存在疏漏和不妥之处，恳请各位读者和专家批评指正。

编　者
2023 年 10 月

CONTENTS 目录

◆ 第一篇　总论 ◆

# 第一章 绪 论

🎯 学习目标

知识目标

**1. 掌握** 药事管理的概念与目标，药事管理学的定义。

**2. 熟悉** 药事的概念，药事管理的重要性，药事管理学科的研究内容。

**3. 了解** 药事管理学科的形成与发展，我国药事管理的发展趋势。

能力目标 通过本章的学习，能够使学生形成对药事管理学科的初步认识，具备药事管理学科的综合分析能力和职业基本素质。

## ▷》 第一节 药事管理概述

PPT

### 一、药事与药事管理的概念

**（一）药事**

医药是人类与疾病长期斗争的产物，其孕育、形成与发展已有数千年的历史，与社会政治、经济、文化、科技等的发展进步密切相关。中国历史典籍记载，早在神农氏时代就有了医药方面的描述。据《淮南子·修务训》所载："神农尝百草之滋味，水泉之甘苦，令民知所避就，当此之时，一日而遇七十毒。"《史记·补三皇本纪》总结为"神农氏……始尝百草，始有医药"。

我国古代对药事进行专门管理始于汉代，《后汉书·百官志》记载，"太医令药丞、方丞一人，属少府。"而"药事"一词作为医药管理用语，最早出现在《册府元龟》中"北齐门下省，统尚药局，有典御二人，侍御师二人，尚药监四人，总御药之事。"北周时天官府太医下大夫所属有"主药下士"六人，掌药物之事。由此可见，南北朝时期我国的医药管理已有明确的分工，并设有专职人员掌管药事工作。随着社会的变迁和药学事业的发展，"药事"的含义也在不断变化。

本教材将"药事"定义为：药事泛指一切与药品研发、生产、流通、使用、监督管理等有关的一系列事项与活动，是由与药学相关的若干部门及其活动所构成的一个完整系统。其中，药学相关部门主要包括药品研发、药品生产、药品经营、药品使用、药品监督管理和药学教育等部门，其活动主要围绕药品领域的研发、生产、流通、使用和监督管理等环节展开。药学相关部门及其活动的最终目标是为人类防治疾病提供质量安全有效的药品，促进合理用药，保障公众健康。

**（二）药事管理**

**1. 药事管理的概念** 目前关于药事管理尚无统一和公认的定义，较具代表性的定义是：药事管理是指对药学事业的综合管理，是运用管理科学的基本原理和研究方法对药学事业各部分的活动进行研究，总结其管理活动规律，并用以指导药学事业健康发展的社会活动。

药事管理有宏观和微观之分。宏观药事管理是指国家对药品及与药品相关事务的管理，通过制定、颁布相关法规政策、药品标准等，要求各药学相关组织执行；通过加强对药品的研发、生产、流通和使用等环节的监督管理，保证公众用药安全、有效、经济、适当；并通过监督检查对违法者进行处罚等手段加强管理。微观药事管理是指各药学相关组织内部的管理，包括人员管理、财务管理、物资设备管理、药品质量管理、技术管理、药学信息管理、药学服务管理等工作。

**2. 药事管理的目标** 药品作用于人体并最终发挥防治疾病的作用，需要历经研究开发、生产、流通和使用等环节，各环节紧密联系，是既相互作用又相对独立的子系统，药事管理是对上述各环节全面系统管理，因此，药事管理的目标应该涵盖各个子系统的目标。

我国药事管理的最高目标和根本任务是保证公众用药安全、有效、合理，保护和促进人体健康。这就要求不仅要实现药品自身的安全性、有效性、经济性和合理性；还必须确保使用环节分系统目标的实现，即保证用药的安全、有效、经济、适当。保证用药安全有效首要先要保证药品质量可控，这也是药品质量特性的基本要求，具体体现为药品的安全性、有效性、稳定性和均一性。药品作为特殊商品，合理用药、可及性、价格可负担同样也是药事管理的重要目标。

## 二、药事管理的重要性

### （一）保障基本医疗卫生与健康促进制度

建立基本医疗卫生制度的目标是人人享有基本医疗卫生服务，提高全民健康水平。药品供应保障体系是基本医疗卫生制度的组成部分，保证基本医疗卫生服务的公平性以及有效控制医疗费用都涉及药品研发、生产、流通和使用等有关政策与具体管理措施。建设药品供应保障体系的重点之一是建立国家基本药物制度，包括制定基本药物目录，对国家基本药物实行招标，定点生产、集中采购和统一配送，保证公众的基本用药等方面。这都需要加强药事管理，建立全面系统的药事管理体系。

### （二）保证公众用药安全有效

管理是为了实现组织目标。药品是全球公认的特殊商品，世界各国都对其施行比一般商品更加严格的监管。20世纪以来，各国普遍进行药事管理立法，制定了一系列药事法律法规，其目的就是保证人们用药安全、有效、经济、适当，维护公众的身心健康。

### （三）增强我国医药的全球竞争力

制药工业始于19世纪，新药的不断发现与规模化生产，大大降低了许多危害人类健康疾病的发病率及危害性，有力地促进了医学发展。医药产业带来的高额经济效益和持续快速发展，使其成为各国经济领域的重要组成部分，国际药品贸易也一直是竞争激烈的市场。20世纪中后期以来，国际医药经济竞争逐渐成为医药卫生服务及药事管理的竞争；质量与新药的竞争也逐渐转移为质量管理的竞争、药学服务的竞争、药业道德秩序的竞争。随着全球医药产业格局不断变化，我国医药企业面临越来越多参与国际竞争的新机遇和新挑战，也对我国药事管理提出了更高的要求，即不仅要有与国际接轨的药事管理法律法规，还要有更多样化更先进的管理手段等。

## 三、我国药事管理发展趋势

### （一）药事管理的法定性将不断提高

随着经济全球化步伐的加快，国外许多药事管理学者已提出各国药品管理相互协调的观点。药品管理的国际协调必然要求药事法规的国际协调，所以国际协调是药事法规的发展趋势。

同时，药事法规诸多内容是技术规范的法律化，其调整对象主要是药品。作为高科技产品，健康需求与医疗质量的提高推动国家药品标准水平越来越高，同时，生物技术、基因工程等新技术带来许多新的管理问题，也强烈冲击着管理理念，进而影响药事法规进行相应调整。因此未来的药事法规会有越来越多的内容涉及上述问题，药事法规的技术性、专业性规范将越来越强。

综观国内外药事法规，主要有两大宗旨，一为保证药品安全有效，维护公众健康；二为促进医药产业的快速健康发展。这两个组成部分的协调发展将成为国际药事法规的未来发展趋势。

### （二）药品监管体系逐步完善，监管人员职业素质提升

自国家药品监督管理局成立以来，药品监管部门在体系构建和机制建设发展迅速，不断探索完善药品监督管理体系，有序的组织结构、明确的部门职责、切实的保障机制大大提升了药品监管的效率和水平。

药品监管人员的素质直接决定着监管的效率和水平，提升监管人员职业素质和执法水平是保证药品安全的关键。药品监管人员培训是保持和提高监管队伍素质的重要途径，因此，药品监管机构的专业性，也体现在监管机构要配备相关领域的专业人员，从而保证监管工作准确执行。建立和完善药品监管系统教育培训体系，完善从业人员的相关法律法规至关重要。

### （三）借鉴国际先进管理手段与经验，提高我国药事管理效率

借鉴发达国家药品上市后监管的经验与方法，完善我国药品上市后监管和预警机制。如新加坡的药品上市后监管，包括"产品供应链完整性监测"以及"药师远程用药指导系统"等，能够最大程度地将上市后监管变被动为主动，提高监管效能。此外，药物警戒是保障患者用药安全的重要方式。2013年亚太经济合作组织协调中心药物警戒工作组研讨会首次召开，要求提高各国（地区）政府对药物警戒的重视程度，2020年达到"沟通协调、求真务实"的药物警戒管理目标。

### （四）管理理论与实践的结合将更加深入与具体

药事管理学是综合社会学、经济学、法学和管理学等不同学科，具有综合性的一门学科，然而药事管理离不开实践，许多药事管理的重要法律法规、制度措施等，都是从事药事管理活动的药师、管理人员在总结实践经验的基础上提出和完善的。随着药物非临床研究质量管理规范（GLP）、药物临床试验质量管理规范（GCP）、药品生产质量管理规范（GMP）、药品经营质量管理规范（GSP）、医疗机构药事管理规定等法律法规的出台，将药事管理理论、法律法规、相关政策等与药事管理实践更加紧密地结合在一起。法律法规的制定为药事管理活动实践提供了指导原则和行为规范，而药事管理实践则为法律法规的完善提供了丰富而生动的素材。随着药事管理法制化程度的不断提高，其严谨性越来越高，要求越来越具体，与实践的结合也将随之更加深入。

### （五）执业药师与临床药师队伍不断壮大

近年来，国内外药学有了较大的发展，逐步摆脱单一的药品供应模式，向技术服务型药学服务拓展。随着我国医药卫生事业的发展，对合理用药要求越来越高，药师在整个用药过程中的地位逐渐凸显，执业药师与临床药师在临床合理用药中的作用也越来越重要。由于我国人口基数大，执业药师的数量仍然不足，难以满足实际需求。国务院2021年颁发的《"十四五"国家药品安全及促进高质量发展规划》着重提出加强执业药师队伍建设，完善执业药师职业资格制度。

2011年1月我国印发了《医疗机构药事管理规定》，进一步丰富了医院药事管理的内涵，明确提出了"医疗机构应当建立由医师、临床药师和护士组成的临床治疗团队，开展临床合理用药工作。"同时规定了医疗机构应当配备临床药师的数量以及医疗机构临床药师的工作职责。随着医学的发展，临床专业分工越来越细，临床医生的工作重点更趋向于疾病的诊断，而疾病的治疗则趋向于依靠临床治疗团队的集体协作，团队内各专业人员分工负责、紧密配合。药师的工作也由传统保障药品供应转变到"以患者为中心"，参与临床药物治疗、监测药物不良反应、促进合理用药为主的工作中。临床药师职责的转

变，将促使医院药学以临床药学为核心发展，而临床药师全面参与临床用药将是医院临床药物治疗的发展方向。

由此，加强药师队伍的建设与管理，维护药师的合法权益，增强药师的法律、道德和专业素质，提高药师的执业能力，保证药品质量和药学服务质量，促进合理用药成为我国药师人才队伍建设与发展的目标。

## 第二节　药事管理学科及其发展

### 一、药事管理学科的定义和性质

#### （一）药事管理学科的定义

药事管理学是研究药学事业各部分活动及其管理的基本规律和一般方法的学科，是应用管理学、社会学、经济学、法学、行为科学等学科的原理和方法总结药事管理活动的规律，指导药学事业健康发展的科学。

#### （二）药事管理学科的性质

药事管理学是药学的二级学科，但同时也兼具社会科学性质。它的教育与研究除了扎根于药学及其分支学科之外，更集中于社会学、法学、经济学、管理学和心理学等社会科学，全面体现了药品研制、生产、经营、使用、价格、信息等诸多管理与实践。

**1. 药事管理学是药学的一个分支学科**　药事管理学是药学科学与药学实践的重要组成部分，其运用社会科学的原理和方法研究现代药学事业各部门活动及其管理，探讨药学事业科学管理的规律，促进药学事业的发展，因而是药学科学的一个分支学科。

**2. 药事管理学是一门交叉学科**　药事管理学是药学与社会科学（管理学、社会学、法学、经济学）交叉渗透而形成的边缘学科，涵盖了药学、管理学、社会学、法学、经济学、心理学等学科的理论和知识，是一门交叉学科。

**3. 药事管理学具有社会科学的性质**　药事管理学主要探讨与药事有关的人们的行为和社会现象，研究对象是药事活动中的管理组织与管理对象的活动、行为规范以及他们之间的相互关系。因此，药事管理学具有社会科学的性质。

### 二、我国药事管理学科的形成与发展

#### （一）我国药事管理学科的形成

我国院校开设药事管理学课程始于 20 世纪 30 年代，部分高等药学院校开设"药物管理法及药学伦理""药房管理"等课程。中华人民共和国成立后，1954 年高教部颁布的药学教学计划中，将"药事组织"列为必修课程和生产实习内容。1956 年各药学院校正式成立了药事组织学教研室，开设药事组织学，最高达 136 学时，后改为 54 学时。1980 年，卫生部药政管理局举办了全国药政干部进修班，正式开设"药事管理"课程。1984 年《中华人民共和国药品管理法》颁布后，药事管理学科的发展再度引起广泛重视。1985 年，华西医科大学成立药事管理教研室，正式给药学各专业本科生开设"药事管理学"必修课，之后第二军医大学药学院、北京医科大学药学院、西安医科大学药学院也将该课列为必修课程。1986 年中国药学会成立药事管理学分会。1987 年，国家教委将"药事管理学"列为药学专业的

必修课程，并定为该专业的一门主要课程，制订了课程基本要求。至2001年，我国高等药学院（系）普遍开设了药事管理学课程。

### （二）我国药事管理学科的发展

近年来，药事管理学科在我国有了较大的发展，取得的成绩主要表现在：

（1）"药事管理学"被国家教育部门列为药学专业的主干课程，从政策上保证了该学科的发展。目前，各高等医药院校均将其列为专业必修课程。同时，药事管理学系列课程得到了发展。除药事管理课程外，一些高校还为本科生、研究生开设了药事管理学系列课程，如"药学史""药品质量管理与监督""医院药事管理""药品生产经营质量管理""药品市场学""新药开发管理""药事法规""药品生产企业管理""药物经济学"等。

（2）师资队伍与教材建设获得了较大进展。绝大多数医药院校均成立了药事管理学教研室，并形成了一支结构较为合理的师资队伍。药事管理学教材建设有了较快的发展，供各层次学生使用的药事管理学教材的出版，保证了药事管理教学的需要。部分院校指导本科生进行药事管理毕业论文设计，在生产实习中也列入药事管理的内容。药事管理科研工作者申报、主持了大量各层次的研究课题，发表了大量的学术论文，出版了一批药事管理学专著。

（3）学术团体的成立和专业学术期刊创刊，促进了"药事管理学"科研水平和学科建设的提高。1986年10月，中国药学会成立了药事管理分科学会，1992年后改称药事管理专业委员会，部分省级学会也组建了药事管理专业委员会，吸引了大量的药事管理干部、药学技术人员和教师参加药事管理学科的活动。1994年11月，全国高等药学院校成立了药事管理学科发展协作组，1996年，中国医院管理协会成立了药事管理委员会，也开展了多次学科交流会，并承担了政府部门交办的工作。同时《中国药事》等药事管理学专业杂志创刊，其他一些药学期刊如《中国药房》《中国药师》也专门开辟了药事管理栏目，为学科交流提供了园地，促进了药事学科的发展。

（4）国家执业药师职业资格考试将"药事管理与法规"列为必考科目，奠定了药事管理学的学科地位。执业药师职业资格制度的实施，使药师系统地学习了药事管理和药事法规的内容。经过学习、培训、考试、注册后继续教育，他们熟悉了药事管理的知识，掌握、熟悉了药学专业法律、法规，强化了依法管药，依法生产、经营药品，保证药品质量的意识和能力。

## 三、药事管理学科的任务和研究内容

### （一）药事管理学科的任务

药事管理学科的任务是促进医药学事业的发展，保证公众用药安全、有效、经济、合理，为保护公众健康做出贡献。药事管理学研究的最终目的，是通过对医药领域各种社会、经济现象的探讨，剖析其影响因素，揭示其内在规律和发展趋势，从而为发展医药事业提供理论依据和对策建议。

### （二）药事管理学科的研究内容

**1. 药品监督管理** 即研究药品的特殊性及其管理的方法，制定药品质量标准，制定影响药品质量标准的工作标准、制度，制定国家药物政策、基本药物目录，实施药品分类管理制度，药品不良反应监测报告制度，药品质量公告制度，对上市药品进行再评价，提出整顿与淘汰的药品品种，并对药品质量监督、检验进行研究。

**2. 药事组织管理** 即运用社会科学的理论和方法，进行分析、比较、设计和建立完善的药事组织机构及制度，优化职能配备，减少行业、部门之间重叠的职责设置，提高管理水平。

**3. 药学技术人员管理** 即研究药师管理的制度、办法，通过立法手段实施药师管理事务。

**4. 药品注册管理** 即研究新药的分类、药物临床前研究质量管理、临床研究质量管理及其申报、审批，进行规范化、科学化的管理，制定药品注册管理规范如 GLP、GCP 等，建立公平、合理、高效的评审机制，提升我国上市药品在国际市场的竞争力。

**5. 药品管理立法** 即研究如何根据社会和药学事业的发展，为确保公众用药安全、有效，制定相关法律规范，并对不适应社会需求或过时的法律、法规、规章适时修订。

**6. 药品知识产权保护** 即研究如何对药品领域的发明创造进行法律保护，涉及药品注册商标保护、专利保护、中药品种保护等内容。

**7. 药品信息管理** 即主要研究国家对药品信息的监督管理，包括药品说明书和标签的管理，药品广告管理，互联网药品信息服务管理等。

**8. 药品生产、经营管理** 即运用管理学的原理和方法，研究国家对药品生产、经营企业的监督管理和药品企业自身的科学管理，研究制定科学的生产经营管理规范如 GMP、GSP 等，指导企业生产、经营活动。

**9. 医疗机构药事管理** 即研究医疗机构药事管理组织机构、药学专业技术人员配置与管理、调剂和处方管理、医疗机构制剂管理、药品供应与管理、药物临床应用管理等。

**10. 中药管理** 即研究如何根据中药的特点对中药进行监督管理，包括中药品种保护、野生药材资源保护、中药材生产质量管理等内容。

### 执业药师考点

基本医疗卫生制度的建立。

### 目标检测

答案解析

**一、A 型题（最佳选择题）**

1. 药事管理是对以下哪些环节进行管理（　　）。
   A. 研究与开发、生产、流通、使用、信息和监督管理等环节
   B. 种植、生产、流通和使用等环节
   C. 研究、生产和销售等环节
   D. 开发、生产、流通和使用等环节

2. 我国药事管理的最高目标和根本任务是（　　）。
   A. 保证公众用药安全、有效、合理，保护和促进人体健康
   B. 保证公众用药安全、合理，保护和促进人体健康
   C. 保证民众用药安全、有效、促进人体健康
   D. 保证民众用药安全、合理，保护人类健康

3. 药品质量特性的基本要求是（　　）。
   A. 安全性、合理性和均一性
   B. 安全性、有效性、稳定性和均一性
   C. 安全性、合理性、稳定性和均一性
   D. 安全性、有效性和均一性

二、**X 型题**（多项选择题）

4. 药学相关部门及其活动的最终目标是（　　）。

    A. 为人类防治疾病提供质量安全有效的药品

    B. 促进合理用药

    C. 保障公众健康

    D. 促进公众健康

    E. 提高公众体质

5. 临床药师的工作由传统保障药品供应转变到（　　）为主的工作中。

    A. "以患者为中心"　　　　B. 参与临床药物治疗　　　　C. 监测药物不良反应

    D. 促进合理用药　　　　　E. 疾病的诊断

三、**综合问答题**

6. 简述药事管理学科的任务？

7. 简述药事管理学科的研究内容包括哪些？

书网融合……

思政导航　　　　　　本章小结　　　　　　题库

（何　宁　王　艳）

# 第二章　药品管理法律

**学习目标**

知识目标

1. **掌握**　药品的概念和特征，《药品管理法》的主要内容。
2. **熟悉**　药品的分类，药品管理法的含义，我国药品管理法律体系的框架。
3. **了解**　药品管理法的渊源，药品管理法律体系的概念和特征。

**能力目标**　通过本章的学习，能够使学生在知法和懂法的基础上，具备运用法律法规特别是《药品管理法》分析和解决药学实践问题的能力。

药品是人类防治疾病的特殊商品，其质量关系到人体健康和生命安全。用法律手段对药品实施严格的监督与管理，是世界上大多数国家的普遍做法。建立健全药品管理法律制度，是国家实现对药品的监督管理，确保药品质量，保障公众用药安全和身体健康的重要措施。

## 第一节　概　述

PPT

## 一、药品的概念及特征

### （一）药品的定义

《中华人民共和国药品管理法》（以下简称《药品管理法》）规定，药品是指用于预防、治疗、诊断人的疾病，有目的地调节人的生理机能并规定有适应症或者功能主治、用法和用量的物质，包括中药、化学药和生物制品等。

我国的药品定义有如下基本点：

（1）在我国，药品的概念仅指人用药品，非用于人类疾病的药品，如农药和兽药，不属于《药品管理法》调整的药品范畴。

（2）药品的使用目的与使用方法有严格的限定，即药品的使用必须遵照医嘱或说明书，按照一定方法和数量使用才能达到预防、诊断或治疗人的疾病的目的，从而使药品与特殊医学用途配方食品、保健食品等相区别。

（3）我国的药品既包括化学药和生物制品，也包括中药，这与一些西方国家对药品的界定不完全相同。

### （二）药品的分类

从药品管理的角度，根据不同的分类标准，药品可分为多种类别。

**1. 根据药物的起源和指导理论**　分为传统药和现代药。传统药是指在传统医药学理论指导下，采取传统的剂型和使用方式，应用传统的适应症表述的药品，包括植物药、动物药、矿物药等。其特点是由传统医学理论指导及长期使用经验，具有民族及文化属性，如中药饮片等。

现代药是指用化学、生物学等现代科技手段发现或获得，并按照现代医药学理论防治疾病的药品。

现代药大多是在西方国家发展起来，后传入我国，故常被称为"西药"，如化学药品、生物制品等。同时，采用现代科技开发出的中药创新药、改良型新药等也属于现代药。

**2. 根据购买与使用是否凭医师处方**　分为处方药和非处方药。处方药是指必须凭执业医师或执业助理医师处方方可购买、调配和使用的药品；非处方药是指由国家药品监督管理部门公布，不需要执业医师或执业助理医师处方，消费者可自行判断、购买和使用的药品。根据安全性不同，非处方药又分为甲、乙两类进行管理。

**3. 根据药物的创新程度**　分为新药和仿制药。新药是指未在中国境内外上市销售的药品；仿制药是指仿制与原研药品质量和疗效一致的药品。

**4. 根据审批机关和使用范围**　分为上市药品和医疗机构制剂。上市药品是指经国家药品监督管理部门批准，并发给药品注册证书的药品，由药品生产企业生产，可在市场上销售；医疗机构制剂是指医疗机构根据本单位临床需要经批准而配制、自用的固定处方制剂，其由省级药品监督管理部门审查批准，发给医疗机构制剂批准文号。

**5. 根据药品在管理中的地位**　分为国家基本药物、基本医疗保险目录药品和国家储备药品。国家基本药物是指国家基本药物工作委员会从临床应用的各类药物中，经过科学评价而遴选出的、供临床首选、公众可公平获得的药物。

基本医疗保险目录药品是指列入《国家基本医疗保险、工伤保险和生育保险药品目录》的药品，该目录由国家医疗保障部门组织制定并发布。

国家储备药品是指在统一政策、统一规划、统一组织实施的原则下，为确保发生灾情、疫情及突发事件时药品的供应、由承担储备任务的企业按照医药储备管理部门下达的计划进行储备的药品。

**6. 根据管理的严格程度**　分为特殊管理药品和一般管理药品。特殊管理药品是指国家采取有别于其他一般管理药品而实行更加严格管理的药品。《药品管理法》规定，国家对疫苗、血液制品、麻醉药品、精神药品、医疗用毒性药品、放射性药品、药品类易制毒化学品等实行特殊管理。实践中，对戒毒药品、兴奋剂、抗生素、部分有特殊要求的生物制品等也采取较为严格的管理措施。

一般管理药品是指除特殊管理药品以外，国家对其采取一般管理措施的药品。

**（三）药品的特征**

药品的特征表现在商品特征和质量特征两个方面。

**1. 药品的商品特征**　药品和其他商品一样，通过流通渠道进入消费领域，具有商品的一般属性。但是由于药品直接关系人的身体健康和生命安危，因而与一般商品相比，药品又具有自身的特殊性。

（1）**生命关联性**　药品与其他商品相比，其使用价值的不同之处在于其与人的生命健康密切相关，公众使用药品的目的就在于防治疾病，恢复健康。

（2）**作用双重性**　药品既可以防病治病，又存在不同程度的不良作用而危害人身安全。如果药品使用合理、管理得当，就能达到治病救人、保护健康的目的；如果使用不合理、管理失当，则可能影响人体健康甚至危及生命。

（3）**专业技术性**　一方面，药品质量是否合格要依靠药学专业技术人员进行判断，对于药品内在质量，常常还需要借助于专门的仪器和检验方法来判断；另一方面，药品能否正确合理使用，一般也必须依靠具有医药学专业知识的执业医师、执业药师指导。

（4）**缺乏需求价格弹性**　对于患病人群来说，药品属于必需品，为了治疗疾病、恢复健康、维持生命，其不会因为药品价格的上涨而减少、停止购买或使用药品；对于健康人群来说，药品是无用之物，其不会因为药品价格的降低而购买、使用药品，药品的需求受价格的影响较小或不明显，药品的需求价格弹性很低。

（5）公共福利性　作为商品，药品流通要遵循等价交换等商品价值规律的基本原则；但在社会发生灾情、疫情、战争等紧急需要药品的特殊情况下，药品又具有非商品性质的社会福利性。同时，国家推行基本药物制度、对药品广告进行审查管理等，旨在通过宏观调控和监督管理，保障公众的用药需求和合法权益，也是药品公共福利性的体现。

**2. 药品的质量特征**　药品质量是指药品能满足预防、治疗、诊断人的疾病，有目的地调节人的生理机能等使用要求的特征总和，即药品的安全性、有效性、稳定性、均一性等指标符合规定的标准。由于药品直接关系到疾病防治的效果和患者的生命健康，因此，药品的质量至关重要，药品必须符合质量标准要求。为此，国家制定了一系列的法律法规和技术标准，加强对药品质量的监督管理。对于药品而言，只有合格药品和不合格药品之分，不存在低于质量标准的残次品和等外品。

（1）安全性　指药品按规定的适应症或功能主治、用法、用量使用后，对人体产生毒副作用的程度，如"三致"（致畸、致癌、致突变）作用、毒性和副作用、药物相互作用及配伍、使用禁忌等。

（2）有效性　指药品在规定的适应症或功能主治、用法、用量条件下预防、诊断、治疗疾病的有效程度。有效程度的表示方法，在我国采用"痊愈""显效""有效""无效"等加以区别；有的国家采用"完全缓解""部分缓解""稳定"等来区别。

（3）稳定性　指药品在规定的条件下保持其安全性、有效性的能力，也包括保持其物理、化学、生物药剂学等指标的能力。

（4）均一性　是指药品成份在每一单位（片、粒、瓶、支、袋等）药品中的物理、化学、生物药剂学、安全性、有效性、稳定性等指标符合规定要求的同等程度。

## 二、药品管理法的含义及渊源

### （一）药品管理法的含义

药品管理法的含义有广义和狭义之分。广义的药品管理法与药事管理法、药事管理法律体系同义，是指调整药品研制、生产、经营、使用和监督管理，确保药品质量，增进药品疗效，保障用药安全，维护人体健康活动中产生的各种社会关系的法律规范的总和。狭义的药品管理法仅指 1984 年第六届全国人民代表大会常务委员第七次会议通过，2001 年和 2019 年两次修订的《药品管理法》。

### （二）药品管理法的渊源

药品管理法的渊源，是指药品管理法律规范的具体表现形式，即某种药品法律规范是由何种国家机关制定或认可，具有何种表现形式或效力等级。我国药品管理法的渊源主要有以下几种形式。

**1.《宪法》**　是国家的根本大法，规定国家的根本制度和根本任务，具有最高的法律效力，是其他法律规范的基础。宪法由我国最高权力机关——全国人民代表大会制定。我国《宪法》第二十一条规定，国家发展医疗卫生事业，发展现代医药和我国传统医药，鼓励和支持农村集体经济组织、国家企业事业组织和街道组织举办各种医疗卫生设施，开展群众性的卫生活动，保护人民健康。这是药品管理法律体系中最根本的法律规范。

**2. 药品管理法律**　是指由全国人民代表大会及其常务委员会制定的药品管理规范性文件，其地位和效力仅次于宪法。专门的药品管理法律即《药品管理法》《中华人民共和国疫苗管理法》，与药品管理有关的其他法律有《中华人民共和国基本医疗卫生与健康促进法》《中华人民共和国中医药法》《中华人民共和国禁毒法》《中华人民共和国广告法》《中华人民共和国刑法》等。

**3. 药品管理行政法规**　是由国家最高行政机关——国务院依法制定的药品管理规范性文件，一般以"条例、规定、办法"三种名称发布，其效力低于宪法、法律。与药品管理活动相关的行政法规主要有《中华人民共和国药品管理法实施条例》《麻醉药品和精神药品管理条例》《中药品种保护条例》《野生药材资源保护管理条例》等。

**4. 药品管理地方性法规**　是由各省（自治区、直辖市）、省会市、经济特区所在地的市及国务院批准的较大的市人民代表大会及其常委会依法制定的法律规范，其效力低于宪法、法律且不超出本行政区域。如黑龙江省人民代表大会常务委员通过的《黑龙江省中医药条例》。

**5. 药品管理规章**　分为部门规章和地方政府规章两种。部门规章是由国务院所属各部委和具有管理职能的直属机构在本部门权限内发布的药品管理规范性法律文件，其地位低于宪法、法律、行政法规，主要为国家药品监督管理部门制定的行政规章，如《药品注册管理办法》《药品生产监督管理办法》《处方药与非处方药分类管理办法（试行）》《药品不良反应报告和监测管理办法》《药品召回管理办法》等；地方政府规章是指有权制定地方性法规的同级地方人民政府制定的规范性文件，其效力低于宪法、法律、行政法规、上级和同级地方性法规。如辽宁省人民政府颁布的《辽宁省医疗保障基金监督管理办法》、浙江省药品监督管理局发布的《浙江省医疗机构制剂配制监督管理办法》等。

**6. 民族自治地方药品管理法规**　即民族自治地方人民代表大会及其常委会根据宪法、民族区域自治法和其他法律的规定制定的自治条例、单行条例、变通规定和补充规定中的药品管理规范，在民族自治地方具有法律效力，如《西藏自治区药品管理条例》等。

**7. 中国政府承认或加入的药品管理国际条约**　国际条约一般属于国际法范畴，但经中国政府缔结的双边、多边协议、条约和公约等，在我国也具有约束力，如1985年我国加入的《1961年麻醉药品单一公约》和《1971年精神药物公约》。

**8. 法律解释**　是指有职责的国家机关，在药品管理法律实施过程中，对法律的含义以及在实践中如何应用所作的解释，包括全国人大及其常委会对《药品管理法》等涉药法律所作的立法解释，国家行政机关在执行法律中对药品管理法律、法规和规章所作的行政解释，以及司法机关对药品管理法律适用问题所作的司法解释，如最高人民法院、最高人民检察院《关于办理危害药品安全刑事案件适用法律若干问题的解释》等。

## 三、我国药品管理立法概况

我国是世界上最早采用法律手段对药品进行管理的国家之一。早在封建时代，就有对药品管理的法律规定，如《唐律疏议》中有关于"合和御药，误不入本方，及封题误，造畜蛊毒以毒药药人，医违方诈疗病，医合药不如方"等方面的刑律。我国现代意义上的药品管理立法，始于1911年辛亥革命之后，一百多年的发展变迁大体经历了四个阶段。

### （一）药品管理立法的萌芽

中华人民共和国成立前是药品管理立法的萌芽阶段。辛亥革命胜利后，1912年，中华民国南京临时政府在内务部下设卫生司（1928年改设卫生部），主管全国卫生工作，其下属第四科主办药政工作，并开始了早期药品管理的立法。至1949年，国民党政府先后发布《药师暂行条例》（1929年1月）、《管理药商规则》（1929年8月）、《麻醉药品管理条例》（1929年11月）、《管理成药规则》（1930年4月）、《购用麻醉药品暂行办法》（1935年8月）、《细菌学免疫学制品管理规则》（1937年5月）和《药师法》（1943年9月）等药品管理法规，形成了我国最早的药品管理立法框架。但由于刚刚起步，这些药品管理法规立法水平比较低，加之当时政治、经济因素的影响，大多流于纸上，在实践中未得到有效施行。

### （二）药品管理立法的初创

中华人民共和国成立后至改革开放前是药品管理立法的初创阶段。1949年后，一方面，为配合戒烟禁毒工作和清理旧社会遗留下来的伪劣药品充斥市场的问题，原卫生部制定了《关于严禁鸦片烟毒的通令》《关于管理麻醉药品暂行条例的公布令》《关于麻醉药品临时登记处理办法的通令》《关于抗疲劳素药品管理的通知》《关于由资本主义国家进口西药检验管理问题的指示》等一系列行政规范性文件；另一方面，1958～1965年间，随着我国制药工业的发展，国家有关部委制订了《关于综合医院药剂科工作制度和各级人员职责》《食用合成染料管理暂行办法》《关于加强药政管理的若干规定》《管理毒药限制性剧药暂行规定》《关于药品宣传工作的几点意见》《管理中药的暂行管理办法》等一系列加强药品生产、经营、使用管理的规章，奠定了我国药品管理法的基础，并在实践中取得了一定的成效。

### （三）药品管理立法的发展

改革开放以来是我国药品管理立法的发展阶段。1978年十一届三中全会后，国家提出建设社会主义法治国家的目标。在药品管理立法领域，1978年国务院颁布了我国第一个纲领性药品管理文件——《药政管理条例（试行）》，卫生部和其有关部门也颁布了一系列配套行政法规和部门规章，包括《麻醉药品管理条例》《新药管理办法（试行）》《卫生部关于医疗用毒药、限制性剧药管理规定》等。这些法规和规章，对于保证药品质量，维护人体用药安全有效，发挥了极大的作用。但同时也存在着执法主体、法律责任不明确等问题，其效力的发挥受到限制。

鉴于我国医药卫生事业的发展与药品管理立法相对滞后的矛盾，第六届全国人民代表大会常务委员会从20世纪80年代初开始酝酿起草我国药品管理法，几经审议，1984年9月20日第六届全国人民代表大会常务委员会第七次会议通过了《药品管理法》，自1985年7月1日起施行。《药品管理法》是我国第一部全面的、综合性的药品管理法律，是我国药品管理立法历史上的一个里程碑，标志着我国药品管理全面进入法治化管理阶段。此后，以《药品管理法》为依据，国家又先后出台多部配套行政法规和部门规章，药品管理立法取得突破性进展。但随着我国政治、经济和社会生活的发展变化，在药品管理方面也出现了许多新情况和新问题，使《药品管理法》的有些规定难以适应现实需要，如药品管理法的执法主体发生变化，对有些违法行为处罚过轻，实践中已经改变的药品监管制度需要修改有关法律条文等。

为此，20世纪90年代末，《药品管理法》的修订工作提上日程，至2001年2月28日，第九届全国人民代表大会常务委员会第二十次会议通过了第一次修订后的《药品管理法》，自2001年12月1日起施行。此后，分别于2013年12月28日和2015年4月24日进行了两次修正。同时，为贯彻实施《药品管理法》，2002年8月14日国务院颁布《中华人民共和国药品管理法实施条例》（以下简称《实施条例》），自2002年9月15日起施行。2016年2月6日，国务院重新修订了《实施条例》。《药品管理法》的修订和《实施条例》的颁布，是我国药品管理立法又一重大进展，也奠定了加入世界贸易组织（WTO）后我国医药产业发展的法律基础。

为保证《药品管理法》的有效实施，国务院又先后制定颁布了《医疗用毒性药品管理办法》《放射性药品管理办法》《麻醉药品和精神药品管理条例》等行政法规，国务院卫生健康主管部门和药品监督管理部门也先后发布《药品生产质量管理规范》《药品经营质量管理规范》《药品注册管理办法》等诸多部门规章。同时，各省、自治区、直辖市也相应制定了一系列有关药品管理的地方性法规和规章，我国药品管理法在不断发展过程中逐渐形成了具有中国特色的药品管理法律体系。

### （四）药品管理立法的完善

"十三五"以来是我国药品管理立法的完善阶段。2016年第十二届全国人民代表大会第四次会议后，确立坚持全面依法治国原则，在药品立法领域，以最严谨的标准、最严格的监管、最严厉的处罚、最严肃的问责，全面完善药品监管各项制度和药品安全治理体系，提升药品安全治理能力，国家在此阶段重新修订和颁布部分法律条例。具体情况见表2-1。

表 2 - 1 2016 年以后颁布药品管理相关法律（部分）

| 法律名称 | 颁布机关 | 施行时间 |
|---|---|---|
| 《中华人民共和国中医药法》 | | 2017.7.1 |
| 《中华人民共和国药品管理法》（2019 年第二次修订） | 全国人民代表大会常务委员会 | 2019.12.1 |
| 《中华人民共和国疫苗管理法》 | | 2019.12.1 |
| 《中华人民共和国基本医疗卫生与健康促进法》 | | 2020.6.1 |

## ◈ 第二节 药品管理法律体系

PPT

### 一、药品管理法律体系的含义与特征

**（一）药品管理法律体系的含义**

药品管理法律体系是指以宪法为依据，以《药品管理法》为基本法，由数量众多的药品管理法律、行政法规、部门规章及其他规范性文件，按照一定的原则和结构组成的相互协调与制约的法律规范体系。

**（二）药品管理法律体系的特征**

药品管理法律体系除了具有法律体系的一般特征如系统性、客观性、规范性外，还具有以下几方面特征：

**1. 以维护公众健康为目的** 药品直接关系到用药者的健康与生命安全，药品管理法律体系对药品的研制、生产、经营、使用的全过程进行严格的法律约束，目的都是为了保障用药者的合法权益，维护公众的生命健康与安全。

**2. 以质量管理为核心** 药品能够发挥预防、诊断、治疗人的疾病及维护公众健康的关键在于药品质量。因此药品管理法律体系对药品的研制、生产、经营、使用和监督管理等各个环节的调整均以保证药品质量为核心，从而使药品质量能够在研制和生产中形成，在流通中得以保持，并在使用中顺利实现。

**3. 以技术管理为内容** 为保证药品质量，需要一系列药学技术规范指导药品的研制、生产、经营、使用和监督管理，如《药品生产质量管理规范》（GMP）、《药品经营质量管理规范》（GSP）等，对影响药品质量的各个环节进行指导和管理。随着药品管理的规范化、科学化、法制化和国际化，以医药科学技术为内容主体的技术性法律规范将占据越来越重要的地位。这是药品管理法律体系有别于其他法律体系最显著的特征。

**4. 以国际化为趋势** 因为药品管理法律规范具有极强的技术性，更多体现的是法律的社会管理职能，无论国家的政治制度有何不同，但在药品管理方面均需遵循医药科学的规律，加之药品的国际贸易和技术交流日益频繁，也要求统一标准，因此各国药品管理法律体系趋同化趋势明显。同时，药品管理法律领域国际条约、公约和协议也日益增多，国际合作日益广泛。这是现代药品管理体系的一个明显特征。

### 二、我国药品管理法律体系的框架和主要内容

按照具体药品法律规范所调整的领域不同，药品管理法律体系可分为药物研制与药品注册法律规

范、药品生产法律规范、药品流通法律规范、医疗机构药事管理法律规范、药品上市后安全监管法律规范、特殊管理药品管理法律规范、药品信息管理法律规范、药品监督管理法律规范等几个主要组成部分。作为药品管理基本法的《药品管理法》从宏观上对以上各方面均作了原则性规定，具体内容见本章第三节。而为贯彻实施《药品管理法》，国务院、国务院卫生健康主管部门、国务院药品监督管理部门等又围绕着《药品管理法》颁布了一系列行政法规、规章，使药品管理法律体系各部分内容得以充实、完善，具有可操作性。本节不介绍《药品管理法》的具体内容，主要从整体上概括各部分的行政法规、规章及其主要内容。

### （一）药物研制与药品注册管理法律规范

从狭义上讲，药物研制与药品注册阶段主要包括药物的非临床研究、临床试验和药品上市注册三个部分。这一阶段是药品质量的确定阶段，直接关系到上市后药品的质量和公众的用药安全，在我国这一阶段的主要法律规范见表2-2。

表2-2　药物研制与药品注册管理主要法律规范

| 规范名称 | 颁布机关 | 主要内容 | 施行日期 |
|---|---|---|---|
| 《药物非临床研究质量管理规范》（GLP） | 国家食品药品监督管理总局 | 对药物非临床安全性研究的组织机构和人员、实验设施、仪器设备和实验材料、实验系统、标准操作规程、研究工作的实施、质量保证、资料档案、委托方等方面的规定 | 2017.9.1 |
| 《药物临床试验质量管理规范》（GCP） | 国家药品监督管理局、国家卫生健康委员会 | 对伦理委员会、研究者、申办者、试验方案、研究者手册、必备文件管理等方面的规定 | 2020.7.1 |
| 《药品注册管理办法》 | 国家市场监督管理总局 | 对药品上市注册、加快上市注册、上市后变更和再注册、监督管理等方面的规定 | 2020.7.1 |
| 《中药注册管理专门规定》 | 国家药品监督管理局 | 中药注册分类与上市审批、人用经验证据的合理应用、中药创新药、中药改良型新药、古代经典名方中药复方制剂、同名同方药、上市后变更、中药注册标准、药品名称和说明书等方面的规定 | 2023.7.1 |

### （二）药品生产管理法律规范

药品生产阶段是药品质量的形成阶段，是决定药品质量的最关键阶段，药品生产管理的规范程度直接影响产出药品的质量。因此，药品生产阶段的法律规范至关重要，在我国主要有以下法律规范，见表2-3。

表2-3　药品生产管理主要法律规范

| 规范名称 | 颁布机关 | 主要内容 | 施行日期 |
|---|---|---|---|
| 《药品生产质量管理规范》（GMP） | 卫生部 | 药品生产的质量风险管理、机构与人员、厂房设施及设备、洁净区级别、物料与产品、文件管理、生产管理、质量控制与质量保证、无菌药品灭菌方式、药品批次划分等方面的规定 | 2011.3.1 |
| 《药品委托生产监督管理规定》 | 国家食品药品监督管理总局 | 药品委托生产的条件和要求、受理和审批、监督管理等方面的规定 | 2014.10.1 |
| 《药品生产监督管理办法》 | 国家市场监督管理总局 | 生产许可、生产管理、监督检查、法律责任等方面的规定 | 2020.7.1 |

### （三）药品流通管理法律规范

药品流通阶段一般是指药品从生产者转移到消费者的中间过程，流通阶段环节众多，涉及储存、运输、经营等多方面主体，存在很多影响药品质量的因素，因此针对这一阶段的法律规范种类多而庞杂，主要法律规范见表2-4。

表 2-4 药品流通管理主要法律规范

| 规范名称 | 颁布机关 | 主要内容 | 施行日期 |
|---|---|---|---|
| 《处方药与非处方药分类管理办法（试行）》 | 国家药品监督管理局 | 处方药与非处方药的概念，非处方药的遴选、标签和说明书、销售等方面的规定 | 2000.1.1 |
| 《药品经营质量管理规范》（GSP）（2016年修正） | 国家食品药品监督管理总局 | 药品批发的质量管理、药品零售的质量管理等方面的内容 | 2000.4.30 |
| 《药品进口管理办法》（2012年修正） | 国家食品药品监督管理局 | 药品进口备案、报关、口岸检验及监督管理的规定 | 2004.1.1 |
| 《药品经营许可证管理办法》（2017年修正） | 国家食品药品监督管理局 | 申领《药品经营许可证》的条件、程序，《药品经营许可证》的变更与换发，监督检查 | 2004.4.1 |
| 《药品流通监督管理办法》（2022年修正） | 国家食品药品监督管理局 | 药品生产、经营企业购销药品以及医疗机构购进、储存药品的监督管理 | 2007.5.12020.3.1 |
| 《药品网络销售监督管理办法》 | 国家市场监督管理总局 | 药品网络销售、提供药品网络交易平台服务及其监督管理的相关规定 | 2022.12.1 |

### （四）医疗机构药事管理法律规范

医疗机构药事管理包括两方面重点，一是完善医疗机构的临床合理用药，改善治疗效果；二是对医疗机构配制制剂加强监管，主要法律规范见表2-5。

表 2-5 医疗机构药事管理主要法律规范

| 规范 | 颁布机关 | 主要内容 | 施行日期 |
|---|---|---|---|
| 《医疗机构制剂配制质量管理规范（试行）》 | 国家药品监督管理局 | 医疗机构制剂室的人员和机构、房屋和设施设备、物料、卫生、文件、配制管理、质量管理与自检、使用管理等方面规定 | 2001.3.13 |
| 《医疗机构制剂配制监督管理办法（试行）》 | 国家食品药品监督管理局 | 医疗机构制剂室设立、许可证管理、委托配制、监督检查等方面的规定 | 2005.6.1 |
| 《医疗机构制剂注册管理办法（试行）》 | 国家食品药品监督管理局 | 医疗机构制剂的配制、调剂使用，以及进行相关的审批、检验和监督管理活动的规定 | 2005.8.1 |
| 《处方管理办法》 | 卫生部 | 处方的开具、调剂、保管等相关方面的监督管理规定 | 2007.2.14 |
| 《医疗机构药事管理规定》 | 卫生部、国家中医药管理局、总后勤卫生部 | 医疗机构的药事管理组织、药学部门的设置，药品供应、制剂、调剂和研究管理以及医疗机构药学人员管理的规定 | 2011.3.1 |
| 《医疗机构药品监督管理办法（试行）》 | 国家食品药品监督管理局 | 医疗机构药品购进、验收、储存、养护、调配和使用的规定 | 2011.10.11 |
| 《抗菌药物临床应用管理办法》 | 卫生部 | 抗菌药物临床应用管理的组织机构和职责、临床应用管理及监督、法律责任等方面的规定 | 2012.8.1 |
| 《基本医疗保险用药管理暂行办法》 | 国家医疗保障局 | 不得纳入《基本医疗保险药品目录》的药物、直接调出、药品支付标准、医保基金支付的药品、药品支付办法的相关规定 | 2020.9.1 |

### （五）药品上市后监管法律规范

药品上市后监管主要是开展药物警戒工作，针对上市药品进行再评价，控制药品危害，及时淘汰不良反应大、疗效不确切的已上市药品，以保证公众用药的安全、有效、经济、合理，主要法律规范见表2-6。

表2-6 药品上市后安全监管主要法律规范

| 规范名称 | 颁布机关 | 主要内容 | 施行日期 |
| --- | --- | --- | --- |
| 《药品不良反应报告和监测管理办法》 | 卫生部 | 不良反应相关概念，药品生产企业、药品经营企业、医疗卫生机构应报告所发现的药品不良反应的责任、不良反应的评价与控制，相关责任主体的违法处罚等方面的规定 | 2011.7.1 |
| 《药品上市后变更管理办法（试行）》 | 国家药品监督管理局 | 药品上市后变更包括注册管理事项变更和生产监管事项变更的相关规定 | 2021.1.12 |
| 《药物警戒质量管理规范》（GVP） | 国家药品监督管理局 | 药物警戒相关规定 | 2021.12.1 |
| 《药品召回管理办法》 | 国家药品监督管理局 | 调查与评估、主动召回、责令召回等方面的规定 | 2022.11.1 |

### （六）特殊管理药品监督管理法律规范

疫苗、血液制品、麻醉药品、精神药品、医疗用毒性药品、放射性药品和易制毒化学品等在我国属于特殊管理的药品。由于这些药品本身风险巨大，若管理不当，滥用或流入非法渠道，将极大危害公众的健康和社会的稳定，因此国家颁布了专门的法律规范严加管理，主要法律规范见表2-7。

表2-7 特殊管理药品管理主要法律规范

| 规范名称 | 颁布机关 | 主要内容 | 施行日期 |
| --- | --- | --- | --- |
| 《麻醉药品和精神药品管理条例》（2016年修订） | 国务院 | 麻醉药品和精神药品的种植、实验研究和生产、经营、使用、储存、运输、审批程序、监督管理和法律责任等方面规定 | 2005.11.1 |
| 《医疗用毒性药品管理办法》 | 国务院 | 医疗用毒性药品的概念和品种、生产管理、经营和使用管理、法律责任等方面的规定 | 1988.12.27 |
| 《放射性药品管理办法》（2022年修订） | 国务院 | 放射性新药的研制、临床研究和审批，以及放射性药品的生产、经营和进出口、包装和运输、使用、标准和检验等方面的规定 | 1989.1.13 |
| 《反兴奋剂条例》（2018年修订） | 国务院 | 兴奋剂的生产、销售、进出口等方面的规定 | 2004.3.1 |
| 《药品类易制毒化学品管理办法》（2018年修订） | 卫生部 | 药品类易制毒化学品生产、经营、购买许可的范围、条件、程序、资料要求和审批时限，药品类易制毒化学品原料药、单方制剂和小包装麻黄素的购销渠道，生产、经营企业和有关使用单位的安全管理制度、条件要求等方面的规定 | 2010.5.11 |
| 《生物制品批签发管理办法》 | 国家市场监督管理总局 | 批签发机构确定、批签发申请，以及审核、检验、检查与签发、复审、信息公开、法律责任等方面的规定 | 2021.3.1 |
| 《疫苗生产流通管理规定》 | 国家药品监督管理局 | 疫苗生产、流通及其监督管理等活动的相关规定 | 2022.7.8 |

### （七）药品信息管理法律规范

药品信息是传递有关药品和药品活动的特征与变化的信息，准确的药品信息有助于患者和临床医师准确选择和使用药品，而错误的药品信息对用药者的生命健康安全存在严重隐患，因此需要加强药品信息传递途径和内容的监督管理，保证患者的用药安全。我国药品信息管理主要法律规范见表2-8。

表2-8 药品信息管理主要法律规范

| 规范名称 | 颁布机关 | 主要内容 | 施行日期 |
| --- | --- | --- | --- |
| 《互联网药品信息服务管理办法》（2017年修正） | 国家食品药品监督管理局 | 互联网药品信息服务的定义与分类、申请条件与审批程序、服务要求、法律责任等规定 | 2004.7.8 |
| 《药品说明书和标签管理规定》 | 国家食品药品监督管理局 | 药品说明书和标签管理的原则、药品说明书和标签内容、格式和书写印制等方面的要求 | 2006.6.1 |

续表

| 规范名称 | 颁布机关 | 主要内容 | 施行日期 |
|---|---|---|---|
| 《化学药品和生物制品说明书规范细则》 | 国家食品药品监督管理局 | 化学药品和生物制品说明书格式与内容的要求 | 2006.5.10 |
| 《中药、天然药物处方药说明书格式内容书写要求及撰写指导原则》 | 国家食品药品监督管理局 | 中药、天然药物处方药说明书格式与内容书写的要求 | 2006.6.22 |
| 《药品、医疗器械、保健食品、特殊医学用途配方食品广告审查管理暂行办法》 | 国家市场监督管理总局 | 药品等广告审查、发布、处罚等规定 | 2020.3.1 |

### （八）药品监督管理法律规范

药品监督是指药品监督管理部门依照法定职权和程序，对药品的研制、生产、经营、使用的单位和个人遵守药品管理法律规范的情况进行监督检查的活动，药品监督管理的法律依据主要有《中华人民共和国行政许可法》《中华人民共和国行政处罚法》《药品行政执法与刑事司法衔接工作办法》《药品检查管理办法（试行）》《药品质量抽查检验管理办法》等。

### （九）其他方面法律规范

药品管理法律体系除上述几方面法律规范外，还包括一些调整专项问题的法律规范，主要包括以下几方面，见表2-9。

表2-9　药品管理其他方面法律规范

| 调整范围 | 规范 | 颁布机关 | 主要内容 | 施行日期 |
|---|---|---|---|---|
| 中药管理 | 《野生药材资源保护管理条例》 | 国务院 | 重点野生药材保护分级及品种、保护管理办法等方面的规定 | 1987.12.1 |
| | 《中药品种保护条例》（2018年修订） | 国务院 | 中药保护品种的范围和等级划分、申请保护程序、保护措施等方面的规定 | 1993.1.1 |
| | 《进口药材管理办法》 | 市场监管总局 | 进口药材的相关规定 | 2020.1.1 |
| | 《中药材生产质量管理规范》（GAP） | 国家药监局、农业农村部、国家林草局、国家中医药管理局 | 中药材规范化的种植（含生态种植、野生抚育和仿野生栽培）、养殖、采收和产地加工等方面的规定 | 2022.3.1 |
| 执业药师管理 | 《执业药师职业资格考试实施办法》 | 国家药监局、人力资源和社会保障部 | 执业药师考试时间、科目、考试周期等方面的规定 | 2019.3.5 |
| | 《执业药师职业资格制度规定》 | 国家药监局、人力资源和社会保障部 | 执业药师的定义，执业药师考试、注册，执业药师的职责、监督管理等方面的规定 | 2019.3.15 |
| | 《执业药师注册管理办法》 | 国家药监局 | 执业药师首次注册、变更注册、延续注册、注销注册等方面的规定 | 2021.6.18 |
| 药品知识产权保护 | 《中华人民共和国商标法》（2019年修正） | 全国人民代表大会常务委员会 | 药品商标权的获得与条件、保护等方面的规定 | 1983.3.1 |
| | 《中华人民共和国专利法》（2020年修正） | 全国人民代表大会常务委员会 | 药品专利权的获得与条件、保护等方面的规定 | 1985.4.1 |
| | 《药品专利纠纷早期解决机制实施办法（试行）》 | 国家药品监督管理局、国家知识产权局 | 药品专利纠纷早期解决机制方面的规定 | 2021.7.4 |

PPT

## 第三节 《药品管理法》的主要内容

《药品管理法》是我国药品管理领域的基本法，对我国药品管理领域作了全面的规定，在药品研制、生产、经营、使用全过程中，是衡量各种活动及行为合法性的纲领性标准。2019 年第二次修订后的《药品管理法》共十二章 155 条，本节概括性介绍《药品管理法》各章的相关内容。

### 一、总则

#### （一）立法目的

《药品管理法》规定，药品管理法立法所要达到的目的有以下 4 个方面：

**1. 加强药品管理** 这一目的贯穿于整部《药品管理法》。《药品管理法》注重制度创新，规定了药品上市许可持有人制度、药品追溯制度、药物警戒制度、药物临床试验默示许可制度、临床试验机构备案制度、拓展性临床试验制度、优先审评与附条件审批制度、药品上市许可转让制度、网络第三方平台售药备案制度、药品安全信息统一公布制度、职业化专业化药品检查员制度、违法行为处罚到人制度等，通过采取一系列强化药品监督和法律责任的制度和手段来加强监督管理，以保证药品质量。

**2. 保证药品质量** 影响药品质量的因素是多方面的，只有对药品从研制到使用的全过程、各环节进行监督管理，才能保证药品质量，保障公众用药安全，维护人民身体健康。例如，规定从事药品研制，应当遵循 GLP、GCP，保障药品研制全过程持续符合法定要求，规定药品上市许可持有人应当建立药品质量保证体系，严格药品上市放行等。

**3. 保障公众用药安全和合法权益** 要维护人民用药的合法权益，首先要保障公众用药的安全有效，明确药品生产企业、经营企业、医疗机构在保证药品质量和合理用药方面各自的法定义务和责任。另一方面要科学地进行药品分类，既要方便人民群众购药、用药，又要防止药物滥用。要依法规范药品价格、广告等管理，及时淘汰可致严重不良反应的药品，特别要依法严惩生产、销售假药、劣药的不法行为，有效维护人民用药的合法权益。

**4. 保护和促进公众健康** 这是《药品管理法》的根本目的和药品管理的使命，这一目的和使命不仅体现在《药品管理法》所确定的各项制度中，而且体现在药品监管和治理的全部工作中。保护和促进公众健康是"健康中国"建设的核心要义，是一个开放、动态、渐进、持续的发展过程。

#### （二）药品管理法适用范围

《药品管理法》规定，在中华人民共和国境内从事药品研制、生产、经营、使用和监督管理活动，适用本法。《药品管理法》适用范围体现在两个方面。

**1. 地域范围** 《药品管理法》适用的地域范围是"在中华人民共和国境内"，香港、澳门特别行政区和台湾地区按照其相关法律规定办理。

**2. 对象范围** 《药品管理法》适用的对象范围是与药品有关的各个环节和行为，包括药品研制、生产、经营、使用和监督管理活动以及从事上述活动的单位和个人。

#### （三）药品管理的基本原则

药品管理的基本原则是，以人民健康为中心，坚持风险管理、全程管控、社会共治的原则，建立科学、严格监督管理制度，全面提升药品质量，保障药品的安全、有效、可及。

《药品管理法》提出药品管理应当以人民健康为中心，把药品管理和人民的健康紧密地结合起来。在整个药品管理全过程的制度设计中都坚持体现这个理念。坚持风险管理，将风险管理理念贯穿于药品研制、生产、经营、使用、上市后管理等各个环节，坚持社会共治，确立了我国药品管理的三大基本原则。

**1. 风险管理原则** 是全球药品管理的第一原则。风险通常被认为是"危害发生的可能性及其严重性的组合"，风险与安全是对立统一的概念，风险存在一个可接受可容忍的"阈值"。药品领域风险来源多样，没有绝对安全的药品，只有不断地防控各种风险，才能实现保护和促进公众健康的目的。风险管理原则贯穿于《药品管理法》全过程和各方面。

**2. 全程管控原则** 是风险管理原则在时间方面的要求。保障药品安全，需要实现从实验室到医疗机构的全程管控。《药品管理法》明确了药品的全程管控，涵盖信息全程管控、研制全程管控、生产全程管控、经营全程管控以及延伸检查等各个方面。

**3. 社会共治原则** 是风险管理原则在空间方面的要求。保障药品安全是所有药品利益相关者的共同利益。多年来，在药品领域，逐步构建了企业主责、政府监管、行业自律、社会协同、公众参与、媒体监督、法治保障的药品安全共治格局。

**（四）促进药品领域发展的方针**

**1. 发展现代药和传统药** 《药品管理法》规定，国家发展现代药和传统药，国家保护野生药材资源和中药品种，鼓励培育道地中药材。将发展现代药和传统药写入药品管理法，是当代药品管理立法的创举。实践证明，我国一贯坚持中西医并举、中西药共同发展的方针，为保护人民健康起到巨大作用。

**2. 鼓励研究和创制新药，保护新药研究开发者合法权益** 研究开发新药，是防治疾病、保护人民健康的客观要求，也是提高我国药品市场竞争力的关键。《药品管理法》明确了鼓励研究和创制新药的原则，规定了保护公民、法人和其他组织研究、开发新药的合法权益。

**（五）确立重要的管理制度安排**

**1. 实行药品上市许可持有人制度** 从法律层面确认药品上市许可持有人制度，药品上市许可持有人依法对药品研制、生产、经营、使用全过程中药品的安全性、有效性和质量可控性负责，对药品全生命周期的质量安全责任。

**2. 药品和药品信息可追溯制度** 从事药品研制、生产、经营、使用活动，应当遵守法律、法规、规章、标准和规范，保证全过程信息真实、准确、完整和可追溯。国家建立健全药品追溯制度，推进药品追溯信息互通互享，实现药品可追溯。

**3. 建立药物警戒制度** 通过建立药物警戒制度，对药品不良反应及其他与用药有关的有害反应进行监测、识别、评估和控制。

**（六）药品监督管理体制**

国务院药品监督管理部门主管全国药品监督管理工作。国务院有关部门在各自职责范围内负责与药品有关的监督管理工作。国务院药品监督管理部门配合国务院有关部门，执行国家药品行业发展规划和产业政策。省、自治区、直辖市人民政府药品监督管理部门负责本行政区域内的药品监督管理工作。设区的市级、县级人民政府承担药品监督管理职责的部门负责本行政区域内的药品监督管理工作。县级以上地方人民政府有关部门在各自职责范围内负责与药品有关的监督管理工作。

县级以上地方人民政府对本行政区域内的药品监督管理工作负责，统一领导、组织、协调本行政区域内的药品监督管理工作以及药品安全突发事件应对工作，建立健全药品监督管理工作机制和信息共享机制。

**（七）药品专业技术机构的设置及其职责**

药品监督管理部门设置或者指定的药品专业技术机构，承担依法实施药品监督管理所需的审评、检验、核查、监测与评价等工作。

药品专业技术机构是我国药品监督管理体系的重要组成部分，在药品监督管理部门的领导下执行对药品监督管理所需的审评、检验、核查、监测与评价等工作。《药品管理法》明确我国药品专业技术机构分为两类，一类是药品监督管理部门设置的，为直属机构；另一类是由药品监督管理部门指定的，是独立于行政部门之外的"第三方"专业技术机构，这是"社会共治"的内在体现。

### （八）强化药品安全"社会共治"的理念

《药品管理法》突出强调药品安全"社会共治"的理念，强化地方政府、有关部门、药品行业协会新闻媒体等各方面的责任，齐心合力共同保障药品安全。

各级人民政府及其有关部门、药品行业协会等应当加强药品安全宣传教育，开展药品安全法律法规等知识的普及工作。新闻媒体应当开展药品安全法律法规等知识的公益宣传，并对药品违法行为进行舆论监督。有关药品的宣传报道应当全面、科学、客观、公正。

药品行业协会应当加强行业自律，建立健全行业规范，推动行业诚信体系建设，引导和督促会员依法开展药品生产经营等活动。

## 二、药品研制和注册

### （一）鼓励新药研发的总体导向

国家支持以临床价值为导向、对人的疾病具有明确或者特殊疗效的药物创新，鼓励具有新的治疗机制、治疗严重危及生命的疾病或者罕见病、对人体具有多靶向系统性调节干预功能等的新药研制，推动药品技术进步。

国家鼓励运用现代科学技术和传统中药研究方法开展中药科学技术研究和药物开发，建立和完善符合中药特点的技术评价体系，促进中药传承创新。国家采取有效措施，鼓励儿童用药品的研制和创新，支持开发符合儿童生理特征的儿童用药新品种、剂型和规格，对儿童用药予以优先审评审批。

### （二）药品研制的监督管理规范

从事药品研制活动，应当遵守 GLP、GCP，保证药品研制全过程持续符合法定要求。

开展药物非临床研究，应当符合国家有关规定，有与研究项目相适应的人员、场地、设备、仪器和管理制度，保证有关数据、资料和样品的真实性。

开展药物临床试验，应当按照国务院药品监督管理部门的规定如实报送研制方法、质量指标、药理及毒理试验结果等有关数据、资料和样品，经国务院药品监督管理部门批准。其中，开展生物等效性试验的，报国务院药品监督管理部门备案。开展药物临床试验，应当在具备相应条件的临床试验机构进行。

### （三）临床试验过程管理

**1. 伦理原则** 开展药物临床试验，应当符合伦理原则，制订临床试验方案，经伦理委员会审查同意。伦理委员会应当建立伦理审查工作制度，保证伦理审查过程独立、客观、公正，监督规范开展药物临床试验，保障受试者合法权益，维护社会公共利益。

**2. 知情同意** 实施药物临床试验，应当向受试者或者其监护人如实说明和解释临床试验的目的和风险等详细情况，取得受试者或者其监护人自愿签署的知情同意书，并采取有效措施保护受试者合法权益。

**3. 确保安全** 药物临床试验期间，发现存在安全性问题或者其他风险的，临床试验申办者应当及时调整临床试验方案、暂停或者终止临床试验，并向国务院药品监督管理部门报告。必要时，国务院药品监督管理部门可以责令调整临床试验方案、暂停或者终止临床试验。

**4. 同情用药**　对正在开展临床试验的用于治疗严重危及生命且尚无有效治疗手段的疾病的药物，经医学观察可能获益，并且符合伦理原则的，经审查、知情同意后可以在开展临床试验的机构内用于其他病情相同的患者。

### （四）药品注册审批管理

**1. 确保信息真实**　在中国境内上市的药品，应当经国务院药品监督管理部门批准，取得药品注册证书；但是，未实施审批管理的中药材和中药饮片除外。申请药品注册，应当提供真实、充分、可靠的数据、资料和样品，证明药品的安全性、有效性和质量可控性。

**2. 实施关联审评审批制度**　国务院药品监督管理部门在审批药品时，对化学原料药一并审评审批，对相关辅料、直接接触药品的包装材料和容器一并审评，对药品的质量标准、生产工艺、标签和说明书一并核准。

**3. 建立附条件审批制度**　对治疗严重危及生命且尚无有效治疗手段的疾病以及公共卫生方面急需的药品，药物临床试验已有数据显示疗效并能预测其临床价值的，可以附条件批准，并在"药品注册证书"中载明相关事项。

上述内容详见本书第五章。

## 三、药品上市许可持有人

### （一）药品上市许可持有人的含义与职责

**1. 药品上市许可持有人的含义**　药品上市许可持有人是指取得药品注册证书的企业或者药品研制机构等。

**2. 药品上市许可持有人的职责**　药品上市许可持有人应当对药品的非临床研究、临床试验、生产经营、上市后研究、不良反应监测及报告与处理等承担责任。药品上市许可持有人的法定代表人、主要负责人对药品质量全面负责。

药品上市许可持有人应当建立药品质量保证体系，配备专门人员独立负责药品质量管理。药品上市许可持有人应当对受托药品生产企业、药品经营企业的质量管理体系进行定期审核，监督其持续具备质量保证和控制能力。

### （二）生产药品的规定

药品上市许可持有人可以自行生产药品，也可以委托药品生产企业生产。药品上市许可持有人自行生产药品的，应当依照本法规定取得药品生产许可证；委托生产的，应当委托符合条件的药品生产企业。血液制品、麻醉药品、精神药品、医疗用毒性药品、药品类易制毒化学品不得委托生产；但是，国务院药品监督管理部门另有规定的除外。

药品上市许可持有人应当建立药品上市放行规程，对药品生产企业出厂放行的药品进行审核，经质量受权人签字后方可放行。不符合国家药品标准的，不得放行。

### （三）经营药品的规定

药品上市许可持有人可以自行销售其取得药品注册证书的药品，也可以委托药品经营企业销售。药品上市许可持有人从事药品零售活动的，应当取得药品经营许可证。药品上市许可持有人自行销售药品的，应当具备《药品管理法》第五十二条规定的人员、设施设备、质量管理机构或人员、规章制度等方面的条件；委托销售的，应当委托符合条件的药品经营企业。

### （四）委托储运的规定

药品上市许可持有人、药品生产企业、药品经营企业委托储存、运输药品的，应当对受托方的质量保证能力和风险管理能力进行评估，与其签订委托协议，约定药品质量责任、操作规程等内容，并对受托方进行监督。

### （五）药品追溯制度和年度报告制度

药品上市许可持有人、药品生产企业、药品经营企业和医疗机构应当建立并实施药品追溯制度，按照规定提供追溯信息，保证药品可追溯。

药品上市许可持有人应当建立年度报告制度，每年将药品生产销售、上市后研究、风险管理等情况按照规定向省、自治区、直辖市人民政府药品监督管理部门报告。

### （六）境外企业和中药饮片生产企业履行的义务

药品上市许可持有人为境外企业的，应当由其指定的在中国境内的企业法人履行药品上市许可持有人义务，与药品上市许可持有人承担连带责任。

中药饮片生产企业履行药品上市许可持有人的相关义务，对中药饮片生产、销售实行全过程管理，建立中药饮片追溯体系，保证中药饮片安全、有效、可追溯。

### （七）药品上市许可的转让

经国务院药品监督管理部门批准，药品上市许可持有人可以转让药品上市许可。受让方应当具备保障药品安全性、有效性和质量可控性的质量管理、风险防控和责任赔偿等能力，履行药品上市许可持有人义务。

## 四、药品生产

从事药品生产活动，应当经所在地省、自治区、直辖市人民政府药品监督管理部门批准，取得药品生产许可证。无药品生产许可证的，不得生产药品。药品生产许可证应当标明有效期和生产范围，到期重新审查发证。《药品管理法》规定了从事药品生产活动应当具备的条件，以及药品生产应当遵守的规范及规定等内容。

上述内容详见本书第六章。

## 五、药品经营

从事药品批发活动，应当经所在地省、自治区、直辖市人民政府药品监督管理部门批准，取得药品经营许可证；从事药品零售活动，应当经所在地县级以上地方人民政府药品监督管理部门批准，取得药品经营许可证。无药品经营许可证的，不得经营药品。药品经营许可证应当标明有效期和经营范围，到期重新审查发证。《药品管理法》规定了从事药品经营活动应当具备的条件，实施药品分类管理制度，以及药品经营应当遵守的规范及规定等内容。药品监督管理部门实施药品经营许可，还应当遵循方便群众购药的原则。

上述内容详见本书第七章。

## 六、医疗机构药事管理

医疗机构应当配备依法经过资格认定的药师或者其他药学技术人员，负责本单位的药品管理、处方审核和调配、合理用药指导等工作。非药学技术人员不得直接从事药剂技术工作。医疗机构应当坚持安全有效、经济合理的用药原则，遵循药品临床应用指导原则、临床诊疗指南和药品说明书等合理用药，对医师处方、用药医嘱的适宜性进行审核。医疗机构以外的其他药品使用单位，应当遵守《药品管理法》有关医疗机构使用药品的规定。《药品管理法》对医疗机构购进药品、药品保管、调配处方、配制制剂也作出了明确的规定。

上述内容详见本书第八章。

## 七、药品上市后管理

药品上市许可持有人应当制定药品上市后风险管理计划，主动开展药品上市后研究，对药品的安全性、有效性和质量可控性进行进一步确证，加强对已上市药品的持续管理。《药品管理法》对附条件批准的药品以及药品生产过程中的变更的上市后管理作出了明确的规定。对于药品不良反应监测管理、药品召回管理、药品上市后评价，《药品管理法》也有明确规定。

上述内容详见本书第九章。

## 八、药品价格和广告

### （一）药品价格管理

**1. 维护药品价格秩序的总体要求**　国家完善药品采购管理制度，对药品价格进行监测，开展成本价格调查，加强药品价格监督检查，依法查处价格垄断、哄抬价格等药品价格违法行为，维护药品价格秩序。

**2. 实行市场调节价药品的原则性规定**　市场调节价是指由经营者自主制定，通过市场竞争形成的价格。依法实行市场调节价的药品，药品上市许可持有人、药品生产企业、药品经营企业和医疗机构应当按照公平、合理和诚实信用、质价相符的原则制定价格，为用药者提供价格合理的药品。药品上市许可持有人、药品生产企业、药品经营企业和医疗机构应当遵守国务院药品价格主管部门关于药品价格管理的规定，制定和标明药品零售价格，禁止暴利、价格垄断和价格欺诈等行为。

**3. 依法提供价格信息的规定**　药品上市许可持有人、药品生产企业、药品经营企业和医疗机构应当依法向药品价格主管部门提供其药品的实际购销价格和购销数量等资料。医疗机构应当向患者提供所用药品的价格清单，按照规定如实公布其常用药品的价格，加强合理用药管理。

**4. 禁止在药品购销中给予、收受回扣或者其他不正当利益**　禁止药品上市许可持有人、药品生产企业、药品经营企业和医疗机构在药品购销中给予、收受回扣或者其他不正当利益。禁止药品上市许可持有人、药品生产企业、药品经营企业或者代理人以任何名义给予使用其药品的医疗机构的负责人、药品采购人员、医师、药师等有关人员财物或者其他不正当利益。禁止医疗机构的负责人、药品采购人员、医师、药师等有关人员以任何名义收受药品上市许可持有人、药品生产企业、药品经营企业或者代理人给予的财物或者其他不正当利益。

### （二）药品广告管理

**1. 药品广告审批规定**　药品广告应当经广告主所在地省、自治区、直辖市人民政府确定的广告审查机关批准；未经批准的，不得发布。

**2. 药品广告的内容要求**　药品广告的内容应当真实、合法，以国务院药品监督管理部门核准的药品说明书为准，不得含有虚假的内容。药品广告不得含有表示功效、安全性的断言或者保证；不得利用国家机关、科研单位、学术机构、行业协会或者专家、学者、医师、药师、患者等的名义或者形象作推荐、证明。非药品广告不得有涉及药品的宣传。

药品广告管理内容详见本书第十二章。

# 九、药品储备和供应

## （一）药品储备制度和基本药物制度

**1. 药品储备制度** 国家实行药品储备制度，建立中央和地方两级药品储备。发生重大灾情、疫情或者其他突发事件时，依照《中华人民共和国突发事件应对法》的规定，可以紧急调用药品。

**2. 基本药物制度** 国家实行基本药物制度，遴选适当数量的基本药物品种，加强组织生产和储备，提高基本药物的供给能力，满足公众疾病防治基本用药需求。

## （二）药品供应管理

**1. 建立药品供求监测体系** 国家建立药品供求监测体系，及时收集和汇总分析短缺药品供求信息，对短缺药品实行预警，采取应对措施。

**2. 实行短缺药品清单管理制度** 国家实行短缺药品清单管理制度。药品上市许可持有人停止生产短缺药品的，应当按照规定向国务院药品监督管理部门或者省、自治区、直辖市人民政府药品监督管理部门报告。

**3. 短缺药品优先审评审批** 国家鼓励短缺药品的研制和生产，对临床急需的短缺药品、防治重大传染病和罕见病等疾病的新药予以优先审评审批。

**4. 多部门共同加强药品供应保障工作** 对短缺药品，国务院可以限制或者禁止出口。必要时，国务院有关部门可以采取组织生产、价格干预和扩大进口等措施，保障药品供应。药品上市许可持有人、药品生产企业、药品经营企业应当按照规定保障药品的生产和供应。

# 十、监督管理

## （一）禁止生产、销售、使用假药、劣药

《药品管理法》第九十八条规定了假药及劣药的具体情形，同时明确，禁止生产（包括配制）、销售、使用假药、劣药；禁止未取得药品批准证明文件生产、进口药品；禁止使用未按照规定审评、审批的原料药、包装材料和容器生产药品。假药、劣药具体情形比较见表 2 - 10。

表 2 - 10 假药、劣药具体情形比较

| 假药 | 劣药 |
| --- | --- |
| 有下列情形之一的，为假药： | 有下列情形之一的，为劣药： |
| 1. 药品所含成份与国家药品标准规定的成份不符； | 1. 药品成份的含量不符合国家药品标准； |
| 2. 以非药品冒充药品或者以他种药品冒充此种药品； | 2. 被污染的药品； |
| 3. 变质的药品； | 3. 未标明或者更改有效期的药品； |
| 4. 药品所标明的适应症或者功能主治超出规定范围。 | 4. 未注明或者更改产品批号的药品； |
| | 5. 超过有效期的药品； |
| | 6. 擅自添加防腐剂、辅料的药品； |
| | 7. 其他不符合药品标准的药品。 |

**📖 案例2-1**

药店陈列过期药品但未销售案

某县市场监管局对某药店经营场所进行监督检查，发现该药店药品销售区陈列的木香顺气丸、阿归养血颗粒等 8 种药品已超过有效期。经查，8 种涉案过期药品库存货值金额共计 207 元。此外，执法人

员在该药店药品管理系统中未查询到过期药品销售记录，导致已经售出的过期药品数量和金额无法确定。

思考讨论：

1. 8 种过期药品应如何定性？

2. 本案的违法主体有哪些违法行为？

3. 违法者应承担什么法律责任？

### （二）药品监督管理规定

《药品管理法》对药品监督管理部门的检查权限，药品监督管理部门抽查检验、质量公报和对检验结果有异议情形的处理，监督持续符合法定要求的相关规范，职业化、专业化药品检查员队伍，药品信用管理，奖励举报、保护举报的举措，药品安全信息统一公布制度，药品安全事件应急预案，药品安全系统性风险隐患的处理，禁止地方保护主义，避嫌，特殊管理的药品，药监与公检法、环保联动等作出了明确规定。上述内容详见本书第三章。

# 十一、法律责任

## （一）法律责任的概念与种类

**1. 法律责任的概念** 法律责任是指行为人由于违法行为、违约行为或者由于法律规定而应承担的某种不利法律后果。

**2. 法律责任的分类** 根据行为人违反法律规范的性质和社会危害程度，法律责任分为民事责任、行政责任和刑事责任三种。

（1）民事责任 是指行为人因违反民事法律、违约或者由于法律规定所应承担的一种法律责任。药品管理法上的民事责任主要是指因生产、经营、使用不合格药品或假药、劣药造成他人人身伤害时，药品的上市许可持有人、生产者、经营者、医疗机构及药品检验机构应当承担的损害赔偿责任。

承担民事责任的方式有很多种，《药品管理法》所确定的民事责任形式主要是损害赔偿。《药品管理法》规定需要承担民事责任的行为主要有两种，一是药品检验机构出具的检验结果不实，造成损失的，应当承担相应的赔偿责任；一是药品的上市许可持有人、生产企业、经营企业、医疗机构违反规定，给药品使用者造成损害的，依法承担赔偿责任。

（2）行政责任 是指行为人违反行政法律规范但尚未构成犯罪所应承担的法律后果，主要包括行政处罚和行政处分两类。《药品管理法》规定的承担行政责任的违法行为是最多的。

行政处罚是由特定国家行政执法机关对违反国家经济、行政管理法律、法规，尚不构成犯罪的公民、法人给予的一种行政制裁，《药品管理法》规定的行政处罚主要有警告、罚款、没收药品和违法所得、停产停业整顿、吊销许可证或撤销药品批准证明文件、暂时或终身禁止从业、拘留等 7 种形式。

行政处分是国家行政机关、企事业单位或其他组织依照行政隶属关系对违法失职的国家公务员或所属人员实施的惩戒措施，主要包括警告、记过、记大过、降级、降职、撤职、留用察看、开除等 8 种形式。

（3）刑事责任 是指行为人因其犯罪行为所必须承受的，由司法机关代表国家所确定的否定性法律后果。《药品管理法》中规定多种违法行为要依照《中华人民共和国刑法》追究刑事责任，其中特别需要注意的是其中关于生产销售假药罪、生产销售劣药罪的规定。

### （二）违反《药品管理法》的法律责任

**1. 未取得药品生产、经营或制剂许可证生产、销售药品应当承担的法律责任**　未取得药品生产许可证、药品经营许可证或者医疗机构制剂许可证生产、销售药品的，责令关闭，没收违法生产、销售的药品和违法所得，并处违法生产、销售的药品（包括已售出和未售出的药品，下同）货值金额十五倍以上三十倍以下的罚款；货值金额不足十万元的，按十万元计算。

**2. 生产、销售和使用假药、劣药应承担的法律责任**　《药品管理法》规定了生产、销售和使用假药、劣药的法律责任，以及为假药、劣药提供储存、运输等便利条件的违法行为的法律责任，并规定对假药、劣药的处罚决定应当依法载明药品检验机构的质量检验结论。具体见表2-11。

表2-11　生产、销售和使用假药、劣药的法律责任

| 违法行为 | 法律责任 | 法律条款 |
| --- | --- | --- |
| 生产、销售假药的 | 1. 没收违法生产、销售的药品和违法所得，责令停产停业整顿，吊销药品批准证明文件，并处违法生产、销售的药品货值金额十五倍以上三十倍以下的罚款；货值金额不足十万元的，按十万元计算<br>2. 情节严重的，吊销药品生产许可证、药品经营许可证或者医疗机构制剂许可证，十年内不受理其相应申请<br>3. 药品上市许可持有人为境外企业的，十年内禁止其药品进口 | 第一百一十六条 |
| 生产、销售劣药的 | 1. 没收违法生产、销售的药品和违法所得，并处违法生产、销售的药品货值金额十倍以上二十倍以下的罚款<br>2. 违法生产、批发的药品货值金额不足十万元的，按十万元计算，违法零售的药品货值金额不足一万元的，按一万元计算<br>3. 情节严重的，责令停产停业整顿直至吊销药品批准证明文件、药品生产许可证、药品经营许可证或者医疗机构制剂许可证<br>4. 生产、销售的中药饮片不符合药品标准，尚不影响安全性、有效性的，责令限期改正，给予警告；可以处十万元以上五十万元以下的罚款 | 第一百一十七条 |
| 生产、销售假药，或者生产、销售劣药且情节严重的 | 1. 对法定代表人、主要负责人、直接负责的主管人员和其他责任人员，没收违法行为发生期间自本单位所获收入<br>2. 并处所获收入百分之三十以上三倍以下的罚款<br>3. 终身禁止从事药品生产经营活动<br>4. 并可以由公安机关处五日以上十五日以下的拘留<br>5. 对生产者专门用于生产假药、劣药的原料、辅料、包装材料、生产设备予以没收 | 第一百一十八条 |
| 药品使用单位使用假药、劣药的 | 1. 按照销售假药、零售劣药的规定处罚<br>2. 情节严重的，法定代表人、主要负责人、直接负责的主管人员和其他责任人员有医疗卫生人员执业证书的，还应当吊销执业证书 | 第一百一十九条 |
| 知道或者应当知道属于假药、劣药或者《药品管理法》第一百二十四条第一款第一项至第五项规定的药品，而为其提供储存、运输等便利条件的 | 1. 没收全部储存、运输收入，并处违法收入一倍以上五倍以下的罚款<br>2. 情节严重的，并处违法收入五倍以上十五倍以下的罚款<br>3. 违法收入不足五万元的，按五万元计算 | 第一百二十条 |

**3. 违反有关许可证、药品批准证明文件规定应当承担的法律责任**　《药品管理法》中规定的许可证、药品批准证明文件包括药品生产许可证、药品经营许可证、医疗机构制剂许可证、新药证书、进口药品注册证等，麻醉药品和精神药品的进口准许证、出口准许证等，还有药品批准文号、药品生产质量管理规范认证证书、药品经营质量管理规范认证证书等。所有的法定许可证、药品批准证明文件均须按法定程序申报、审批，均应由法定部门颁发。《药品管理法》中有关涉及违反药品许可证、药品批准证明文件等规定的法律责任见表2-12。

表 2 – 12 违反许可证、批准证明文件等规定的法律责任

| 违法行为 | 法律责任 | 法律条款 |
|---|---|---|
| 伪造、变造、出租、出借、非法买卖许可证或者药品批准证明文件的 | 没收违法所得，并处违法所得一倍以上五倍以下的罚款；情节严重的，并处违法所得五倍以上十五倍以下的罚款，吊销药品生产许可证、药品经营许可证、医疗机构制剂许可证或者药品批准证明文件，对法定代表人、主要负责人、直接负责的主管人员和其他责任人员，处二万元以上二十万元以下的罚款，十年内禁止从事药品生产经营活动，并可以由公安机关处五日以上十五日以下的拘留；违法所得不足十万元的，按十万元计算 | 第一百二十二条 |
| 提供虚假的证明、数据、资料、样品或者采取其他手段骗取临床试验许可、药品生产许可、药品经营许可、医疗机构制剂许可或者药品注册等许可的 | 撤销相关许可，十年内不受理其相应申请，并处五十万元以上五百万元以下的罚款；情节严重的，对法定代表人、主要负责人、直接负责的主管人员和其他责任人员，处二万元以上二十万元以下的罚款，十年内禁止从事药品生产经营活动，并可以由公安机关处五日以上十五日以下的拘留 | 第一百二十三条 |
| 违反本法规定，有下列行为之一的：<br>（1）未取得药品批准证明文件生产、进口药品<br>（2）使用采取欺骗手段取得的药品批准证明文件生产、进口药品<br>（3）使用未经审评审批的原料药生产药品<br>（4）应当检验而未经检验即销售药品<br>（5）生产、销售国务院药品监督管理部门禁止使用的药品<br>（6）编造生产、检验记录<br>（7）未经批准在药品生产过程中进行重大变更 | 没收违法生产、进口、销售的药品和违法所得以及专门用于违法生产的原料、辅料、包装材料和生产设备，责令停产停业整顿，并处违法生产、进口、销售的药品货值金额十五倍以上三十倍以下的罚款；货值金额不足十万元的，按十万元计算；情节严重的，吊销药品批准证明文件直至吊销药品生产许可证、药品经营许可证或者医疗机构制剂许可证，对法定代表人、主要负责人、直接负责的主管人员和其他责任人员，没收违法行为发生期间自本单位所获收入，并处所获收入百分之三十以上三倍以下的罚款，十年直至终身禁止从事药品生产经营活动，并可以由公安机关处五日以上十五日以下的拘留<br>销售前款第一项至第三项规定的药品，或者药品使用单位使用前款第一项至第五项规定的药品的，依照前款规定处罚；情节严重的，药品使用单位的法定代表人、主要负责人、直接负责的主管人员和其他责任人员有医疗卫生人员执业证书的，还应当吊销执业证书。未经批准进口少量境外已合法上市的药品，情节较轻的，可以依法减轻或者免予处罚 | 第一百二十四条 |
| 违反本法规定，有下列行为之一的：<br>（1）未经批准开展药物临床试验<br>（2）使用未经审评的直接接触药品的包装材料或者容器生产药品，或者销售该类药品<br>（3）使用未经核准的标签、说明书 | 没收违法生产、销售的药品和违法所得以及包装材料、容器，责令停产停业整顿，并处五十万元以上五百万元以下的罚款；情节严重的，吊销药品批准证明文件、药品生产许可证、药品经营许可证，对法定代表人、主要负责人、直接负责的主管人员和其他责任人员处二万元以上二十万元以下的罚款，十年直至终身禁止从事药品生产经营活动 | 第一百二十五条 |

**4. 从重处罚的行为** 有下列行为之一者，在处罚幅度内从重处罚：

（1）以麻醉药品、精神药品、医疗用毒性药品、放射性药品、药品类易制毒化学品冒充其他药品，或者以其他药品冒充上述药品。

（2）生产、销售以孕产妇、儿童为主要使用对象的假药、劣药。

（3）生产、销售的生物制品属于假药、劣药。

（4）生产、销售假药、劣药，造成人身伤害后果。

（5）生产、销售假药、劣药，经处理后再犯。

（6）拒绝、逃避监督检查，伪造、销毁、隐匿有关证据材料，或者擅自动用查封、扣押物品。

**5. 药品购销中给予、收受回扣或者其他不正当利益的应当承担的法律责任**

（1）药品上市许可持有人、药品生产企业、药品经营企业或者医疗机构在药品购销中给予、收受回扣或者其他不正当利益的，药品上市许可持有人、药品生产企业、药品经营企业或者代理人给予使用其药品的医疗机构的负责人、药品采购人员、医师、药师等有关人员财物或者其他不正当利益的，由市场监督管理部门没收违法所得，并处三十万元以上三百万元以下的罚款；情节严重的，吊销药品上市许

可持有人、药品生产企业、药品经营企业营业执照，并由药品监督管理部门吊销药品批准证明文件、药品生产许可证、药品经营许可证。

药品上市许可持有人、药品生产企业、药品经营企业在药品研制、生产、经营中向国家工作人员行贿的，对法定代表人、主要负责人、直接负责的主管人员和其他责任人员终身禁止从事药品生产经营活动。

（2）药品上市许可持有人、药品生产企业、药品经营企业的负责人、采购人员等有关人员在药品购销中收受其他药品上市许可持有人、药品生产企业、药品经营企业或者代理人给予的财物或者其他不正当利益的，没收违法所得，依法给予处罚；情节严重的，五年内禁止从事药品生产经营活动。

（3）医疗机构的负责人、药品采购人员、医师、药师等有关人员收受药品上市许可持有人、药品生产企业、药品经营企业或者代理人给予的财物或者其他不正当利益的，由卫生健康主管部门或者本单位给予处分，没收违法所得；情节严重的，还应当吊销其执业证书。

**6. 药品监督管理等部门违反有关规定应当承担的法律责任**　《药品管理法》对药品监督管理部门及其设置、指定的药品专业技术机构和药品检验机构、县级以上地方人民政府违反有关规定应承担的法律责任作出明确规定，强化对政府主管部门和相关专业技术部门依法行政的监督管理。具体见表2-13。

表2-13　药品监督管理等部门违反有关规定应当承担的法律责任

| 违法行为 | 法律责任 | 法律条款 |
| --- | --- | --- |
| 药品监督管理部门或者其设置、指定的药品专业技术机构参与药品生产经营活动的 | 由其上级主管机关责令改正，没收违法收入；情节严重的，对直接负责的主管人员和其他直接责任人员依法给予处分。药品监督管理部门或者其设置、指定的药品专业技术机构的工作人员参与药品生产经营活动的，依法给予处分 | 第一百四十五条 |
| 药品监督管理部门或者其设置、指定的药品检验机构在药品监督检验中违法收取检验费用的 | 由政府有关部门责令退还，对直接负责的主管人员和其他直接责任人员依法给予处分；情节严重的，撤销其检验资格 | 第一百四十六条 |
| 违反《药品管理法》规定，药品监督管理部门有下列行为之一的：<br>（1）不符合条件而批准进行药物临床试验<br>（2）对不符合条件的药品颁发药品注册证书<br>（3）对不符合条件的单位颁发药品生产许可证、药品经营许可证或者医疗机构制剂许可证 | 应当撤销相关许可，对直接负责的主管人员和其他直接责任人员依法给予处分 | 第一百四十七条 |
| 违反本法规定，县级以上地方人民政府有下列行为之一的：<br>（1）瞒报、谎报、缓报、漏报药品安全事件<br>（2）未及时消除区域性重大药品安全隐患，造成本行政区域内发生特别重大药品安全事件，或者连续发生重大药品安全事件<br>（3）履行职责不力，造成严重不良影响或者重大损失 | 对直接负责的主管人员和其他直接责任人员给予记过或记大过处分；情节严重的，给予降级、撤职或者开除处分 | 第一百四十八条 |
| 违反本法规定，药品监督管理等部门有下列行为之一的：<br>（1）瞒报、谎报、缓报、漏报药品安全事件<br>（2）对发现的药品安全违法行为未及时查处<br>（3）未及时发现药品安全系统性风险，或者未及时消除监督管理区域内药品安全隐患，造成严重影响<br>（4）其他不履行药品监督管理职责，造成严重不良影响或者重大损失 | 对直接负责的主管人员和其他直接责任人员给予记过或者记大过处分；情节较重的，给予降级或者撤职处分；情节严重的，给予开除处分 | 第一百四十九条 |

续表

| 违法行为 | 法律责任 | 法律条款 |
|---|---|---|
| 药品监督管理人员滥用职权、徇私舞弊、玩忽职守的查处假药、劣药违法行为有失职、渎职行为的 | 依法给予处分<br>对药品监督管理部门直接负责的主管人员和其他直接责任人员依法从重给予处分 | 第一百五十条 |

**7. 违反《药品管理法》其他有关规定应当承担的法律责任** 《药品管理法》规定了违反其他有关规定应承担的法律责任。具体见表2-14。

表2-14 违反《药品管理法》其他有关规定应当承担的法律责任

| 违法行为 | 法律责任 | 法律条款 |
|---|---|---|
| 除本法另有规定的情形外，药品上市许可持有人、药品生产企业、药品经营企业、药物非临床安全性评价研究机构、药物临床试验机构等未遵守药品生产质量管理规范、药品经营质量管理规范、药物非临床研究质量管理规范、药物临床试验质量管理规范等的 | 责令限期改正，给予警告；逾期不改正的，处十万元以上五十万元以下的罚款；情节严重的，处五十万元以上二百万元以下的罚款，责令停产停业整顿直至吊销药品批准证明文件、药品生产许可证、药品经营许可证等，药物非临床安全性评价研究机构、药物临床试验机构等五年内不得开展药物非临床安全性评价研究、药物临床试验，对法定代表人、主要负责人、直接负责的主管人员和其他责任人员，没收违法行为发生期间自本单位所获收入，并处所获收入百分之十以上百分之五十以下的罚款，十年直至终身禁止从事药品生产经营等活动 | 第一百二十六条 |
| 违反本法规定，有下列行为之一的：<br>（1）开展生物等效性试验未备案<br>（2）药物临床试验期间，发现存在安全性问题或者其他风险，临床试验申办者未及时调整临床试验方案、暂停或者终止临床试验，或者未向国务院药品监督管理部门报告<br>（3）未按照规定建立并实施药品追溯制度<br>（4）未按照规定提交年度报告<br>（5）未按照规定对药品生产过程中的变更进行备案或者报告<br>（6）未制定药品上市后风险管理计划<br>（7）未按照规定开展药品上市后研究或者上市后评价 | 责令限期改正，给予警告；逾期不改正的，处十万元以上五十万元以下的罚款 | 第一百二十七条 |
| 除依法应当按照假药、劣药处罚的外，药品包装未按照规定印有、贴有标签或者附有说明书，标签、说明书未按照规定注明相关信息或者印有规定标志的 | 责令改正，给予警告；情节严重的，吊销药品注册证书 | 第一百二十八条 |
| 违反本法规定，药品上市许可持有人、药品生产企业、药品经营企业或者医疗机构未从药品上市许可持有人或者具有药品生产、经营资格的企业购进药品的 | 责令改正，没收违法购进的药品和违法所得，并处违法购进药品货值金额二倍以上十倍以下的罚款；情节严重的，并处货值金额十倍以上三十倍以下的罚款，吊销药品批准证明文件、药品生产许可证、药品经营许可证或者医疗机构执业许可证；货值金额不足五万元的，按五万元计算 | 第一百二十九条 |
| 违反本法规定，药品经营企业购销药品未按照规定进行记录，零售药品未正确说明用法、用量等事项，或者未按照规定调配处方的 | 责令改正，给予警告；情节严重的，吊销药品经营许可证 | 第一百三十条 |
| 违反本法规定，药品网络交易第三方平台提供者未履行资质审核、报告、停止提供网络交易平台服务等义务的 | 责令改正，没收违法所得，并处二十万元以上二百万元以下的罚款；情节严重的，责令停业整顿，并处二百万元以上五百万元以下的罚款 | 第一百三十一条 |
| 进口已获得药品注册证书的药品，未按照规定向允许药品进口的口岸所在地药品监督管理部门备案的 | 责令限期改正，给予警告；逾期不改正的，吊销药品注册证书 | 第一百三十二条 |

续表

| 违法行为 | 法律责任 | 法律条款 |
|---|---|---|
| 违反本法规定，医疗机构将其配制的制剂在市场上销售的 | 责令改正，没收违法销售的制剂和违法所得，并处违法销售制剂货值金额二倍以上五倍以下的罚款；情节严重的，并处货值金额五倍以上十五倍以下的罚款；货值金额不足五万元的，按五万元计算 | 第一百三十三条 |
| 药品上市许可持有人、药品经营企业、医疗机构未按照规定开展药品不良反应监测或者报告疑似药品不良反应的 | 药品上市许可持有人未按照规定开展药品不良反应监测或者报告疑似药品不良反应的，责令限期改正，给予警告；逾期不改正的，责令停产停业整顿，并处十万元以上一百万元以下的罚款<br>药品经营企业未按照规定报告疑似药品不良反应的，责令限期改正，给予警告；逾期不改正的，责令停产停业整顿，并处五万元以上五十万元以下的罚款<br>医疗机构未按照规定报告疑似药品不良反应的，责令限期改正，给予警告；逾期不改正的，处五万元以上五十万元以下的罚款 | 第一百三十四条 |
| 药品上市许可持有人在省、自治区、直辖市人民政府药品监督管理部门责令其召回后，拒不召回的 | 处应召回药品货值金额五倍以上十倍以下的罚款，货值金额不足十万元的，按十万元计算；情节严重的，吊销药品批准证明文件、药品生产许可证、药品经营许可证，对法定代表人、主要负责人、直接负责的主管人员和其他责任人员，处二万元以上二十万元以下的罚款。药品生产企业、药品经营企业、医疗机构拒不配合召回的，处十万元以上五十万元以下的罚款 | 第一百三十五条 |
| 药品上市许可持有人为境外企业的，其指定的在中国境内的企业法人未依照本法规定履行相关义务的 | 适用本法有关药品上市许可持有人法律责任的规定 | 第一百三十六条 |
| 药品检验机构出具虚假检验报告的 | 责令改正，给予警告，对单位并处二十万元以上一百万元以下的罚款；对直接负责的主管人员和其他直接责任人员依法给予降级、撤职、开除处分，没收违法所得，并处五万元以下的罚款；情节严重的，撤销其检验资格。药品检验机构出具的检验结果不实，造成损失的，应当承担相应的赔偿责任 | 第一百三十八条 |
| 药品上市许可持有人、药品生产企业、药品经营企业或者医疗机构违反本法规定聘用人员的 | 由药品监督管理部门或者卫生健康主管部门责令解聘，处五万元以上二十万元以下的罚款 | 第一百四十条 |
| 违反本法规定，编造、散布虚假药品安全信息，构成违反治安管理行为的 | 由公安机关依法给予治安管理处罚 | 第一百四十三条 |
| 药品上市许可持有人、药品生产企业、药品经营企业或者医疗机构违反本法规定，给用药者造成损害的 | 依法承担赔偿责任。因药品质量问题受到损害的，受害人可以向药品上市许可持有人、药品生产企业请求赔偿损失，也可以向药品经营企业、医疗机构请求赔偿损失。接到受害人赔偿请求的，应当实行首负责任制，先行赔付；先行赔付后，可以依法追偿。生产假药、劣药或者明知是假药、劣药仍然销售、使用的，受害人或者其近亲属除请求赔偿损失外，还可以请求支付价款十倍或者损失三倍的赔偿金；增加赔偿的金额不足一千元的，为一千元 | 第一百四十四条 |

🖐 执业药师考点 ⚬ - - - - - - - - - - - - - - - - - - - - - - - - - - - - - - - - - - -

1. 药品的界定和特点。

2. 国家药品管理法律体系和法律关系。

3.《药品管理法》中总则、药品研制和注册、药品上市许可持有人、药品生产、药品经营、医疗机构药事管理、药品上市后管理、药品价格和广告、药品储备和供应、监督管理的相关内容。

4. 药品安全法律责任界定和分类。

5. 违反假药、劣药管理规定的法律责任。

6. 其他违反药品监督管理规定的法律责任。

目标检测

答案解析

**一、A 型题（最佳选择题）**

1. 根据行为人违反法律规范的性质和社会危害程度，法律责任分为（ ）。

    A. 民事责任、行政责任和刑事责任    B. 经济责任、连带责任和刑事责任

    C. 经济责任、刑事责任和行政责任    D. 民事责任、补偿责任和行政责任

2. 《药品管理法》规定，未取得药品生产许可证、药品经营许可证或者医疗机构制剂许可证生产、销售药品的，责令关闭，没收违法生产、销售的药品和违法所得，并处违法生产、销售的药品（包括已售出和未售出的药品）货值金额（ ）的罚款；货值金额不足十万元的，按十万元计算。

    A. 五倍以上十倍以下    B. 十倍以上二十倍以下

    C. 十五倍以上三十倍以下    D. 二十倍以上四十倍以下

3. 《药品管理法》规定，生产、销售假药，或者生产、销售劣药且情节严重的，对法定代表人、主要负责人、直接负责的主管人员和其他责任人员，没收违法行为发生期间自本单位所获收入，并处所获收入（ ）的罚款，终身禁止从事药品生产经营活动，并可以由公安机关处五日以上十五日以下的拘留。

    A. 百分之十以上一倍以下    B. 百分之二十以上二倍以下

    C. 百分之三十以上三倍以下    D. 百分之五十以上五倍以下

**二、综合问答题**

4. 简述药品的定义及其特征。

5. 简述药品的管理分类。

6. 概述我国药品管理法律体系的框架结构。

7. 简述《药品管理法》的立法目的与适用范围。

8. 什么是药品上市许可持有人？

9. 什么是假药？

10. 什么是劣药？

书网融合……

思政导航        本章小结        题库

（王满元 张文平 刘 佳）

# 第三章 药品监督管理

## 学习目标

### 知识目标

**1. 掌握** 药品监督管理的概念和原则，我国国家基本药物目录的相关规定，药品标准的概念和分类。

**2. 熟悉** 我国药品监督管理体系，药品质量监督检验分类。

**3. 了解** 药品监督管理相关部门的主要职责，药品监督管理主要行政手段。

**能力目标** 通过本章的学习，能够掌握国家药品监督管理体制的基本框架，具备运用药品监督管理的逻辑及程序分析和解决实际问题的能力，同时培养学生注重药品质量、依法从业的职业素养。

## 第一节 概 述

PPT

### 一、药品监督管理概念与原则

药品是特殊商品，药品质量关系到公众的健康与生命安全。因此世界各国政府对药品的监督管理均极为重视，纷纷采用法律、行政等手段对药事活动进行严格监督管理，以保证药品质量，保障公众的用药安全，维护公众的身体健康。

（一）药品监督管理的概念

药品监督管理是指药品监督管理机关依据相关法律法规，对药品的研制、生产、流通和使用等环节进行监督管理的过程。药品监督管理属于行政监督管理，其核心是对药品质量的监督管理。

**1. 药品监督管理的主体** 《中华人民共和国药品管理法》（以下简称《药品管理法》）规定国务院药品监督管理部门主管全国药品监督管理工作。2018 年 3 月 17 日，根据十三届全国人民代表大会第一次会议通过的国务院机构改革方案，组建国家药品监督管理局，由国家市场监督管理总局管理，主管全国药品监督管理工作，省、自治区、直辖市人民政府药品监督管理部门负责本行政区域内的药品监督管理工作。设区的市级、县级人民政府承担药品监督管理职责的部门负责本行政区域内的药品监督管理工作。另外，国务院有关部门在各自的职责范围内负责与药品有关的监督管理工作，县级以上人民政府有关部门在各自的职责范围内负责本行政区域与药品有关的监督管理工作。国务院药品监督管理部门配合国务院有关部门，执行国家药品行业发展规划和产业政策。

**2. 药品监督管理的对象** 药品监督管理是行政主体对行政相对人的监督，包括在主体管辖范围内从事药品的研制、生产、流通、使用的单位或者个人，如制药企业、医药公司、医疗机构等。

**3. 药品监督管理的内容** 即监督检查行政相对人遵守药品管理法和与药品管理相关的法律、法规、规章制度的情况，主要是针对药品研制、生产、流通、使用全过程中的药事活动，如对药品研发、药品生产、药品流通、医疗机构药事活动、特殊管理药品等内容进行监督管理，其核心是对药品质量、质量保证体系、过程管理的监督管理。

### （二）我国药品监督管理的原则

**1. 依法实施监督管理原则**　即药品监督管理必须有法律根据，这是国家药品监督管理的最基本原则，也是依法行政的体现。一方面，任何药品监督管理行为必须有法律、法规、规章等法律规定的依据；另一方面，药品监督管理应在法律、法规、规章制度规定的权限范围内实施。

**2. 合法监督管理原则**　药品监督管理作为行政管理，应当遵循行政合法的原则，主要包括两个方面，一是主体合法，任何行政职权都必须基于法律的授予才能存在，药品监督管理也不例外，《药品管理法》对药品监督管理主体作了规定，任何行政主体都不得自己设立行政权力，也不得超越自己的职权范围行事；二是遵守实体规范、程序规范，即药品监督管理应依据法律、遵守法律，不得与法律相抵触。

**3. 以事实为依据，以法律为准绳原则**　对药品监督管理过程中违法违规行为的处理，必须从实际出发，实事求是，以客观事实为依据，准确适用法律、法规、规章等法律规定。

## 二、药品监督管理的行政手段与作用

### （一）药品监督管理的行政手段

药品监督管理的行政手段是指药品监督管理行政部门在药品监督管理过程中，在其法定职权范围依法采取带强制性的行政命令、指示、规定等措施进行行政管理的方法。其目的是通过权威手段将国家药品监督管理的法律法规、方针政策准确无误、坚决有力地推行和落实。目前我国对药品监督管理的行政手段主要有以下几种。

**1. 药品行政许可**　是指药品监督管理行政机关根据公民、法人或者其他组织的申请，经依法审查，准予其从事特定活动的行为。这里的特定活动，主要包括药品研制、生产、流通、使用过程中的有关行为。按国务院药品监督管理部门关于施行行政许可项目的公告，其负责组织施行的行政许可涉及各类注册、审批、审查、审核、批准、核发、核准、认证、备案等内容，如药品注册、临床试验审批、中药品种保护、药品类易制毒化学品、特殊管理药品的生产和经营的审批工作、处方药与非处方药转换评价等内容。

**2. 药品行政监督检查**　即各级药品监督管理部门在法律规定的权限范围内对药品的研制、生产、流通、使用等领域实施的监督检查，接受检查的对象应主动配合，不得拒绝和隐瞒，同时还应向药品监督管理部门提供真实情况，如研制的原始资料、生产记录、购销凭证、处方登记等。除此之外，药品的监督检查还包括飞行检查，即针对药品研制、生产、经营、使用等环节开展的不预先告知的监督检查等。

**3. 药品行政处罚**　即药品监督管理部门依法对违反药品行政管理法律法规的公民、法人或者其他组织给予的制裁。药品行政处罚的种类主要有：①警告、通报批评；②罚款、没收违法所得、没收非法财物；③暂扣许可证件、降低资质等级、吊销许可证件；④限制开展生产经营活动、责令停产停业、责令关闭、限制从业；⑤行政拘留；⑥法律、行政法规规定的其他行政处罚。

**4. 药品行政强制措施**　我国目前药品监督管理的行政强制措施主要为限制药品流通的行政强制措施，包括查封、扣押、冻结等。采取行政强制措施的主要目的是为及时制止违法行为、防止证据损毁、避免危害发生、控制危险扩大等。我国对药品监督管理采取的行政强制措施主要有药品责令召回、对药品不良反应采取必要的控制措施等。

**（二）药品监督管理的作用**

**1. 保证药品质量** 药品是特殊商品，保证药品质量至关重要。在市场经济条件下，许多不法分子为牟取暴利，常常采用假药、劣药冒充合格药品，或是不具备条件擅自研制、生产、经营、使用药品，而消费者大多难以鉴别药品的质量状况，因此，必须加强涉及药品的各个环节的监督管理，以保证药品质量，确保使药品达到满足规定的要求和需要。

**2. 保障公众用药安全和生命健康** 随着社会的发展，合理用药越来越受到公众的关注，安全用药也是公众的合法权益，而药物的合理使用涉及医生、药师、患者等各个方面，因此政府和相关行业、企业应加强药品的监督管理，以保障公众用药安全，防止出现药害事件，达到药品使用目的。

**3. 提升医药产业的国际竞争力** 随着国家之间、企业之间的竞争不断加剧，一方面，一个国家的监督管理的水平如何，提供的政策环境怎样，都会对企业核心竞争力的培育与发展起到关键作用。另一方面，评价国际核心竞争力要素中所指的政府行为，主要是指政府对相关领域的监督管理作用和为行业、企业创造的政策环境，如制定各种规范，提供各类支撑，形成各类标准，进行各类管理等，通过药品监督管理，促进药品的研制、生产、流通、使用等环节的规范化运行，进而极大提升医药产业的国际竞争力。

## 第二节 我国药品监督管理体系

药品监督管理体系是指在一定社会制度下药事监督工作的组织方式、监督方法、机构设置与职能划分以及运行机制等方面的制度安排。新中国成立后，我国药品监督管理部门经历了 1949 年卫生部药政处、1953 年卫生部药政司、1957 年卫生部药政管理局、1998 年国家药品监督管理局（SDA）、2003 年国家食品药品监督管理局（SFDA）、2013 年国家食品药品监督管理总局（CFDA）等机构变迁。2018 年，按照国务院"大部制改革"的安排，组建国家市场监督管理总局，统一领导和协调包括药品在内的商品市场监督管理职能，CFDA 转由国家市场监督管理总局领导，并更名为国家药品监督管理局（NMPA）。

药品监督管理具有技术含量高、专业要求高和复杂程度高的特点，不仅涉及行政管理部门，还有其他相关的监督机构与监督管理行政部门共同组成我国药品监督管理组织体系。按照职能定位的不同，药品监督可以分为药品行政监督和药品技术监督，相应的药品监督机构也分为药品行政监督机构和药品技术监督机构。

### 一、药品行政监督管理机构

我国药品监督管理行政部门主要包括国务院设置的药品监督管理部门和地方政府设置的省级、市级和县级药品监督管理部门。

**（一）国务院药品监督管理部门和职责**

目前国务院药品监督管理部门是隶属于国家市场监督管理总局的国家药品监督管理局（National Medical Products Administration，NMPA），内设药品注册管理司、药品监督管理司等机构，全面负责全国药品监督管理工作，负责药品（含中药、民族药）、医疗器械和化妆品安全监督管理；拟订监督管理政策规划，组织起草法律法规草案，拟订部门规章，并监督实施；研究拟订鼓励药品、医疗器械和化妆品新技术新产品的管理与服务政策。

**1. 药品注册监督管理** NMPA 药品注册管理司（中药民族药监督管理司）主要负责药品注册行政

许可，国家药典等药品标准、技术指导原则、研究规范和注册管理制度的拟定并实施。其他职责还包括监督实施药物非临床研究和临床试验质量管理规范（GLP、GCP）、中药饮片炮制规范，实施中药品种保护制度；承担组织实施分类管理制度、检查研制现场、查处相关违法行为工作。参与制定国家基本药物目录，配合实施国家基本药物制度。该司还负责民族药注册管理，组织开展民族药研制环节检查，组织查处相关违法行为。

**2. 药品生产、经营监督管理** NMPA 药品监督管理司主要负责中药、中药饮片、化学药品、生物制品、特殊管理药品等的生产、经营监督管理，包括组织拟订并依职责监督实施药品生产质量管理规范，组织拟订并指导实施经营、使用质量管理规范；承担组织指导生产现场检查、组织查处重大违法行为；组织质量抽查检验，定期发布质量公告；组织开展药品不良反应监测并依法处置；承担放射性药品、麻醉药品、毒性药品及精神药品、药品类易制毒化学品监督管理工作；指导督促生物制品批签发管理工作。

**3. 化妆品监督管理** NMPA 化妆品监督管理司主要负责全国组织实施化妆品注册备案工作，包括拟订并组织实施化妆品注册备案和新原料分类管理制度；组织拟订并监督实施化妆品标准、分类规则、技术指导原则；承担拟订化妆品检查制度、检查研制现场、依职责组织指导生产现场检查、查处重大违法行为工作；组织质量抽查检验，定期发布质量公告；组织开展不良反应监测并依法处置。

**4. 医疗器械监督管理** NMPA 医疗器械注册管理司和医疗器械监督管理司主要负责医疗器械注册和监督管理，包括组织拟订并监督实施医疗器械标准、分类规则、命名规则和编码规则；拟订并实施医疗器械注册管理制度；承担相关医疗器械注册、临床试验审批工作；拟订并监督实施医疗器械临床试验质量管理规范、技术指导原则；承担组织检查研制现场、查处违法行为工作，组织拟订并依职责监督实施医疗器械生产质量管理规范，组织拟订并指导实施医疗器械经营、使用质量管理规范；承担组织指导生产现场检查、组织查处重大违法行为工作；组织质量抽查检验，定期发布质量公告；组织开展不良事件监测并依法处置。

**5. 执业药师监督管理** NMPA 人事司承担执业药师资格管理工作，负责执业药师资格准入管理，制定执业药师资格准入制度，指导监督执业药师注册工作。

**（二）省和省以下药品监督管理部门**

**1. 省级药品监督管理部门** 主要负责辖区内与药品、化妆品、医疗器械的安全监督管理，组织起草地方性法规、规章草案，拟订监督管理政策规划，并监督实施。主要职责包括：

（1）负责辖区内监督实施药品、医疗器械和化妆品相关标准和分类管理制度；配合实施国家基本药物制度。

（2）负责辖区内药品、医疗器械和化妆品的注册管理；制定注册管理制度，严格上市审评审批，完善审评审批服务便利化措施，并组织实施。

（3）负责辖区内药品、医疗器械和化妆品生产许可和质量管理，以及药品批发许可、零售连锁总部许可、互联网销售第三方平台备案和监督管理；依职责监督实施生产、经营和使用质量管理规范；负责药品、医疗器械广告的审批及监督管理。

（4）负责辖区内药品、医疗器械和化妆品上市后风险管理；组织开展药品、化妆品不良反应和医疗器械不良事件监测、评价和处置工作；依法承担药品、医疗器械和化妆品安全应急管理工作。

（5）落实执业药师资格准入制度，组织实施辖区内执业药师注册工作。

（6）负责组织实施药品、医疗器械和化妆品监督检查制度。依法查处辖区内药品、医疗器械和化妆品生产环节，以及药品批发企业、零售连锁总部和互联网销售第三方平台的违法行为；依职责组织指导查处药品零售、医疗器械和化妆品经营环节，以及药品、医疗器械使用环节的违法行为。

**2. 省级以下药品监督管理部门** 主要负责辖区内药品、医疗器械、化妆品安全监管。主要包括负责药品零售、医疗器械经营的行政许可和监管，以及化妆品经营和药品、医疗器械使用环节质量的监管；负责监督实施药品、医疗器械和化妆品标准以及分类管理制度；组织开展药品不良反应和医疗器械不良事件监测以及药品再评价工作；依法负责药品、医疗器械、化妆品安全风险监测工作；配合实施国家基本药物制度。

## 二、药品技术监督管理机构

药品技术监督管理机构是国家药品监督体系的重要组成部分，是对药品质量实施技术监督检验的法定机构，其所出具的法定监督报告是药品行政监督机构依法监督管理的重要技术依据。药品技术监督机构主要由国家法定药品检验机构和其他技术监督机构组成。

（一）药品检验机构

**1. 中国食品药品检定研究院（中国药品检验总所）** 中国食品药品检定研究院（National Institutes for Food and Drug Control，NIFDC），是国家药品监督管理局的直属事业单位，是国家检验药品、生物制品质量的法定机构和最高技术仲裁机构。其前身是 1950 年成立的中央人民政府卫生部药物食品检验所和生物制品检定所，2010 年，更名为中国食品药品检定研究院，加挂国家食品药品监督管理局医疗器械标准管理中心的牌子，对外使用"中国药品检验总所"的名称。其职能主要是依法承担实施药品、生物制品、医疗器械、食品、保健食品、化妆品、实验动物、包装材料等多领域产品的审批注册检验、进口检验、监督检验、安全评价及生物制品批签发，负责国家药品、医疗器械标准物质和生产检定用菌毒种的研究、分发和管理，开展相关技术研究工作。

**2. 省级药品检验机构** 主要承担药品、生物制品、保健食品、化妆品、药品包装材料、洁净区（室）、药用辅料、医疗器械等质量检验（抽验、委托检验、进出口检验）与技术仲裁检验；新药及新医院制剂的技术复核工作；参与各类标准的起草与修订；检验用对照品、标准品的协作标定及分发工作；检验方法及产品质量的科学研究工作。

（二）其他技术监督机构

其他技术监督机构主要是为药品监督管理提供法定标准、药品审评、药品评价、药品审核查验、资格认证等技术支持的国家药品监督管理局直属机构。

**1. 国家药典委员会** 国家药典委员会（Chinese Pharmacopoeia Commission，ChP）成立于 1950 年 4 月，主要职责包括组织编制、修订和编译《中华人民共和国药典》（以下简称《中国药典》）及配套标准；组织制定修订国家药品标准；组织《中国药典》收载品种的医学和药学遴选工作，负责药品通用名称命名；组织评估《中国药典》和国家药品标准执行情况；开展药品标准国际（地区）协调和技术交流，参与国际（地区）间药品标准适用性认证合作工作。

**2. 国家药品监督管理局药品审评中心** 国家药品监督管理局药品审评中心（Center for Drug Evaluation，CDE）前身是 1985 年成立的卫生部药品审评委员会，主要对新药进行技术审评。2003 年，更名为国家食品药品监督管理局药品审评中心。主要负责药物临床试验、药品上市许可申请的受理和技术审评；仿制药质量和疗效一致性评价的技术审评；承担再生医学与组织工程等新兴医疗产品涉及药品的技术审评；参与拟订药品注册管理相关法律法规和规范性文件，组织拟订药品审评规范和技术指导原则并组织实施等。

**3. 国家药品监督管理局食品药品审核查验中心（国家疫苗检查中心）** 国家药品监督管理局食品药品审核查验中心（Center for Food and Drug Inspection，CFDI），为国家药品监督管理局所属公益二类事业单位，主要负责组织制定修订药品、医疗器械、化妆品检查制度规范和技术文件，承担药物临床试验、非临床研究机构资格认定（认证）和研制现场检查。承担药品注册现场检查。承担药品生产环节的有因检查，承担药品境外检查，承担医疗器械临床试验监督抽查和生产环节的有因检查，承担医疗器械境外检查，承担化妆品研制、生产环节的有因检查，承担化妆品境外检查等工作。

**4. 国家药品监督管理局药品评价中心（国家药品不良反应监测中心）** 国家药品监督管理局药品评价中心（Center for Drug Reevaluation，CDR），为国家药品监督管理局所属公益一类事业单位，主要职责包括组织制定修订药品不良反应、医疗器械不良事件、化妆品不良反应监测与上市后安全性评价以及药物滥用监测的技术标准和规范；组织开展药品不良反应、医疗器械不良事件、化妆品不良反应、药物滥用监测工作；开展药品、医疗器械、化妆品的上市后安全性评价工作；参与拟订、调整国家基本药物目录；参与拟订、调整非处方药目录。

**5. 国家药品监督管理局执业药师资格认证中心** 国家药品监督管理局执业药师资格认证中心（Certification Center for Licensed Pharmacist，CCLP），为国家药品监督管理局所属公益二类事业单位。主要负责开展执业药师资格准入制度及执业药师队伍发展战略研究，参与拟订完善执业药师职业资格准入标准并组织实施；承担执业药师职业资格考试相关工作，组织开展执业药师职业资格考试命审题工作，编写考试大纲和考试指南，负责执业药师职业资格考试命审题专家库、考试题库的建设和管理；组织制订执业药师认证注册工作标准和规范并监督实施，承担执业药师认证注册管理工作；组织制订执业药师认证注册与继续教育衔接标准，拟订执业药师执业标准和业务规范，协助开展执业药师配备使用政策研究和相关执业监督工作。

**案例3-1**

### 国家药监局关于15批次药品不符合规定的通告（2023年第26号）

经广州市药品检验所等8家药品检验机构检验，标示为××药业集团股份有限公司等15家企业生产的妇康片等15批次药品不符合规定。现将相关情况通告如下：

经福建省食品药品质量检验研究院检验，标示为××高科陕西××药业公司生产的1批次己酮可可碱注射液不符合规定，不符合规定项目为可见异物。

经贵州省食品药品检验所检验，标示为四川××药业有限公司生产的1批次维生素B$_6$注射液不符合规定，不符合规定项目为可见异物。

经宁夏回族自治区药品检验研究院检验，标示为湖北××药业有限公司委托湖北××药业有限公司生产的1批次熊去氧胆酸片不符合规定，不符合规定项目为含量测定。

经广州市药品检验所检验，标示为××药业集团股份有限公司生产的1批次妇康片不符合规定，不符合规定项目为微生物限度。

经成都市药品检验研究院检验，标示为××药业有限公司、广西××制药有限公司生产的2批次三黄片不符合规定，不符合规定项目为土大黄苷。

经重庆市食品药品检验检测研究院检验，标示为××药业集团湖北××有限公司委托××药业集团（襄阳）××有限公司生产的1批次杏苏止咳糖浆不符合规定，不符合规定项目为pH值。

经浙江省食品药品检验研究院检验，标示为河北××药业有限公司、河北××中药颗粒饮片有限公司、绍兴××中药饮片有限公司、安徽××药业有限公司、山东××中药饮片有限公司生产的5批次炒酸枣仁不符合规定，不符合规定项目为水分。

经宁夏回族自治区药品检验研究院检验，标示为成都××药业有限公司、四川××中药材饮片有限公司生产的 2 批次地骨皮不符合规定，不符合规定项目为总灰分。

经河北省药品医疗器械检验研究院检验，标示为安国市××中药材有限公司生产的 1 批次茯苓皮不符合规定，不符合规定项目包括总灰分和酸不溶性灰分。

思考讨论　国家药监局在全国药品监督检查中的职责和任务。

## 三、其他涉及药品监督管理的行政机构及职责

药事活动中，除国家药品监督管理行政部门外，还有大量事宜涉及其他行政机构的监督管理，例如药品价格、医疗保险、工商登记、药品专利、兴奋剂管理、基本药物与国家药物政策、处方调剂、中药品种保护等内容，就涉及国家卫生健康委员会、国家市场监督管理总局、国家医疗保障局等机构的监督管理。

### （一）涉及药品监督管理的主要国家行政机构

涉及药品监督管理的主要国家行政机构包括国家卫生健康委员会、国家市场监督管理总局、国家中医药管理局、国家医疗保障局等。

**1. 国家卫生健康委员会**　与药品监督管理相关的主要职责是完善国家基本药物制度，组织拟订国家药物政策和基本药物目录；开展药品使用监测、临床综合评价和短缺药品预警；提出药品价格政策和国家基本药物目录内药品生产鼓励扶持政策的建议。

**2. 国家市场监督管理总局**　与药品监督管理相关的主要职责是负责市场主体统一登记注册；负责组织和指导市场监管综合执法工作；负责反垄断统一执法，负责垄断协议、滥用市场支配地位和滥用行政权力排除、限制竞争等反垄断执法工作；组织指导查处价格收费违法违规、不正当竞争、违法直销、传销、侵犯商标专利知识产权和制售假冒伪劣行为。承担特殊食品和中药品种保护注册、备案的受理、技术审评以及进口保健食品备案等工作；组织开展保健食品原料目录、保健功能目录研究和上市后技术评价、特殊食品境内外注册现场核查以及食品生产企业检查相关工作；承担特殊食品注册备案专业档案及品种档案的建立和管理工作。

**3. 国家中医药管理局**　与药品监督管理相关的主要职责是拟订中医药和民族医药事业发展的战略、规划、政策和相关标准，起草有关法律法规和部门规章草案；承担中医医疗、预防、保健、康复及临床用药等的监督管理责任；组织开展中药资源普查，促进中药资源的保护、开发和合理利用，参与制定中药产业发展规划、产业政策和中医药的扶持政策。

**4. 国家医疗保障局**　与药品监督管理相关的主要职责是组织制定城乡统一的药品、医用耗材、医疗服务项目、医疗服务设施等医保目录和支付标准，建立动态调整机制，制定医保目录准入谈判规则并组织实施；组织制定药品、医用耗材价格和医疗服务项目医疗服务设施收费等政策，建立医保支付医药服务价格合理确定和动态调整机制，推动建立市场主导的社会医药服务价格形成机制，建立价格信息监测和信息发布制度；制定药品、医用耗材的招标采购政策并监督实施，指导药品、医用耗材招标采购平台建设。

### （二）涉及药品监督管理的其他国家行政机构

2018 年大部制改革后，国家对市场监督管理的国家行政机构进行了大幅度的机构调整和重组，涉及药品监督管理的部分职能也进行了相应的调整。具体有关国家行政机构与药品监督管理相关部门和职责详见表 3-1。

表 3 – 1　涉及药品监督管理的其他国家行政机构和主要职能

| 序号 | 国家行政机构 | 责任部门 | 主要职能 |
|---|---|---|---|
| 1 | 国家发展与改革委员会 | 产业发展司、价格司 | 产业发展政策、价格监测 |
| 2 | 人力资源与社会保障部 | 人事考试中心 | 组织执业药师职业资格考试 |
| 3 | 国家工业和信息化部 | 消费品工业司（医药发展处、医药储备处） | 医药行业管理、国家药品储备管理 |
| 4 | 商务部 | 市场运行和消费促进司 | 药品流通行业发展规划、运行统计分析 |
| 5 | 公安部 | — | 药品涉刑案件，麻醉药品、精神药品等"涉毒"药品、原料监督管理 |
| 6 | 应急部 | 危险化学品安全监督管理一、二司 | 医药、危险化学品生产安全监督管理 |
| 7 | 海关总署 | 口岸监管司、商品检疫司、卫生检疫司 | 出入境卫生检疫、出入境动植物及其产品检验检疫 |
| 8 | 国家体育总局 | 科教司（反兴奋剂处） | 兴奋剂目录 |
| 9 | 国家知识产权局 | 专利局、商标局 | 药品专利、商标 |
| 10 | 国家核安全局 | 辐射源安全监管司 | 监督管理核设施和放射源安全 |

# ◈ 第三节　药品质量监督检验与药品标准

PPT

## 一、药品质量监督检验

药品质量监督检验是药品监督管理的技术基础，作为药品质量监督管理的重要手段，药品质量监督检验为各类药事活动的定性及药品监督管理部门执法提供必要的技术依据，其结果的正确与否直接关系到具体行政行为的科学性与准确性。

**（一）药品质量监督检验的概念**

药品质量监督检验是法定药品检验机构按照药品标准，对需要进行质量监督的药品进行抽样、检查或验证并发出相关质量检验报告的药品技术监督过程，是药品监督管理的重要组成部分。

**（二）药品质量监督检验的性质**

药品质量监督检验，不同于各类药事组织对药品的检验。它具有以下性质：①公正性，即具有第三方检验的公正性，不涉及买卖双方的经济利益，不以营利为目的；②权威性，是代表国家对研制、生产、流通、使用的药品质量进行检验，具有法律效力；③仲裁性，是根据国家的法律法规进行的检验，是药品监督管理部门行政处理的依据。

**（三）药品质量监督检验的类型**

**1. 抽查检验**　简称抽验，是国家依法对生产、经营、使用的药品进行监督检验的过程。抽查检验是药品监督管理部门通过技术方法对药品质量合格与否做出判断的一种重要手段，包括评价抽验和监督抽验。

（1）评价抽验　是药品监督管理部门为评价某类或一定区域药品质量状况而开展的抽验。它是以数理统计为手段评价药品质量状况的抽验方式。国家药品抽验以评价抽验为主。

（2）监督抽验　是药品监督管理部门根据监管需要，对质量可疑药品进行的抽验。省级药品抽验以监督抽验为主。

**2. 注册检验**　即国家药品监督管理局药品审评中心基于风险识别与防范而进行的样本检验和标准

复核。

（1）样品检验　是药品检验机构按照申请人申报或国家药品监督管理局药品审评中心核定的药品质量标准进行的实验室检验。

（2）标准复核　是药品检验机构对申请人申报的药品标准中设定项目的科学性、检验方法的可行性、质控指标的合理性等进行的技术评估。其目的是为了确证质量标准的可重复性、专属性和可靠性，以确保药品标准的质量可控性。

新药上市申请、首次申请上市仿制药、首次申请上市境外生产药品，应当进行样品检验和标准复核。

**3. 指定检验**　是指国家法律或国务院药品监督管理部门规定下列药品在销售前或者进口时，必须经过指定药品检验机构检验，检验合格的，才准予销售的强制性药品检验。检验不合格的，不得销售或者进口。

（1）首次在中国销售的药品。

（2）国务院药品监督管理部门规定的生物制品。

（3）国务院规定的其他药品。

**4. 复验**　当事人对药品检验机构的检验结果有异议的，可以自收到药品检验结果之日起7日内向原药品检验机构或者上一级药品监督管理部门设置或者指定的药品检验机构申请复验，也可以直接向国务院药品监督管理部门设置或者指定的药品检验机构申请复验。复验的样品必须是原药品检验机构检验的同一样品的留样，除此之外的同品种、同批次的产品不能作为复检的样品。受理复验的药品检验机构必须在国务院药品监督管理部门规定的时间内作出复验结论。如果复验结果与原检验结果不一致，复验费用由原检验机构承担。

**5. 委托检验**　除动物实验暂可委托检验外，其余各检验项目不得委托其他单位进行。确需委托检验的，应当委托能够满足委托检验工作要求的机构进行，但应当在检验报告中予以说明。委托检验的所有活动，包括在技术或其他方面拟采取的任何变更，均应当符合药品生产许可和注册的有关要求。企业需要向所在地省级药品监督管理部门备案。

## 二、药品标准

### （一）药品标准的概念

药品标准，也称药品质量标准，是指国家对药品的质量指标和检验方法等所作的技术要求和规范，是鉴别药品真伪，控制药品质量的主要依据。

药品标准分为法定标准和非法定标准。法定标准是包括《中国药典》在内的国家药品标准和经国务院药品监督管理部门核准的药品质量标准，法定标准属于强制性标准，是药品质量的最低标准，拟上市销售的任何药品都必须达到这个标准；非法定标准有行业标准、团体标准、企业标准等，非法定标准只能作为企业的内控标准，各项指标均不得低于国家药品标准。

《药品管理法》规定，药品必须符合国家药品标准，没有国家药品标准的，应当符合经核准的药品质量标准。有国家药品标准的中药饮片，必须按照国家药品标准炮制；但国家药品标准没有规定的中药饮片和医疗机构制剂，省级药品标准才可以作为有法律效力的药品标准。

### （二）药品标准管理相关部门及其职责

**1. 国务院药品监督管理部门**　①组织贯彻药品标准管理相关法律、法规，组织制定药品标准管理工作制度；②依法组织制定、公布国家药品标准，核准和废止药品注册标准；③指导、监督药品标准管理工作。

**2. 国家药典委员会** ①组织编制、修订和编译《中国药典》及配套标准，组织制定和修订其他的国家药品标准；②参与拟订药品标准管理相关制度和工作机制；③组织开展国家药品标准沟通交流。

**3. 药品检验机构** 国务院药品监督管理部门设置或者指定的药品检验机构负责标定国家药品标准品、对照品。中国食品药品检定研究院和各省级药品检验机构负责药品注册标准复核，对申请人申报药品标准中设定项目的科学性、检验方法的可行性、质控指标的合理性等进行实验室评估，并提出复核意见。

**4. 药品审评中心** 负责药品注册标准的技术审评和标准核定等工作。药品审评中心结合药品注册申报资料和药品检验机构的复核意见，对药品注册标准的科学性、合理性等进行评价。

**5. 省级药品监督管理部门** 在本行政区域内履行下列职责：①组织贯彻落实药品标准管理相关法律、法规、规章和规范性文件；②组织制定和修订本行政区域内的省级中药标准；③组织、参与药品标准的制定和修订相关工作；④监督药品标准的实施。

（三）药品标准的分类

**1. 国家药品标准** 是国家对药品质量要求和检验方法所做的技术规定，是药品生产、供应、使用、检验和监督管理共同遵守的法定依据。《药品管理法》规定，国务院药品监督管理部门颁布的《中华人民共和国药典》和药品标准为国家药品标准。国家药品标准公示稿应当对外公示，广泛征求意见，公示期一般为一个月至三个月。《中国药典》增补本与其对应的现行版《中国药典》具有同等效力。

（1）《中华人民共和国药典》（简称《中国药典》） 是由国家药典委员会组织编纂，经国务院药品监督管理部门批准颁布并实施的有关药品质量标准的法典。药典在保持科学性、先进性、规范性和权威性的基础上，着力解决制约药品质量与安全的突出问题，着力提高药品标准质量控制水平，充分借鉴国际先进技术和经验，客观反映中国当前医药工业、临床用药及检验技术的水平，是药品监督检验的技术法规。

第一版《中国药典》于1953年编印发行，从1985年起，每隔5年修订颁布一次。现行2020年版《中国药典》为第十一版药典，自2020年12月30日起实施。

《中国药典》2020年版由一部、二部、三部和四部构成，收载品种总计5911种，其中新增319种，修订3177种，不再收载10种，因品种合并减少6种。一部中药，收载药材和饮片、植物油脂和提取物、成方制剂和单味制剂等，品种共计2711种，其中新增117种、修订452种。二部化学药，收载化学药品、抗生素、生化药品以及放射性药品等，品种共计2712种，其中新增117种、修订2387种。三部生物制品，收载生物制品153种，其中新增20种、修订126种；新增生物制品通则2个，总论4个。四部收载通用技术要求361个，其中制剂通则38个（修订35个）、检验方法及其他通则281个（新增35个、修订51个）、指导原则42个（新增12个、修订12个）；药用辅料335种，其中新增65种、修订212种。

《中国药典》收载范围为防治疾病必需、疗效肯定、不良反应少、优先推广使用，并有具体的标准，能控制或检定质量的品种；工艺成熟、质量稳定、可成批生产的品种；常用的医疗辅料、基质等。新版《中国药典》未收载的历版《中国药典》品种，应当符合新版《中国药典》的通用技术要求。新版国家药品标准颁布后，持有人经评估其执行的药品标准不适用新颁布的国家药品标准有关要求的，应当开展相关研究工作，按照药品上市后变更管理相关规定，向药品审评中心提出补充申请并提供充分的支持性证据。符合规定的，核准其药品注册标准。

（2）局（部）颁药品标准 是指国内已有生产、疗效较好，需要统一标准，但尚未载入药典的品种质量标准，其标准性质与《中国药典》相似，同样具有法律约束力，亦是检验药品质量的法定依据，如《国家食品药品监督管理局国家药品标准》（简称"局颁药品标准"）、国务院药品监督管理部门颁布的新药转正标准、国家中成药标准汇编（中成药地方标准升国家标准部分）等。

（3）国家中药饮片炮制规范（简称"国家炮制规范"） 国家为进一步规范中药饮片炮制，健全中药饮片标准体系，促进中药饮片质量提升，制定的中药饮片的国家药品标准。国家炮制规范中收载的中药饮片必须按照国家药品标准炮制。

涉及药品安全或者公共卫生等重大突发事件以及其他需要的情形的，可以快速启动国家药品标准制定和修订程序，在保证国家药品标准制定和修订质量的前提下加快进行。国家药品标准有关加快制定和修订程序由国家药典委员会另行制定。

相关国家药品标准应当予以废止的情形：①国家药品标准颁布实施后，同品种的原国家药品标准；②上市许可终止品种的国家药品标准；③药品安全性、有效性、质量可控性不符合要求的国家药品标准；④其他应当予以废止的国家药品标准。

**2. 药品注册标准** 经药品注册申请人提出，由国务院药品监督管理部门药品审评中心核定，国务院药品监督管理部门在批准药品上市许可、补充申请时发给药品上市许可持有人的经核准的质量标准为药品注册标准。生产该药品必须遵循该注册标准。

药品注册标准应当符合《中国药典》通用技术要求，不得低于《中国药典》的规定。申报注册品种的检测项目或者指标不适用《中国药典》的，申请人应当提供充分的支持性数据。

新版国家药品标准颁布后，执行药品注册标准的，持有人应当及时开展相关对比研究工作，评估药品注册标准的项目、方法、限度是否符合新颁布的国家药品标准有关要求。对于需要变更药品注册标准的，持有人应当按照药品上市后变更管理相关规定提出补充申请、备案或者报告，并按要求执行。持有人提出涉及药品注册标准变更的补充申请时，应当关注药品注册标准与国家药品标准以及现行技术要求的适用性与执行情况。持有人提出药品再注册申请时，应当向药品审评中心或者省级药品监督管理部门说明药品标准适用性与执行情况。对于药品注册证书中明确的涉及药品注册标准提升的要求，持有人应当及时按要求进行研究，提升药品注册标准。

药品注册证书注销的，该品种的药品注册标准同时废止。

**3. 省级中药标准** 包括省、自治区、直辖市人民政府药品监督管理部门制定的国家药品标准没有规定的中药材标准、中药饮片炮制规范和中药配方颗粒标准。省级中药标准是国家药品标准的补充，同样具有法律效力。

省级药品监督管理部门依据国家法律、法规和相关管理规定等组织制定和发布省级中药标准，并在省级中药标准发布前开展合规性审查。属于以下情形的，国务院药品监督管理部门不予备案，并及时将有关问题反馈相关省级药品监督管理部门；情节严重的，责令相关省级药品监督管理部门予以撤销或者纠正：①收载有禁止收载品种的；②与现行法律法规存在冲突的；③其他不适宜备案的情形。

省级药品监督管理部门根据药品标准制定和修订工作需要，负责组织省级中药标准中收载使用的除国家药品标准物质以外的标准物质制备、标定、保管和分发工作，制备标定结果报中检院备案。

省级中药标准禁止收载以下品种：①无本地区临床习用历史的药材、中药饮片；②已有国家药品标准的药材、中药饮片、中药配方颗粒；③国内新发现的药材；④药材新的药用部位；⑤从国外进口、引种或者引进养殖的非我国传统习用的动物、植物、矿物等产品；⑥经基因修饰等生物技术处理的动植物产品；⑦其他不适宜收载入省级中药标准的品种。

国家药品标准已收载的品种及规格涉及的省级中药标准，自国家药品标准实施后自行废止。

**4. 其他药品标准** 主要是医疗机构制剂质量标准，由各省、自治区、直辖市药品监督管理部门核准的医疗机构制剂配制的质量标准。

>>> **知识链接** ●------------------------------------------------------------------------

### 《中国药典》历史沿革

　　1949年10月1日中华人民共和国成立后，党和政府十分关注医药卫生保健工作，当年11月卫生部召集在京有关医药专家研讨编纂药典问题。1950年4月卫生部在上海召开药典工作座谈会，成立了第一届中国药典编纂委员会，卫生部部长李德全任主任委员。1953年第一部《中国药典》由卫生部编印发行，共收载品种531种，其中化学药215种，植物药与油脂类65种，动物药13种，抗生素2种，生物制品25种，各类制剂211种。1955年卫生部组建第二届药典委员会，但这届委员会因故未能开展工作。1957年第三届药典委员会成立，汤腾汉教授任主任委员，卫生部部长李德全在药典工作报告中特别指出第一版《中国药典》没有收载中药，是个很大的缺陷。1965年1月26日卫生部颁布《中国药典》1963年版，共收载品种1310种，分一、二两部。一部收载中药材446种和中药成方制剂197种；二部收载化学药品667种。1979年10月4日卫生部颁布《中国药典》1977年版，共收载品种1925种，其中一部收载中草药（包括少数民族药材）、中草药提取物、植物油脂以及单味药材制剂等882种，成方制剂（包括少数民族药成方）270种，共1152种；二部收载化学药品、生物制品等773种。从1985年起，《中国药典》每5年修订一次，现行版《中国药典》于2020年6月24日颁布。

-------------------------------------------------------------------------------- ●

PPT

## ◈ 第四节　国家基本药物制度

　　国家基本药物制度是国家药物政策的重要基础，许多国家是在实施基本药物政策的基础上，逐渐完善了国家药物政策。世界卫生组织（WHO）于1975年第28届世界卫生大会以"人人享有卫生保健"为基础提出了"国家药物政策"和"国家基本药物制度"的概念。1977年WHO正式提出基本药物概念、基本药物示范目录（第一版）和基本药物政策，并作为各个国家药物政策的重要组成部分，在全球范围积极推广，得到了广泛响应，取得举世瞩目的成就。

### 一、基本药物和国家基本药物制度

#### （一）基本药物

　　WHO将基本药物定义为"基本药物是满足公众重点卫生保健需要的药品。基本药物遴选必须充分考虑公众健康因素、药品功效和安全性证据以及相对成本效果。在运转良好的卫生系统中，基本药物在任何时候均能保证其可获得性，即足够的数量、合适的剂型、确保良好的质量、充分的信息以及个人和社会均能负担的价格。"我国《基本医疗卫生与健康促进法》对基本药物的定义是：基本药物是指满足疾病防治基本用药需求，适应现阶段基本国情和保障能力，剂型适宜，价格合理，能够保障供应，可公平获得的药品。

　　我国公立医疗机构根据功能定位和诊疗范围，合理配备基本药物，保障临床基本用药需求，鼓励其他医疗机构配备使用基本药物。促进基本药物优先配备使用，提升基本药物使用占比，并及时调整国家基本药物目录，逐步实现政府办基层医疗卫生机构、二级公立医院、三级公立医院基本药物配备品种数量占比原则上分别不低于90%、80%、60%，推动各级医疗机构形成以基本药物为主导的"1+X"（"1"为国家基本药物目录、"X"为非基本药物，由各地根据实际确定）用药模式，优化和规范用药结构。

（二）国家基本药物制度

国家基本药物制度是为维护人民群众健康、保障公众基本用药权益而确立的一项重大国家医药卫生政策，是国家药品政策的核心和药品供应保障体系的基础，涉及基本药物遴选、生产、流通、使用、定价、报销、监测评价等多个环节。国家基本药物制度首先在政府举办的基层医疗卫生机构实施。

**1. 政策框架**　2001 年 WHO 提出国家政策的目标是确保基本药物可及（即可平等获得且支付得起）、高质量（质量可靠、安全有效）和合理使用，包括 9 个关键因素：基本药物遴选、药品可支付能力、可持续的药品筹资机制、药品供应系统的建立、药品规制和质量保障、促进合理用药、药品研究、人力资源开发与培训、药物政策监测和评估等。2010 年国家发展和改革委员会提出，我国国家基本药物制度政策框架主要包括国家基本药物目录的遴选调整、生产供应保障、集中招标采购和统一配送、零差率销售、全部配备使用、医保报销、财政补偿、质量安全监管以及绩效评估等相关政策办法。

**2. 国家基本药物制度的主要内容**

（1）完善国家基本药物目录管理　围绕公共卫生和公众常见病、多发病和重点疾病以及基本医疗卫生保健需求，积极组织开展以循证医学证据为基础的药品成本效益和药物经济学等分析评估，遴选国家基本药物，保证公众基本用药。

（2）建立基本药物生产供应保障机制　加强政府宏观调控和指导，积极运用国家产业政策，引导科研机构及制药企业开发并生产疗效好、不良反应小、质量稳定、价格合理的基本药物，避免低水平重复生产和盲目生产。完善基本药物生产供应保障措施，采取各种措施，保证基本药物正常生产供应。

（3）建立基本药物集中生产配送机制　鼓励药品生产企业按照规定采用简易包装和大包装，降低基本药物的生产成本；引导基本药物生产供应的公平有序竞争，不断提高医药产业的集中度；建立基本药物集中配送系统，减少基本药物流通环节。

（4）建立医疗机构基本药物配备和优先使用制度　根据诊疗范围优先配备和使用基本药物，制定治疗指南和处方集，建立基本药物使用和合理用药监测评估制度，加强临床用药行为的监督管理，促进药品的合理使用。

（5）强化基本药物质量保障体系　加强基本药物质量监管，强化医药企业质量安全意识，明确企业是药品质量第一责任人，督促企业完善质量管理体系，建立基本药物质量考核评估制度，严格生产经营管理，保证公众用药安全。

（6）完善基本药物支付报销机制　政府卫生投入优先用于基本药物的支付，不断扩大医疗保障覆盖范围，逐步提高基本药物的支付报销比例，提高公众对基本药物的可及性。

**3. 基本药物管理部门及其职责**　国家基本药物工作委员会负责协调解决制定和实施国家基本药物制度过程中各个环节的相关政策问题，确定国家基本药物制度框架，确定国家基本药物目录遴选和调整的原则、范围、程序和工作方案，审核国家基本药物目录，各有关部门在职责范围内做好国家基本药物遴选调整工作。国家基本药物工作委员会由国家卫生健康委员会、国家发展和改革委员会、工业和信息化部、监察部、财政部、人力资源和社会保障部、商务部、国家药品监督管理局、国家中医药管理局、中央军委后勤保障部卫生局组成。办公室设在国家卫生健康委员会，承担国家基本药物工作委员会的日常工作。

**4. 建立国家基本药物制度的意义**　国家基本药物制度是药品保障体系的重要基础，以国家基本药物制度为核心的药品保障体系，是基本公共服务的重要内容。推行国家基本药物制度是一国政府在药品的质量、疗效及获得性方面向公众做出的一种庄严承诺，其目的是最大限度地满足和保证公众用药需求及用药安全，从而降低医药费用，使国家有限的医药卫生资源得到有效利用。

# 二、基本药物目录

## （一）世界卫生组织基本药物目录

基本药物目录（简称"基药目录"）是基本药物制度的重要载体，是各国根据自身的国情和国家基本药物政策，利用科学的方法，从各类临床药品中选出的有代表性的药物清单。

**1. WHO 基本药物示范目录（简称"示范目录"）**　示范目录是 WHO 为各国制定国家基本药物目录提供的基础。示范目录的制定包括设立基本药物专家委员会、推荐药物的申请、申请书和推荐草案的审核、遴选标准、药物展示、专家委员会报告、国家基本药物图书馆等 7 方面内容。1977 年，WHO 发布了第 1 版《WHO 基本药物示范目录》，包含 186 个品种。此后每 2 年更新一次，现行的第 22 版示范目录于 2021 年底公布。截止到 2020 年，有 131 个国家的国家基本药物目录可以在 WHO 网站上检索到。2007 年 WHO 发布了第 1 版《WHO 儿童基本药物示范目录》，现行版本为 2022 年公布的第 8 版。

**2. WHO 对各国制定国家基本药物目录的建议**

（1）到底把哪些药物确定为基本药物是一项国家责任，也就是说应该由中央政府而不是地方政府来制定基本药物目录。

（2）大多数国家基本药物目录是分层次的。

（3）在为大城市和地区医院制定一份全面的、药物品种较多的基本药物目录的同时，应该为社区医疗机构制定一个药物品种数少的基本药物目录。

（4）一个药物品种数较少的、经认可的药物目录在紧急情况下具有特殊价值，并常常就足以满足初级卫生保健的需要。

（5）应当任命一个由卫生保健专业人员组成的常务委员会，其首要任务就是提出基本药物目录。

**3. 选择基本药物的准则（WHO）**

（1）临床研究可以为其有效性和安全性提供可靠而充分的数据，并在各种医疗环境的应用中得到证实。

（2）能保证该药物的质量和生物利用度。

（3）通过储藏和使用效果能确定该药物的稳定性。

（4）比较价格和可得性，在不同药物进行价格比较时，不仅仅考虑单位价格，必须考虑整个治疗费用。

（5）大多数基本药物都应当是单一化合物制剂，而不是复方制剂。

（6）应使用国际非专有名称，并应向处方者提供非专有名称和专有名称（商标名）的混合索引。

## （二）我国国家基本药物目录

**1. 我国基本药物目录发展**　1979 年我国政府响应并参与 WHO 国家基本药物行动计划，组织成立了"国家基本药物遴选小组"。1982 年 1 月，我国正式颁布了第 1 版《国家基本药物目录》，收选了以原料药为主的 28 类 278 个品种的化学药，未收选中药。

1992 年 3 月 9 日，作为我国医疗制度改革一部分，卫生部颁布了《制订国家基本药物工作方案》，成立了国家基本药物领导小组，开展国家基本药物的遴选工作，确立了"临床必需、安全有效、价格合理、使用方便、中西药并重"的遴选原则，并提出在国家基本药物目录基础上制订公费报销药物目录。1996 年 3 月，我国颁布了《国家基本药物目录》第二版，包括了中药 1699 种，第一次加入中药品种，中药的加入成为我国基本药物的一大特色。

2009 年 8 月 18 日，正式启动国家基本药物制度实施工作，并先后发布《关于建立国家基本药物制度的实施意见》《国家基本药物目录（基层医疗卫生机构配备使用部分)》和《国家基本药物目录管理办法》等规章制度，至 2018 年我国共公布基本药物目录 9 版，具体情况见表 3 - 2。

表 3 - 2 我国历版《国家基本药物目录》收载品种数情况

| 版本 | 化学药品和生物制品（种） | 中成药（种） | 品种总数 |
| --- | --- | --- | --- |
| 1982 年版 | 278 | 未遴选 | 278 |
| 1996 年版 | 699 | 1699 | 2398 |
| 1998 年版 | 740 | 1333 | 2073 |
| 2000 年版 | 770 | 1249 | 2019 |
| 2002 年版 | 759 | 1242 | 2001 |
| 2004 年版 | 773 | 1260 | 2033 |
| 2009 年版 | 205 | 102 | 307 |
| 2012 年版 | 317 | 203 | 520 |
| 2018 年版 | 417 | 268 | 685 |

**2. 基本药物目录的组成** 《国家基本药物目录》（2018 年版）中的药品包括化学药品和生物制品、中成药和中药饮片等 3 部分。第一部分化学药品和生物制品主要依据临床药理学分类，共 417 个品种；中成药主要依据功能分类，共 268 个品种；中药饮片不列具体品种，用文字表述。

**3. 国家基本药物遴选的原则** 国家基本药物遴选应当按照防治必需、安全有效、价格合理、使用方便、中西药并重、基本保障、临床首选和基层能够配备的原则，结合我国用药特点，参照国际经验，合理确定品种（剂型）和数量。

**4. 国家基本药物遴选的范围** 国家基本药物目录中的药品包括化学药品、生物制品、中成药，应当是《中国药典》收载的，国务院药品监督管理部门颁布药品标准的品种。除急救、抢救用药外，独家生产品种纳入国家基本药物目录应当经过单独论证。

下列药品不纳入国家基本药物目录遴选范围：①含有国家濒危野生动植物药材的；②主要用于滋补保健作用，易滥用的；③非临床治疗首选的；④因严重不良反应，国务院药品监督管理部门明确规定暂停生产、销售或使用的；⑤违背国家法律、法规，或不符合伦理要求的；⑥国家基本药物工作委员会规定的其他情况。

**5. 国家基本药物目录调整** 国家基本药物目录在保持数量相对稳定的基础上，实行动态管理，调整周期原则上不超过 3 年。必要时，经国家基本药物工作委员会审核同意，可适时组织调整。调整的品种和数量应当根据以下因素确定：①我国基本医疗卫生需求和基本医疗保障水平变化；②我国疾病谱变化；③药品不良反应监测评价；④国家基本药物应用情况监测和评估；⑤已上市药品循证医学、药物经济学评价；⑥国家基本药物工作委员会规定的其他情况。

属于下列情形之一的品种，应当从国家基本药物目录中调出：①药品标准被取消的；②国家药品监管部门撤销其药品批准证明文件的；③发生严重不良反应的；④根据药物经济学评价，可被风险效益比或成本效益比更优的品种所替代的；⑤国家基本药物工作委员会认为应当调出的其他情形。

📖 执业药师考点 ⬦- - - - - - - - - - - - - - - - - - - - - - - - - - - - - - - - - - - - - - - - - - - - - - - - -

1. 国家药品监督管理局及与药品管理相关部门的主要职责、药品监督管理专业技术机构的主要职责。

2. 药品监督管理的行政手段。

3. 药品质量监督检验的性质、类型。

4. 药品标准的定义及分类。

5. 国家基本药物制度及基本药物相关管理规定。

目标检测

答案解析

### 一、A 型题（最佳选择题）

1. 下列不属于药品管理行政执法行为的是（　　）。

  A. 药品行政许可       B. 药品行政监督检查

  C. 药品行政强制措施      D. 刑事处罚

  E. 责令召回

### 二、B 型题（配伍选择题）

[2~5 题共用备选答案]

  A. 中国食品药品检定研究院    B. 国家药品监督管理局药品审评中心

  C. 国家药品监督管理局食品药品审核查验中心  D. 国家药品监督管理局药品评价中心

  E. 国家药典委员会

2. 在药品注册管理中，承担药品注册现场检查的药品监督管理机构是（　　）。

3. 组织开展药品不良反应、医疗器械不良事件、药物滥用等监测工作的部门是（　　）。

4. 在药品注册管理中，组织药学、医学和其他学科技术对申报资料进行技术审评的药品监督管理机构是（　　）。

5. 药品等检验的法定机构和最高技术仲裁机构是（　　）。

### 三、X 型题（多项选择题）

6. 国家药品标准包括（　　）。

  A. 药典   B. 局颁药品标准  C. 药品注册标准

  D. 企业标准  E. 行业标准

### 四、综合问答题

7. 药品监督管理的作用是什么？

8. 药品质量监督检验共分为几类？依据是什么？

书网融合……

思政导航

本章小结

题库

（王红芳　胡奇志　刘　佳）

# 第四章 药学技术人员管理

学习目标

知识目标

**1. 掌握** 药师的概念、分类，执业药师职责和义务，药学职业道德原则和职业道德规范，执业药师职业道德准则。

**2. 熟悉** 药学技术人员的概念，执业药师的定义，执业药师考试、注册、继续教育。

**3. 了解** 我国药学技术人员配备，执业药师业务规范。

能力目标 通过本章的学习，能够使学生具备药学服务的职业道德和基本素养，树立强烈的社会责任感和严肃认真科学的工作作风，在不同药学岗位遵守职责要求和管理规定。

## 第一节 概 述

PPT

### 一、药学技术人员的相关概念

**（一）药学技术人员的概念**

药学技术人员是指取得药学类专业学历，依法经过国家有关部门考试考核合格，取得专业技术职务证书或执业药师资格，遵循药事法规和职业道德规范，从事与药品的生产、经营、使用、科研、检验和管理有关实践活动的技术人员。

**（二）药师的概念**

**1. 药师的定义** 药师是一个比较宽泛的概念，既有药学职业的内容，又有药学专业职称的内涵。广义的药师是泛指受过药学专业或相关专业高等教育，经过行业管理部门及人事部门资格审核同意，从事药学技术工作的人。

**2. 药师的分类** 根据不同的划分依据，可以对药师进行不同的分类。

（1）根据专业不同，可分为西药师、中药师、临床药师。

（2）根据职称不同，可分为（中）药师、主管（中）药师、副主任（中）药师、主任（中）药师。

（3）根据工作单位性质不同，可分为药房药师、药品生产企业药师、药品经营企业药师、药物研究单位药师、药检所药师、药品监督管理部门药师等。

**3. 药师的职责** 药师的职责是运用药学及药事管理、药事法规、医疗保健等方面的知识和方法，保证药品质量，保障公众用药安全有效，同时提供药学服务，指导合理用药。药师的基本职责是保证所提供药品和药学服务的质量。不同性质的岗位，其岗位职责范围不同。

（1）药物研究领域药师的职责 主要包括：①根据新药管理要求研究确定药品的物理化学性质、处方、生产工艺和剂型。②改进现有处方和生产过程；评价新原料，如赋形剂、溶剂、防腐剂等在药物剂型中潜在的价值。③临床试验新药的制备、包装和质量控制。④新药的稳定性研究，并提出贮藏的条件要求。⑤在常规生产中初次使用的新设备的优缺点方面的科学研究。⑥对提供的包装材料和容器的稳定性进行调查研究。⑦新药质量标准的研究。

（2）药品生产领域药师的职责　主要包括：①制定药品生产工艺规程，岗位操作方法，标准操作规程等生产管理文件并严格实施，推行 GMP 管理，保证生产出的药品合格。②制定药品生产计划，保证药品供应。③依据药品标准，承担药品检验和质量控制工作，出具检验报告。④负责药品质量稳定性考察，确立物料贮存期、药品有效期。⑤从事新产品的研制，质量标准制定及申报工作。⑥销售药品。⑦负责药品不良反应的监测和报告等工作。

（3）药品流通领域药师的职责　流通领域药师包括药品生产企业市场和销售部门的药师以及在药品经营单位从事药品批发和零售工作的药师。流通领域药师的主要职责包括：①严格遵守药品管理的法律、法规，构建药品流通渠道。②制定并监督实施企业质量管理制度，推行 GSP 管理。③参与编制购货计划，负责供货企业的资格审定。④负责首营企业和首营品种的审核、验收。⑤指导药品保管人员和养护人员对药品进行合理储存和养护。⑥建立企业经营药品的质量档案。⑦提供用药咨询服务，对药品的购买和使用进行指导。⑧负责处方的审核和监督调配处方药。⑨负责本单位药品分类管理的实施。⑩对单位职工开展药品知识、药事法规的宣传教育，承担培训等工作。

（4）医疗机构药师的职责　包括医疗机构药房药师和医疗机构临床药师职责。

医疗机构药房药师的职责：①负责药品采购供应、处方调配、静脉用药集中调配和医院制剂配制。②向医疗专业人员提供有关药学专业知识和信息，向患者提供用药咨询和指导。③负责药品储存养护，药品质量检查，特殊药品的管理以及药品使用的统计和经济分析等。④开展药品质量监测，药品严重不良反应和药品损害的收集、整理、报告等工作。⑤提供用药信息与药学咨询服务，掌握与临床用药相关的药物信息，向公众宣传合理用药知识。

临床药师的主要职责：①参与临床药物治疗工作，审核用药医嘱或处方，与临床医师共同进行药物治疗方案设计、实施与监护。②参与日常医疗查房和会诊，参加危重患者的救治和病案讨论，协助临床医师做好药物遴选工作。对用药难度大的患者，应实施药学监护、查房和书写药历。③根据临床药物治疗的需要进行治疗药物的监测，并依据其临床诊断和药动学、药效学的特点设计个体化给药方案。④开展合理用药教育，宣传用药知识，指导患者安全用药，为医务人员和患者提供及时、准确、完整的用药信息及咨询服务。⑤协助临床医师共同做好各类药物临床观察，特别是新药上市后的安全性和有效性监测，并进行相关资料的收集、整理、分析、评估和反馈工作。⑥结合临床药物治疗实践，进行用药调查，开展合理用药、药物评价和药物利用的研究。

## 二、药师法规

（一）概念

药师法是指为加强对药师的管理，提高药师的业务素质，规范药师的执业行为而制定的行为规范。目前一些国家颁布的《药师法》或《药房法》，主要内容包括：①从事药师职业必须获得许可，领取药师执照；②必须通过药师考试才能获得药师执照；③有关药师的职责和业务工作的规定；④罚则，对违反《药师法》的处罚规定。

（二）我国药师立法的概况

20 世纪以前，我国有关药品的事务隶属于医务管理范畴，没有独立的药事法规。19 世纪末叶，受西方科学技术、社会文化的影响，药师才在我国作为一个独立的职业开展工作。1911 年辛亥革命后，国民党政府制定了一些药政管理法规，如《药师暂行条例》（1929年）、《药师法》（1944年）等。中华人民共和国成立后，1951年卫生部颁布了《药师暂行条例》和《医生、药剂士、助产士、护士、牙科技士暂行条例》等相关法规。20世纪60年代后，我国先后制定和颁布了一系列有关医药卫生人员的行政法规和规章，如《综合医院药剂科工作制度和各级人员职责》《卫生技术人员职称及晋升条例（试行）》《医院工作制度与工作人员职责》《医院工作人员职责》等。1984年《中华人民共和国药品管理法》（以下简称《药品管理法》）颁布实施，其中明确规定在药品生产、经营、使用部门必须配备药学人员，并对药学人员的条件作了规定。1994年国家人事部和国家医药管理局联合颁布了《执业药师资格制度暂行规定》。1999年人事部和国家药品监督管理局颁布了修订的《执业药师资格制度暂行规定》，进一步扩大了执业药师的管理范围，并以此为基础修订出台了《执业药师资格考试实施办法》《执业药师注册管理暂行办法》《执业药师继续教育管理暂行办法》，明确规定了执业药师实行全国统一大纲、统一考试、统一注册和统一管理。2015年7月30日，中国药师协会印发了《执业药师继续教育管理试行办法》，自2016年1月起施行，原《执业药师继续教育管理暂行办法》废止。2019年3月，人力资源和社会保障部、国家药品监督管理局重新修订了《执业药师职业资格制度规定》和《执业药师职业资格考试实施办法》，提高了执业药师学历准入门槛，适当延长了考试周期。此后，国家药品监督管理局发布了《关于规范药品零售企业配备使用执业药师的通知》。2021年6月，为进一步规范执业药师注册及其相关监督管理工作，加强执业药师队伍建设，国家药品监督管理局组织修订并发布了《执业药师注册管理办法》。2022年3月，人力资源和社会保障部发布了《关于降低或取消部分准入类职业资格考试工作年限要求有关事项的通知》，降低了大专和本科毕业生报考执业药师职业资格考试的年限要求。我国药师管理法规体系逐渐完善。

**（三）我国药学技术人员的配备要求**

**1. 我国药学技术人员配备的相关规定**　我国《医疗机构药事管理规定》要求医疗机构药学专业技术人员按照有关规定取得相应的药学专业技术职务任职资格；医疗机构药学专业技术人员不得少于本机构卫生专业技术人员的8%。建立静脉用药调配中心（室）的，医疗机构应当根据实际需要另行增加药学专业技术人员数量。医疗机构应当根据本机构性质、任务、规模配备适当数量临床药师，三级医院临床药师不少于5名，二级医院临床药师不少于3名。

《二、三级综合医院药学部门的基本标准（试行）》规定，药学部的人员岗位设置和药学人员配备，应当能够保障药学专业技术发挥职能，并确保药师完成工作职责及任务；药学专业技术人员数量不得少于医院卫生专业技术人员总数的8%。其中二级综合医院药剂科药学人员中具有高等医药院校临床药学专业或者药学专业全日制本科毕业以上学历的，应当不低于药学专业技术人员总数的20%；药学专业技术人员中具有副高级以上药学专业技术职务任职资格的应当不低于6%。三级综合医院具有高等医药院校临床药学专业或者药学专业全日制本科毕业以上学历的，应当不低于药学专业技术人员的30%；药学专业技术人员中具有副高级以上药学专业技术职务任职资格的，应当不低于13%，教学医院应当不低于15%；承担教学和科研任务的三级医院，应当根据其任务和工作量适当增加药学专业技术人员数量。

《药品经营质量管理规范》规定企业质量负责人应当具有大学本科以上学历、执业药师资格和3年以上药品经营质量管理工作经历，在质量管理工作中具备正确判断和保障实施的能力；企业质量管理部门负责人应当具有执业药师资格和3年以上药品经营质量管理工作经历，能独立解决经营过程中的质量问题。

《药品生产质量管理规范》规定生产管理负责人应当至少具有药学或相关专业本科学历（或中级专业技术职称或执业药师资格），具有至少3年从事药品生产和质量管理的实践经验，其中至少有1年的药品生产管理经验，接受过与所生产产品相关的专业知识培训。质量管理负责人应当至少具有药学或相关专业本科学历（或中级专业技术职称或执业药师资格），具有至少 5 年从事药品生产和质量管理的实践经验，其中至少 1 年的药品质量管理经验，接受过与所生产产品相关的专业知识培训。

**2. 我国药学技术人员的配备情况** 我国药师主要分布在医疗机构、药品生产企业、药品批发企业以及药品零售企业。截至 2023 年 11 月底，全国累计在注册有效期内的执业药师 782683 人，每万人口执业药师为 5.5 人。注册在药品零售企业的执业药师 708883 人，占注册总数的 90.6%。注册在药品批发企业、药品生产企业、医疗机构和其他领域的执业药师分别为 45241 人、5404 人、22959 人、196 人。《"十四五"卫生健康人才发展规划》提出，加大药师配置和培养培训力度，到 2025 年医疗卫生机构药师达到 77 万，每万人口药师（士）数达到 5.4 人。

# ◈ 第二节 执业药师职业资格制度

PPT

## 一、执业药师的定义

执业药师是指经全国统一考试合格，取得《中华人民共和国执业药师职业资格证书》（以下简称《执业药师职业资格证书》）并经注册，在药品生产、经营、使用和其他需要提供药学服务的单位中执业的药学技术人员。我国的执业药师分执业药师和执业中药师两类。

国家设置执业药师准入类职业资格制度，纳入国家职业资格目录。从事药品生产、经营、使用和其他需要提供药学服务的单位，应当按规定配备相应的执业药师。

执业药师是开展药品质量管理和提供药学服务的专业力量，是合理用药的重要保障。近年来，国家药品监督管理局不断加强执业药师制度建设和队伍建设，持续推动执业药师配备使用，积极发挥执业药师在保障公众用药安全有效方面的重要作用。

## 二、执业药师职业资格考试与注册

### （一）执业药师职业资格考试

**1. 考试性质** 执业药师职业资格考试属于职业准入考试，实行全国统一大纲、统一命题、统一组织的考试制度。原则上每年举行一次。执业药师职业资格考试合格者，由各省、自治区、直辖市人力资源和社会保障部门颁发执业药师职业资格证书。该证书由人力资源和社会保障部统一印制，由国家药品监督管理局与人力资源和社会保障部用印，在全国范围内有效。

**2. 管理部门** 国家药品监督管理局负责组织拟定考试科目和考试大纲、建立试题库、组织命题审题工作，提出考试合格标准建议。人力资源和社会保障部负责组织审定考试科目、考试大纲，会同国家药品监督管理局对考试工作进行监督、指导并确定合格标准。

**3. 报考条件** 凡中华人民共和国公民和获准在我国境内就业的外籍人员，具备以下条件之一者，均可申请参加执业药师职业资格考试：

（1）取得药学类、中药学类专业大专学历，在药学或中药学岗位工作满 4 年。

（2）取得药学类、中药学类专业大学本科学历或学士学位，在药学或中药学岗位工作满 2 年。

（3）取得药学类、中药学类专业第二学士学位、研究生班毕业或硕士学位，在药学或中药学岗位工作满 1 年。

（4）取得药学类、中药学类专业博士学位。

（5）取得药学类、中药学类相关专业相应学历或学位的人员，在药学或中药学岗位工作的年限相应增加1年。

**4. 考试类别和考试科目**

（1）考试类别　执业药师职业资格考试分为药学、中药学两个专业类别。

（2）考试科目　共4个科目。

药学类考试科目为：药学专业知识（一）；药学专业知识（二）；药事管理与法规；药学综合知识与技能。

中药学类考试科目为：中药学专业知识（一）；中药学专业知识（二）；药事管理与法规；中药学综合知识与技能。

**5. 考试日期和考试周期**　执业药师职业资格考试日期原则上为每年十月。考试以4年为一个周期，参加全部科目考试的人员须在连续4个考试年度内通过全部科目的考试。

>>> **知识链接** ○- - - - - - - - - - - - - - - - - - - - - - - - - - - - - - - - - - - - - - -

**国家乡村振兴重点帮扶县等地区单独划定执业药师职业资格考试合格标准**

为深入贯彻党中央、国务院关于实现巩固拓展脱贫攻坚成果同乡村振兴有效衔接的决策部署，加强乡村振兴人才队伍建设，经商请有关部门同意，自2023年1月1日起，人力资源社会保障部决定在国家乡村振兴重点帮扶县等地区单独划定部分专业技术人员职业资格考试合格标准（以下简称"单独划线"）。单独划线的职业资格考试项目及实施范围包括执业药师、卫生（初、中级）等10项职业资格考试。在国家乡村振兴重点帮扶县、西藏自治区、四省涉藏州县、新疆维吾尔自治区南疆四地州、甘肃临夏州、四川凉山州、乐山市峨边县、马边县及金口河区单独划线。

职业资格考试结束后，人力资源社会保障部会同有关部门研究确定单独划线的合格标准，在中国人事考试网（www.cpta.com.cn）向社会公布。

在单独划线地区报名参加相关职业资格考试的人员，未达到全国合格标准，在规定的考试成绩有效期内，全部科目达到单独划线地区合格标准的，发放单独划线职业资格证书或成绩合格证明。在单独划线地区之外报名参加相关职业资格考试，到单独划线地区工作的人员，未达到全国合格标准，在规定的考试成绩有效期内，全部科目达到单独划线地区合格标准的，可向当地省级考试管理机构申领单独划线职业资格证书或成绩合格证明。

单独划线的职业资格证书或成绩合格证明，在相应省（区、市）的单独划线地区有效。

报考人员在报名考试和申领证书时须如实填报相关信息，如提供虚假信息、虚假证明材料或者以其他不正当手段，取得单独划线职业资格证书或成绩合格证明等，按照《专业技术人员资格考试违纪违规行为处理规定》（人力资源社会保障部令第31号）第十条处理。

- - - - - - - - - - - - - - - - - - - - - - - - - - - - - - - - - - - - - - - - - - - - - - - ●

**（二）执业药师执业注册**

我国执业药师实行注册制度。取得执业药师职业资格证书者，应当通过全国执业药师注册管理信息系统向所在地注册管理机构申请注册。经批准注册者，由执业药师注册管理机构核发国家药品监督管理局统一样式的执业药师注册证。经注册后，方可从事相应的执业活动。未经注册者，不得以执业药师身份执业。

**1. 注册管理机构**　国家药品监督管理局负责执业药师注册的政策制定和组织实施，指导全国执业药师注册管理工作。各省、自治区、直辖市药品监督管理部门负责本行政区域内的执业药师注册管理工作。

**2. 申请注册条件**　执业药师注册申请人必须具备下列条件：①取得执业药师职业资格证书；②遵纪守法，遵守执业药师职业道德；③身体健康，能坚持在执业药师岗位工作；④经执业单位同意；⑤按规定参加继续教育学习。

**3. 注册内容**　执业药师注册内容包括执业地区、执业类别、执业范围、执业单位。

（1）执业地区　为省、自治区、直辖市。

（2）执业类别　为药学类、中药学类、药学与中药学类。

（3）执业范围　为药品生产、药品经营、药品使用。

（4）执业单位　为药品生产、经营、使用及其他需要提供药学服务的单位。

药品监督管理部门根据申请人执业药师职业资格证书中注明的专业确定执业类别进行注册。获得药学和中药学两类专业执业药师职业资格证书的人员，可申请药学与中药学类执业类别注册。

执业药师应当按照注册的执业地区、执业类别、执业范围、执业单位，从事相应的执业活动，不得擅自变更。执业药师未按规定进行执业活动的，药品监督管理部门应当责令限期改正。

执业药师只能在一个执业单位按照注册的执业类别、执业范围执业。

申请人取得执业药师职业资格证书，非当年申请注册的，应当提供执业药师职业资格证书批准之日起第 2 年后的历年继续教育学分证明。申请人取得执业药师职业资格证书超过 5 年以上申请注册的，应至少提供近五年的连续继续教育学分证明。

**4. 延续注册**　执业药师注册有效期为 5 年。需要延续的，应当在注册有效期届满之日 30 日前，向所在地省、自治区、直辖市药品监督管理部门提出延续注册申请。药品监督管理部门准予延续注册的，注册有效期从期满之日次日起重新计算 5 年。

**5. 变更注册**　申请人要求变更执业地区、执业类别、执业范围、执业单位的，应当向拟申请执业所在地的省、自治区、直辖市药品监督管理部门申请办理变更注册手续。药品监督管理部门应当自受理变更注册申请之日起 7 个工作日内作出准予变更注册的决定。药品监督管理部门准予变更注册的，注册有效期不变；但在有效期满之日前 30 日内申请变更注册，符合要求的，注册有效期自旧证期满之日次日起重新计算 5 年。

**6. 注销注册**　有下列情形之一的，执业药师注册证由药品监督管理部门注销，并予以公告：①注册有效期满未延续的；②执业药师注册证被依法撤销或者吊销的；③法律法规规定的应当注销注册的其他情形。

有下列情形之一的，执业药师本人或者其执业单位，应当自知晓或者应当知晓之日起 30 个工作日内向药品监督管理部门申请办理注销注册，并填写执业药师注销注册申请表。药品监督管理部门经核实后依法注销注册。①本人主动申请注销注册的；②执业药师身体健康状况不适宜继续执业的；③执业药师无正当理由不在执业单位执业，超过 1 个月的；④执业药师死亡或者被宣告失踪的；⑤执业药师丧失完全民事行为能力的；⑥执业药师受刑事处罚的。

## 三、执业药师的职责、权利和义务

### （一）执业药师的职责

**1. 基本准则**　执业药师应当遵守执业标准和业务规范，以保障和促进公众用药安全有效为基本准则。

**2. 依法执法的责任**　执业药师必须严格遵守《药品管理法》及国家有关药品研制、生产、经营、使用的各项法规及政策。执业药师对违反《药品管理法》及有关法规、规章的行为或决定，有责任提出劝告、制止、拒绝执行，并向当地负责药品监督管理的部门报告。

**3. 药品质量监督的责任** 执业药师在执业范围内负责对药品质量的监督和管理，参与制定和实施药品全面质量管理制度，参与单位对内部违反规定行为的处理工作。

**4. 监督、指导合理用药的责任** 执业药师负责处方的审核及调配，提供用药咨询与信息，指导合理用药，开展治疗药物监测及药品疗效评价等临床药学工作。

**5. 继续教育** 执业药师应当按照国家专业技术人员继续教育的有关规定接受继续教育，更新专业知识，提高业务水平。国家鼓励执业药师参加实训培养。

**（二）执业药师的权利**

（1）以执业药师的名义从事相关业务，保障公众用药安全和合法权益，保护和促进公众健康。

（2）在执业范围内，开展药品质量管理，制定和实施药品质量管理制度，提供药学服务。

（3）参加执业培训，接受继续教育。

（4）在执业活动中，人格尊严、人身安全不受侵犯。

（5）对执业单位的工作提出意见和建议。

（6）按照有关规定获得表彰和奖励。

（7）法律、法规规定的其他权利。

**（三）执业药师的义务**

（1）严格遵守《药品管理法》及国家有关药品生产、经营、使用等各项法律、法规、部门规章及政策。

（2）遵守执业标准和业务规范，恪守职业道德。

（3）廉洁自律，维护执业药师职业荣誉和尊严。

（4）维护国家、公众的利益和执业单位的合法权益。

（5）按要求参加突发重大公共事件的药事管理与药学服务。

（6）法律、法规规定的其他义务。

## 四、执业药师的继续教育

执业药师应当按照国家专业技术人员继续教育的有关规定接受继续教育，更新专业知识，提高业务水平。执业药师参加继续教育情况，作为执业药师注册执业的必要条件。目前我国执业药师继续教育管理工作由中国药师协会（原中国执业药师协会）、国家药品监督管理局执业药师资格认证中心以及省级药师协会（执业药师协会）负责。中国药师协会开展药师队伍建设研究，加强药师继续教育管理，组织开展相关培训工作；国家药品监督管理局执业药师资格认证中心负责组织制订执业药师认证注册与继续教育衔接标准。

执业药师每年应参加不少于 90 学时的继续教育培训，每 3 个学时为 1 学分，每年累计不少于 30 学分。其中，专业科目学时一般不少于总学时的三分之二。国家鼓励执业药师参加实训培养。承担继续教育管理职责的机构应当将执业药师的继续教育学分记入全国执业药师注册管理信息系统。

药品监督管理部门按照有关法律、法规和规章的规定，对执业药师注册、执业药师继续教育实施监督检查。执业单位、执业药师和实施继续教育的机构应当对药品监督管理部门的监督检查予以协助、配合，不得拒绝、阻挠。

## ◈ 第三节 药学职业道德

职业道德是一定职业范围内的特殊道德要求，是指所有从业人员在职业活动中应该遵循的行为准则。药学职业道德是在药学漫长的发展过程中逐渐形成的调节药学人员与患者、社会、其他专业人员及药学人员自身之间的关系，处理药学实践工作中各种矛盾的一种特殊的行为准则与规范。药学职业道德水平的高低关系到公众用药安全有效和身体健康。

## 一、药学职业道德原则

药学职业道德的基本原则是调整药学工作者与患者、药学工作者与社会和药学工作者之间关系的行为指导原则。其基本原则可概括为"提高药品质量，保证药品安全有效，实行社会主义人道主义，全心全意为人民服务"。

### （一）提高药品质量，保证药品安全有效

提高药品质量，保证药品安全有效是维护公众身体健康的前提，是医药事业的根本目的。所以，药学人员的各项工作都必须一切以患者为出发点，一切围绕治愈疾病和提高患者生活质量开展工作。树立药品质量第一的理念，对公众生命健康负责。

### （二）实行社会主义人道主义

人道主义的核心是尊重人的生命，在我国提倡人道主义，是主张对个人的尊重，对大众健康的关怀，贯穿于整个药学事业之中。

### （三）全心全意为公众服务

全心全意为公众服务，是药学职业道德的根本宗旨。药学工作者应当以患者为中心，确保合理用药、努力用自己所学专业知识为患者、社会服务。药学人员应把救死扶伤、防病治病、提供优质高效的药学服务作为一生的理想追求，应为自己从事这个神圣职业而自豪。

## 二、药学职业道德规范

职业道德规范是从业人员处理职业活动中各种关系、行为的准则，是从业人员在职业活动中必须遵守的道德规范。药师职业道德规范主要内容包括以下几部分。

### （一）药师与患者的关系

（1）药师必须把患者的健康和安全放在首位。

（2）药师应向患者提供专业的、真实、全面的信息，绝不能调配、推销不符合法定药品标准以及疗效差的药品和保健产品给患者。

（3）在患者利益和商业利益之间要做到充分考虑患者利益，药师不能利用专业服务性质在费用和价值方面欺骗患者。

（4）药师要为患者保密，必须严守病历中的个人秘密，除非法律要求不得将患者的病情和治疗方案泄露给第三者。

（5）药师对患者一视同仁，尊重公众的生命和尊严。

（6）药师应不断更新和拓宽自己的专业知识，提供更好地药学服务。

### （二）药师与社会的关系

（1）药师应维护其职业的高尚品质和荣誉。药师绝不能从事任何可能损害职业荣誉的活动，不允许他人利用自己的名字、资格、地址或照片用于面向公众的任何药品广告或表述。同时敢于揭露本行业中非法的、不道德的行为。

（2）药师在任何时候都只能为自己的服务索取公正合理的报酬。

### （三）药师与同事的关系

（1）药师应与共事的药师及医务人员合作，保持良好的业务关系、通力合作，以提供完善的药学服务。

（2）药师应尊重同事，不应以错误方式与患者或他人讨论处方的治疗作用。

（3）药师绝不能同意或参与利用职业上的便利进行私下的钱财交易等行为。除非是公众提出请求，药师不应主动推荐医生或医疗服务项目。

## 三、药学领域职业道德要求

### （一）药品生产的职业道德要求

**1. 保证生产，社会效益与经济效益并重**　药品生产企业要保证药品的生产和供应，及时为临床和社会提供数量足够的合格药品。

**2. 质量第一，自觉遵守规范**　药品质量关系人们生命安全，为保证药品质量，药品生产的全过程必须自觉遵守和执行药品 GMP 的规范，这既是法律责任，也是道德的根本要求。

**3. 保护环境，保护药品生产者的健康**　药品生产过程中的"三废"对环境极易造成污染，对药品生产过程中的劳动者也存在职业危害的可能，保护环境和保护劳动者健康已经成为药品生产企业不可推卸的社会责任。

**4. 规范包装，如实宣传**　药品包装应具备保护药物、便于储存和运输、便于使用等功能。药品包装所附的说明书应实事求是，并将相应的警示语或忠告语印制在药品包装或药品使用说明书上。通过包装设计夸大药品的作用、过度包装或采用劣质包装等行为都是不道德的，也是违法的。

**5. 依法促销，诚信推广**　药品促销应符合国家的政策、法律或一般道德规范。所有药品的促销策略必须真实合法、准确可信。促销宣传资料应有科学依据，没有误导或不实语言，也不会导致药品的不正确使用。为医师提供药学资料，不能为经济或物质利益促销。

### （二）药品经营的职业道德要求

**1. 药品批发的道德要求**

（1）**规范采购，维护质量**　在全面审核供货商合法性的基础上，有选择地与质量信誉好的企业订立采购合同，在必要时，进行深入细致的现场考察。采购的药品要逐一验收，并有完备的验收记录。在库药品应当按规定储存、按要求设置温、湿度与色标管理、药品仓库应当具备冷藏、避光、通风、防火、防鼠和防盗的设备和措施，并准确发货。

（2）**热情周到，服务客户**　面对医疗机构或社会药店，必须认真负责，服务热情周到，实事求是，信誉第一，依法营销，以保证公众防病治病的安全有效。

**2. 药品零售的道德要求**

（1）**诚实守信，确保销售质量**　布置明亮整洁的店堂环境，药品按规定陈列、明码标识药价。销售药品时，不夸大药效，不虚高定价，实事求是地介绍药品的疗效、副作用与不良反应。注意保护消费者的隐私。对于不能进行自我药疗的患者，提供寻求医师帮助的建议。

（2）**指导用药，做好药学服务**　坚持执业药师在岗，严格自觉按照药品分类管理的规定，耐心向用药者进行用药指导。在有条件的地方，建立有私密空间的咨询室（台），并为购药者建立药历。随时注意收集并记录药品不良反应，建立不良反应报告制度和台账，并按规定上报，做到时时把消费者的利益放在首位。

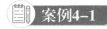 **案例4-1**

药店未规范销售药品，药品的安全使用谁来保驾护航？

2020 年 10 月 15 日，某市 A 区药品监督管理部门执法人员在该区 B 药房进行检查时发现，该药房执业药师不在岗，未挂牌告知并销售处方药阿奇霉素颗粒，且药品销售凭证未标明销售药品的生产厂商、批号等内容，责令其进行整改，并给予警告的行政处罚。同年 10 月 24 日，执法人员依法对 B 药房再次进行检查时发现，执业药师不在岗仍未挂牌告知，且销售处方药复方丹参颗粒；而药品销售凭证依旧未标明销售药品的生产厂商、批号等内容。2020 年 10 月 26 日 A 区药品监督管理部门予以立案调查。经调查，情况属实。A 区药品监督管理部门根据《药品流通监督管理办法》第 34 条、第 38 条，对 B 药房做出罚款 700 元的行政处罚。

思考讨论 结合本案例，理解执业药师的义务和药品零售的职业道德要求。

### （三）医院药学工作的职业道德要求

**1. 合法采购，规范进药** 医院药品采购要坚持质量第一的原则，按照国家有关规定，从合法的企业采购药品，对采购的药品严格执行验收制度；在药效相同的情况下，选择质量保证、价格合理的药品，坚决杜绝不正之风。

**2. 精心调剂，热心服务** 审方应仔细认真，调配应准确无误；配药后配药人与审核人应认真核对；发药时，要耐心向患者讲明服用方法与注意事项，回答患者的咨询，语言应通俗易懂，语气亲切。

**3. 精益求精，确保质量** 在库的药品应当精心保管和定期养护，对于有特殊储存要求的药品应当严格按规定储存，并认真作好记录。医院配制的制剂也要确保质量，制剂室要符合相关的规定。

**4. 维护患者利益，提高生活质量** 医院药师要具有高度的社会道德责任感，从维护人类生命健康的角度，主动报告药品不良反应。在深入临床的过程中，始终以患者为本，维护患者的利益，真诚、主动、热情地为患者提供药学服务；以精湛的专业知识参与临床实践，帮助临床医师正确选择药品，指导患者合理用药，为患者解除痛苦，提高生活质量。

## 四、我国执业药师职业道德准则

2006 年 10 月 18 日中国执业药师协会公布了《中国执业药师职业道德准则》（以下简称《准则》），并于 2009 年 6 月 5 日对该《准则》进行了修订。2007 年 3 月 13 日中国执业药师协会在《准则》基础上又发布了《中国执业药师职业道德准则适用指导》。

《准则》包含以下五条职业道德准则。

（一）救死扶伤，不辱使命。执业药师应当将患者及公众的身体健康和生命安全放在首位，以我们的专业知识、技能和良知，尽心尽职尽责为患者及公众提供药品和药学服务。

（二）尊重患者，一视同仁。执业药师应当尊重患者或者消费者的价值观、知情权、自主权、隐私权，对待患者或者消费者应不分年龄、性别、民族、信仰、职业、地位、贫富，一律平等相待。

（三）依法执业，质量第一。执业药师应当遵守药品管理法律、法规，恪守职业道德，依法独立执业，确保药品质量和药学服务质量，科学指导用药，保证公众用药安全、有效、经济、合理。

（四）进德修业，珍视声誉。执业药师应当不断学习新知识、新技术，加强道德修养，提高专业水平和执业能力；知荣明耻，正直清廉，自觉抵制不道德行为和违法行为，努力维护职业声誉。

（五）尊重同仁，密切协作。执业药师应当与同仁和医护人员相互理解，相互信任，以诚相待，密切配合，建立和谐的工作关系，共同为药学事业的发展和人类的健康奉献力量。

📖 **执业药师考点** ○------------------------------------------------------------

1. 执业药师职业资格制度。

2. 执业药师职业资格考试、注册和继续教育管理。

3. 执业药师岗位职责、业务规范和职业道德准则。

4. 执业药师执业活动的监督管理。

---------------------------------------------------------------------------●

答案解析

## 目标检测

一、X型题（多项选择题）

1. 关于《执业药师注册证》的说法，正确的有（　　）。

    A. 只在一个执业地区一个执业单位有效

    B. 有效期为 3 年

    C. 须完成规定的继续教育学分才能延续注册

    D. 取得《执业药师注册证》后才能在注册的单位执业

二、综合问答题

2. 药师、执业药师的定义。

3. 试述我国执业药师职业资格考试。

4. 简述执业药师注册管理要求。

5. 执业药师的职责有哪些？

6. 简述执业药师职业道德准则的具体内容。

------------------------------------------------------------------------------------

书网融合……

    思政导航          本章小结          题库

（李小翠　王红芳　高　岩）

# 第五章 药品注册监督管理

## 学习目标

**知识目标**

**1. 掌握** 药品注册管理相关概念与基本要求，药物临床前研究和药物临床试验的基本要求，药品上市许可，关联审评审批，药品注册核查与检验，药品批准证明文件。

**2. 熟悉** 突破性治疗药物程序，附条件批准程序，优先审评审批程序，特别审批程序，药品注册的监督管理。

**3. 了解** 药物研究与开发的内容与特点，药品注册管理制度的发展，药品上市后研究与变更的管理内容，违反药品注册管理规定的法律责任。

**能力目标** 通过本章的学习，能够使学生具备开展药品注册申请和管理的基本素养，以及药品注册的国际视野。

## 第一节 概 述

PPT

### 一、药物研究与开发的内容与特点

#### （一）药物研究与开发的内容

药物研究与药物开发最大的区别在于药物研究更注重技术创新和方法创新，药物开发更注重的是根据国务院药品监督部门有关指导原则开展研究工作。

药物研究是指对药物的合成工艺、提取方法、剂型选择、制备工艺、稳定性、有效性、安全性等进行的研究。根据研究重点可分为基础研究和应用基础研究。以创新程度最高的新化合物实体（new chemical entities，NCEs）为例，基础研究包括从天然产物中分离或通过计算机辅助药物设计合成寻找新的先导化合物（leading compound），发现新的活性化合物或新的作用靶点；应用基础研究包括对活性化合物进行结构修饰、化学性质及制剂等相关方面的研究，并进行初步的药效学和毒理学评价，为新药开发提供应用基础。

药物开发是指对作用可靠、疗效或特色明显、有重要应用价值的活性化合物，根据不同的开发目标，按照新药申请的要求，进一步研制新产品、新剂型，研制疗效更佳的药物。

以化学药为例，新药研究与开发一般分为三个阶段。

**1. 新活性物质的发现和筛选** 通过计算机辅助药物设计或通过天然产物来源等多种途径获得新的化学物质，并用特定的体内外药理模型进行活性筛选和评价，以发现结构新颖、药理活性显著的先导化合物，再经过结构修饰的方法获得一系列与先导化合物结构类似的衍生物，进行定量构效关系研究，优化化合物的药理活性，从中选择成药性最佳的新化合物实体。

**2. 新药临床前研究** 主要任务是系统评价候选药物，确定其是否符合进入人体临床试验阶段的要求。药物临床前研究应参照国务院药品监督管理部门发布的有关技术指导原则进行，其中安全性评价是核心内容，必须执行《药物非临床研究质量管理规范》（Good Laboratory Practice，GLP）。新药临床前研究包括工艺研究、质量标准研究、稳定性研究、安全性评价、药效学研究等，申请人应当对申报资料中的药物研究数据的真实性负责。

**3. 新药的临床研究**　临床研究是评价候选药物能否上市的关键阶段，我国的药物临床试验必须经过国务院药品监督管理部门批准，获得临床试验批件，且必须执行《药物临床试验质量管理规范》（Good Clinical Practice，GCP）。药品监督管理部门应当对批准的临床试验进行监督检查。

### （二）药物研究开发的特点

**1. 高投入**　新药研发是一项庞大的系统工程，包含许多复杂的环节，研发成本高昂，并有逐年上升的趋势，单品种研发经费在 10 亿~12 亿美元，我国一个创新药的研究，目前需要 2 亿~5 亿人民币。"十三五"期间，我国进入临床阶段的新药数量和研发投入大幅增长。"十四五"期间，医药工业也将持续加大创新投入、加快创新驱动转型，全行业研发投入年均增长 10% 以上。

**2. 高风险**　新药研发的风险很高、成功率极低。按化合物计，新药开发成功率不超过 0.1%，往往在数百万个化合物中才能找到一个可以开发成新药的物质，即使进入新药临床研究的药物成功率也不超过 10%。药物研发的主要风险在于技术风险、资本运作风险、市场风险和政策风险。技术风险指新药研发技术本身存在缺陷，难以实现预定的技术创新导致新药研发失败；资本运作风险指融资渠道不当、资金使用不合理导致研发风险；市场风险指新药研发市场定位不准确、上市后缺乏竞争力、上市后不能较快占领目标市场，上市后出现重大安全性问题等导致药品研发失去市场价值；政策风险指政府对药品注册政策发生重大改变，研发机构忽视政策方向或来不及做出调整导致前期研发投入失败。

**3. 高产出**　虽然新药研发风险很高，但其具有高回报、高利润和高附加值的特性，新药的利润一般可达销售额的 30% 以上，且绝大多数新药具有专利保护，保证了研发企业在专利期内的市场独占权。国际大型制药企业之间的竞争主要体现在新药研发上，因为一旦新药获得上市批准，很快就能给企业带来高额利润回报，如美国辉瑞公司研发的降血脂药"立普妥"（阿伐他汀钙片）于 1997 年上市，2004 年销售额达到 108.6 亿美元，成为全球第一个销售额突破百亿美元的新药，2008 年更是高达 138 亿美元。

**4. 长周期**　新药从研究开发到上市一般都需要经过复杂漫长的过程。国内外新药研发的平均周期大致相同，一般需要 10~15 年。

**5. 多学科知识融合**　药物研发需要多学科知识和技术的积累，药物研发过程需要各方面技术和人才参与。

## 二、药品注册管理相关概念与基本要求

### （一）药品注册管理的相关概念

**1. 药品注册**　指药品注册申请人（简称申请人）依照法定程序和相关要求提出药物临床试验、药品上市许可、再注册等申请以及补充申请，药品监督管理部门基于法律法规和现有科学认知进行安全性、有效性和质量可控性等审查，决定是否同意其申请的活动。申请人取得药品注册证书后，为药品上市许可持有人（简称持有人）。

**2.《药品注册管理办法》适用范围**　《药品注册管理办法》规定，在中华人民共和国境内以药品上市为目的，从事药品研制、注册及监督管理活动，适用本办法。

**3. 药品注册事项**　包括药物临床试验申请、药品上市注册申请、药品补充申请、药品再注册申请等许可事项，以及其他备案或者报告事项。

（1）药物临床试验申请 药物临床试验是指以药品上市注册为目的，为确证药物安全性与有效性而在人体开展的药物研究。药品须按照国家相关规定完成非临床研究方可提交临床试验申请。

（2）药品上市许可申请 在完成支持药品上市注册的药学、药理毒理学和药物临床试验等研究，确定质量标准，完成商业规模生产工艺验证，并做好接受药品注册检查检验的准备后，可提出药品上市许可申请。以下三种情况均属于药品上市许可申请：①仿制药申请，即仿制与原研药品质量和疗效一致的药品的注册申请；②境外生产药品注册申请，即境外生产药品在中国境内上市销售的注册申请；③非处方药品申请，即已上市处方药转换为非处方药的注册申请。

（3）再注册申请 指药品注册证书有效期满后，拟继续生产的注册申请。

（4）补充申请 指药品注册申请经批准后，改变、增加或取消原批准事项或者内容的注册申请。

**4. 药品注册申请人** 指提出药品注册申请，并承担相应法律责任的企业或者药品研制机构等。境内申请人应当是在中国境内合法登记并能独立承担民事责任的机构，境外申请人应当是境外合法制药厂商。境外申请人办理境外生产药品注册，应当指定中国境内的企业法人办理相关药品注册事项。

**（二）药品注册管理的相关制度和要求**

**1. 基本要求** 从事药物研制和药品注册活动，应当遵守有关法律、法规、规章、标准和规范；参照相关技术指导原则，采用其他评价方法和技术的，应当证明其科学性、适用性；应当保证全过程信息真实、准确、完整和可追溯。

**2. 药品上市注册制度** 申请人在申请药品上市注册前，应当完成药学、药理毒理学和药物临床试验等相关研究工作。申请药品注册，应当提供真实、充分、可靠的数据、资料和样品，证明药品的安全性、有效性和质量可控性。使用境外研究资料和数据支持药品注册的，其来源、研究机构或者实验室条件、质量体系要求及其他管理条件等应当符合国际人用药品注册技术要求协调会通行原则，并符合我国药品注册管理的相关要求。

**3. 药品变更制度** 变更原药品注册批准证明文件及其附件所载明的事项或者内容的，申请人应当按照规定，参照相关技术指导原则，对药品变更进行充分研究和验证，充分评估变更可能对药品安全性、有效性和质量可控性的影响，按照变更程序提出补充申请、备案或者报告。

**4. 药品再注册制度** 药品注册证书有效期为 5 年，药品注册证书有效期内持有人应当持续保证上市药品的安全性、有效性和质量可控性，并在有效期届满前 6 个月申请药品再注册。

**5. 加快上市注册制度** 为加快上市注册制度支持以临床价值为导向的药物创新，对符合条件的药品注册申请，申请人可以申请适用突破性治疗药物、附条件批准、优先审评审批及特别审批程序。在药品研制和注册过程中，药品监督管理部门及其专业技术机构给予必要的技术指导、沟通交流、优先配置资源、缩短审评时限等政策和技术支持。

**6. 关联审评审批制度** 国家药品监督管理局建立化学原料药、辅料及直接接触药品的包装材料和容器关联审评审批制度。在审批药品制剂时，对化学原料药一并审评审批，对相关辅料、直接接触药品的包装材料和容器一并审评。药品审评中心建立化学原料药、辅料及直接接触药品的包装材料和容器信息登记平台，对相关登记信息进行公示，供相关申请人或者持有人选择，并在相关药品制剂注册申请审评时关联审评。

**7. 非处方药注册和转换制度** 药品审评中心根据非处方药的特点，制定非处方药上市注册相关技术指导原则和程序，并向社会公布。药品评价中心制定处方药和非处方药上市后转换相关技术要求和程序，并向社会公布。

**8. 沟通交流制度** 申请人在药物临床试验申请前、药物临床试验过程中以及药品上市许可申请前等关键阶段，可以就重大问题与药品审评中心等专业技术机构进行沟通交流。药品注册过程中，药品审评中心等专业技术机构可以根据工作需要组织与申请人进行沟通交流。沟通交流的程序、要求和时限，由药品审评中心等专业技术机构依照职能分别制定，并向社会公布。

**9. 专家咨询制度**　药品审评中心等专业技术机构根据工作需要建立专家咨询制度，成立专家咨询委员会，在审评、核查、检验、通用名称核准等过程中就重大问题听取专家意见，充分发挥专家的技术支撑作用。

**10. 化学药品目录集制度**　国务院药品监督管理部门建立收载新批准上市以及通过仿制药质量和疗效一致性评价的化学药品目录集，载明药品名称、活性成份、剂型、规格、是否为参比制剂、持有人等相关信息，及时更新并向社会公开。化学药品目录集收载程序和要求，由药品审评中心制定，并向社会公布。

**11. 促进中药传承创新发展制度**　国务院药品监督管理部门支持中药传承和创新，建立和完善符合中药特点的注册管理制度和技术评价体系，鼓励运用现代科学技术和传统研究方法研制中药，加强中药质量控制，提高中药临床试验水平。

中药注册审评，采用中医药理论、人用经验和临床试验相结合的审评证据体系，综合评价中药的安全性、有效性和质量可控性。中药的疗效评价应当结合中医药临床治疗特点，确定与中药临床定位相适应、体现其作用特点和优势的疗效结局指标。对疾病痊愈或者延缓发展、病情或者症状改善、患者与疾病相关的机体功能或者生存质量改善、与化学药品等合用增效减毒或者减少毒副作用明显的化学药品使用剂量等情形的评价，均可用于中药的疗效评价。鼓励将真实世界研究、新型生物标志物、替代终点决策、以患者为中心的药物研发、适应性设计、富集设计等用于中药疗效评价。申请进口的中药、天然药物，应当符合所在国或者地区按照药品管理的要求，同时应当符合境内中药、天然药物的安全性、有效性和质量可控性要求。注册申报资料按照创新药的要求提供。国家另有规定的，从其规定。

**（三）药品注册申请的分类**

《药品注册管理办法》规定，药品注册按照中药、化学药和生物制品等进行分类注册管理。中药注册按照中药创新药、中药改良型新药、古代经典名方中药复方制剂、同名同方药等进行分类。化学药注册按照化学药创新药、化学药改良型新药、仿制药等进行分类。生物制品注册按照生物制品创新药、生物制品改良型新药、已上市生物制品（含生物类似药）等进行分类。中药、化学药和生物制品等药品的细化分类和相应的申报资料要求，由国家药品监督管理局根据注册药品的产品特性、创新程度和审评管理需要组织制定，并向社会公布。境外生产药品的注册申请，按照药品的细化分类和相应的申报资料要求执行。

**（四）药品注册管理机构**

**1. 国务院药品监督管理部门**　国家药品监督管理局主管全国药品注册管理工作，负责建立药品注册管理工作体系和制度，制定药品注册管理规范，依法组织药品注册审评审批以及相关的监督管理工作。

国家药品监督管理局药品审评中心（简称药品审评中心）负责药物临床试验申请、药品上市许可申请、补充申请和境外生产药品再注册申请等的审评。中国食品药品检定研究院（简称中检院）、国家药典委员会（简称药典委）、国家药品监督管理局食品药品审核查验中心（简称药品核查中心）、国家药品监督管理局药品评价中心（简称药品评价中心）、国家药品监督管理局行政事项受理服务和投诉举报中心、国家药品监督管理局信息中心（简称信息中心）等药品专业技术机构，承担依法实施药品注册管理所需的药品注册检验、通用名称核准、核查、监测与评价、制证送达以及相应的信息化建设与管理等相关工作。

**2. 省级药品监督管理部门**　省、自治区、直辖市药品监督管理部门负责本行政区域内以下药品注册相关管理工作：①境内生产药品再注册申请的受理、审查和审批；②药品上市后变更的备案、报告事项管理；③组织对药物非临床安全性评价研究机构、药物临床试验机构的日常监管及违法行为的查处；④参与国务院药品监督管理部门组织的药品注册核查、检验等工作；⑤国务院药品监督管理部门委托实施的药品注册相关事项；⑥省、自治区、直辖市药品监督管理部门设置或者指定的药品专业技术机构，承担依法实施药品监督管理所需的审评、检验、核查、监测与评价等工作。

### （五）药品注册管理的中心内容和原则

**1. 中心内容**　在我国，除麻醉药品、精神药品等特殊管理药品外，药物的临床前研究一般不需要经过审批即可进行。而在进行以人为受试对象的临床研究前，必须对临床前研究的结果进行严格的综合评价，经审查批准后方可进行。临床研究结束后，在对临床研究结果和前期研究结果、生产现场情况考察结果进行综合评价后，才能确定药品是否可以合法地生产上市。

**2. 原则**　药品注册管理遵循公开、公平、公正原则，以临床价值为导向，鼓励研究和创制新药，积极推动仿制药发展。国务院药品监督管理部门持续推进审评审批制度改革，优化审评审批程序，提高审评审批效率，建立以审评为主导，检验、核查、监测与评价等为支撑的药品注册管理体系。

## 三、药品注册管理制度的发展

### （一）国际药品注册管理概况

**1. 美国药品注册**　美国新药审评是在美国《联邦食品、药品和化妆品法案》（*Federal Food Drug and Cosmetic Act*，FDCA）中规定的，任何新药在上市前一定要证明它是安全、有效的且必须经过审批。FDCA 仅对新药的评审做出了框架性的规定，而现行较为系统、全面的新药审评过程还是由美国食品药品管理局（Food and Drug Administration，FDA）在实践中不断出台的指南性文件来规定的。

美国药品注册分为新药临床研究申请（investigation new drug，IND）和新药上市申请（new drug application，NDA）两个阶段，与我国分为临床前研究与临床研究相当。

（1）**IND 阶段**　当药品申报者认为其已具有足够的数据证明该药是安全时，可向 FDA 提交新药临床研究申请。但美国 IND 与我国新药临床试验批件是有区别的，美国 IND 只是一个建议，通过这个建议，药品申办者获得 FDA 的许可，可开始进行临床试验。

（2）**NDA 阶段**　FDA 将根据 NDA 中的数据决定是否批准药品上市，因此，NDA 在新药评审中尤为重要。药品申报者应提交数以万计的研究数据（药物化学数据、药物生产数据、临床前研究数据、临床研究数据）证明该药在预定用途上是安全、有效的。

NDA 的评审同 IND 的评审有点类似，如一般情况下会在同一个评审组进行评审，评审人员也是相同的。但二者之间明显的区别在于：首先，NDA 的法律意义较 IND 的法律意义更加重要，因为 IND 只在一定的受试者身上使用，而 NDA 所提出的使用建议将涉及无数的患者；其次，NDA 审评更为复杂，需要评审的资料既多又复杂，所以 NDA 的评审非常耗时。

**2. 欧盟药品注册**　欧盟药品管理局（European Medicines Agency，EMA）是根据部长委员会条例（European Economic Community，EEC）No. 2309/93 成立的，负责欧盟药品的技术审查和批准上市工作。

欧盟药品注册分为集中审批程序和分散审批程序两种。

（1）**集中审批程序**（centralized procedure，CP）　该程序是药品在欧盟各国都能获得批准上市的重要注册审批程序之一。负责集中审批的机构是 EMA。集中审批程序是药品迅速在欧盟范围内上市销售的最有效率与迅捷的途径。通过欧盟集中审评程序的药品，可在任何一个成员国的市场自由流通和销售。但如果药品经集中审批程序未获得上市许可，该产品将很难通过其他审批程序获得上市许可。

（2）非集中审批程序　又分为成员国审批程序（independent national procedure，INP）、分权程序（decentralized procedure，DCP）和互认可程序（mutual recognized procedure，MRP）几种。

INP 是指欧盟各成员国各自药品管理机构根据特定成员国药品管理法规和技术要求对药品进行审批的过程，适用于除了必须经过集中审批程序之外的药品。经过 INP 批准或注册的药品将只获得申请国家的上市许可。

DCP 是指尚未在任何一个欧盟国家获得许可且不在集中审批程序范围内的产品，可在至少两个欧盟国家同时为该药品申请上市许可。

MRP 是指药品首先在一个欧盟成员国上市，随后通过相互认可程序在其他国家申请上市许可。

### （二）我国药品注册管理发展概况

**1. 我国药品注册管理立法**　中华人民共和国成立以来，我国药品注册管理模式经历了从分散审批到集中审批的过程，从审评、审批一体化到受理、审评、审批三分离的过程，药品注册管理工作不断科学化、法制化，并先后制定了《药品新产品管理暂时条例》（1965）、《药政管理条例（试行）》（1978）、《新药管理办法（试行）》（1979）等一系列药品注册管理规定、办法。1984 年颁布的《药品管理法》首次以法律的形式确认了药品审批制度。1985 年 7 月，卫生部颁布了《新药审批办法》《新生物制品审批办法》《进口药品管理办法》。

1998 年国家药品监督管理局（SDA）成立并相继修订了《药品管理法》及《新药审批办法》，随后出台了一系列法律法规，集中统一了新药的审批程序，加强了国家对药品注册的监督管理，并逐步与国际接轨。

2001 年 12 月我国正式加入世界贸易组织（WTO）。根据 WTO 协议之一《与贸易有关的知识产权协定》的规定，国家药品监督管理局于 2002 年 10 月发布了《药品注册管理办法（试行）》及其附件，同年 12 月 1 日起开始实施。为了解决该法在实施过程中暴露的一些薄弱环节，国务院药品监督管理部门于 2005 年、2007 年、2020 年先后三次修订《药品注册管理办法》。现行《药品注册管理办法》于 2020 年 3 月 30 日由国家市场监督管理总局修订发布，自 2020 年 7 月 1 日起施行。

**2. 我国药品出口的国际注册途径**　随着我国制药工业的快速发展和面临跨国制药企业带来的国内药品市场的竞争压力日益加大，国内制药企业也有必要通过国际药物注册打入欧美医药市场，以提高自身国际竞争力。

国际药品注册分为两类，一类是新药注册，一类是已上市产品国际再注册。

新药注册是指直接参照目标市场国家的注册要求完成相应研究数据后提交申请，经申请国批准后上市销售。由于国际创新药物研发难度更大、风险更高、投入更大，国内制药企业目前的科研实力和能力尚不适宜全面出击，目前我国企业在 FDA 注册的新药申请只有 10 项左右，且多为中成药。

已上市药品注册分为原料药注册和制剂注册两类。①原料药国际注册。美国药物主文件（drug master file，DMF）是提交给 FDA 的包含有关一种或多种人用药品的生产设备、工艺、制造用物品、流程、包装及存储要求的文件材料。该文件的提交并不是有法律或 FDA 规则强制规定的，而完全基于药品所有人的自愿行为。DMF 是国内制药企业原料药出口美国时必须提交的文件资料。EDMF 是向欧盟出口必须提交的药物主控文件。②制剂国际注册。简化新药申请（abbreviated new drug application，ANDA）是药品申报者为获得 FDA 对仿制药品批准所需要提交的文件材料。负责审评 ANDA 是 FDA 药品评价和研究中心（Center for Drug Evaluation and Research，CDER）下设的仿制药品办公室（Office of Generic Drug，OGD）。仿制药品申请被冠以"简化"是因为一般不要求提交证明安全性和有效性的临床前和临床试验的数据。ANDA 的评审重点是生物等效性审查、化学/微生物审查和标签审查。

我国是原料药生产大国，我国制药企业过去十几年里对原料出口比较熟悉，美国药物主文件（drug

master file，DMF）申请已经成为程序性工作，但制剂出口目前只有几家国内制药企业十几个品种获得FDA批准的制剂国际注册（abbreviated new drug application，ANDA）。

PPT

# 第二节　药品上市注册

## 一、药物临床前研究

### （一）药物临床前研究内容

药物临床前研究主要包括选题立项、药学研究和药理毒理学研究。

**1. 选题立项**　在查阅有关文献资料及充分调研的基础上，根据国家有关政策，研发企业产品结构、研发技术水平及财务状况，产品的市场前景及患者需求等因素综合考虑确定药物研发的方向和选题。

**2. 药学研究**　以注册为目的的药学研究主要包括以下研究内容，即药物的合成工艺、提取方法、理化性质及纯度、剂型选择、处方筛选、制备工艺、检验方法、质量指标、稳定性研究等。中药制剂还包括原料药材的来源、加工及炮制等研究；生物制品还包括菌毒种、细胞株、生物组织等起始原材料来源、质量标准、保存条件、生物学特征、遗传稳定性及免疫学研究等。

**3. 药理毒理学研究**　包括药理学和毒理学研究。

（1）**药理学研究**　一般分为两个阶段，第一阶段是药理作用的筛选，包括应用体内和体外的方法测定药物的药理活性；第二阶段是全面的药理研究，包括主要药效学及药代动力学研究。其中，药效学主要研究药物对机体的作用，包括量－效关系、药物作用时间及作用机制等；药代动力学则主要研究机体对药物的代谢作用，包括药物在体内的吸收、分布、代谢和清除等。

（2）**毒理学研究**　是药物非临床安全性评价的重要环节。毒理学研究包括急性毒性试验、长期毒性试验、致癌试验、生殖毒性试验等。①急性毒性试验，观察一次给药后试验动物产生的毒性反应，并测定其半数致死量（$LD_{50}$）；②长期毒性试验，观察试验动物因重复给药而产生的毒性反应，观察试验动物中毒时首先出现的症状及停药后组织和功能损害、发展和恢复的情况；③致癌试验，考察药物在试验动物体内的潜在致癌作用，从而评价和预测其可能对人体造成的危害，国际上，对于预期长期使用的药物已经要求进行啮齿目动物致癌试验；④生殖毒性试验，包括一般生殖毒性试验、致畸试验和围产期毒性试验等。

### （二）药物临床前研究的要求

（1）药物临床前研究应当执行有关管理规定，药物非临床安全性评价研究应当在经过药物非临床研究质量管理规范认证的机构开展，并遵守药物非临床研究质量管理规范（GLP）。非临床安全性评价研究，是指为评价药物安全性，在实验室条件下用实验系统进行的试验，包括安全药理学试验、单次给药毒性试验、重复给药毒性试验、生殖毒性试验、遗传毒性试验、致癌性试验、局部毒性试验、免疫原性试验、依赖性试验、毒代动力学试验以及与评价药物安全性有关的其他试验。

（2）从事药物研究开发的机构必须具有与试验研究项目相适应的人员、场地、设备、仪器和管理制度，所用试验动物、试剂和原材料应当符合国家有关规定和要求，并应当保证所有试验数据和资料的真实性。

（3）单独申请药物制剂所使用的化学原料药及实施批准文号管理的中药材和中药饮片，必须具有药品批准文号。

（4）申请人委托其他机构进行药物研究或者进行单项试验、检测、样品的试制等，应当与被委托方签订合同，并在申请注册时予以说明。申请人对申报资料中的药物研究数据的真实性负责。

（5）药品注册申报资料中有境外药物研究机构提供的药物试验研究资料的，必须附有境外药物研究机构出具的其所提供资料的项目、页码的情况说明和证明该机构已在境外合法登记并经公证的证明文件，国务院药品监督管理部门根据审查需要组织进行现场核查。

（6）药物研究应当参照国务院药品监督管理部门发布的有关技术指导原则进行，申请人采用其他评价方法和技术，应当提交证明其科学性的资料。

（7）申请人获得药品批准文号后，应当按照国务院药品监督管理部门批准的生产工艺生产，药品监督管理部门根据批准的生产工艺和质量标准对申请人的生产情况进行监督检查。

# 二、药物临床试验

《药物临床试验质量管理规范》（GCP）是临床试验全过程的质量标准，包括方案设计、组织实施、监查、稽查、记录、分析、总结和报告。

## （一）药物临床研究内容

**1. 药物临床试验的概念**　药物临床试验是指以人体（患者或健康受试者）为对象的试验，意在发现或验证某种试验药物的临床医学、药理学以及其他药效学作用、不良反应，或者试验药物的吸收、分布、代谢和排泄，以确定药物的疗效与安全性的系统性试验。

**2. 药物临床试验的分期**　药物临床试验分为Ⅰ期临床试验、Ⅱ期临床试验、Ⅲ期临床试验、Ⅳ期临床试验以及生物等效性试验。根据药物特点和研究目的，研究内容包括临床药理学研究、探索性临床试验、确证性临床试验和上市后研究。新药在批准上市前，申请新药注册应当完成Ⅰ、Ⅱ、Ⅲ期临床试验。特殊情况时，经批准也可仅进行Ⅱ、Ⅲ期或仅进行Ⅲ期临床试验。各期临床试验的目的和主要内容如下：

（1）Ⅰ期临床试验　是初步的临床药理学及人体安全性评价试验。通过观察人体对于新药的耐受程度和药代动力学，为制定给药方案提供依据。病例数要求为20～30例。

（2）Ⅱ期临床试验　是治疗作用初步评价阶段。其目的是初步评价药物对目标适应症患者的治疗作用和安全性，也包括为Ⅲ期临床试验研究设计和给药剂量方案的确定提供依据。此阶段的研究设计可以根据具体的研究目的，采用多种形式，包括随机盲法对照临床试验。病例数要求为100例。

（3）Ⅲ期临床试验　是治疗作用确证阶段。其目的是进一步验证药物对目标适应症患者的治疗作用和安全性，评价利益与风险关系，最终为药物注册申请的审查提供充分的依据。试验一般应为具有足够样本量的随机盲法对照试验。病例数要求为300例。

（4）Ⅳ期临床试验　是新药上市后由申请人进行的应用研究阶段。其目的是考察在广泛使用条件下的药物疗效和不良反应，评价在普通或者特殊人群中使用的利益与风险关系以及改进给药剂量等。病例数不低于2000例。

另外，预防用生物制品的临床试验的最低受试者（病例）数要求是Ⅰ期20例，Ⅱ期300例，Ⅲ期500例。

（5）生物等效性试验　是指用生物利用度的方法，以药代动力学参数为指标，比较同一种药物的相同或者不同剂型的制剂，在相同的试验条件下，其活性成份吸收程度和速度有无统计学差异的人体试验。生物等效性试验病例数为18～24例。

（二）药物临床研究的基本要求

**1. 药物临床试验的申请**　药物临床试验应当经批准，其中生物等效性试验应当备案。药物临床试验应当在批准后3年内实施。药物临床试验申请自获准之日起，3年内未有受试者签署知情同意书的，该药物临床试验许可自行失效。仍需实施药物临床试验的，应当重新申请。

**2. 药物临床试验的受理及审批**　申请人完成支持药物临床试验的药学、药理毒理学等研究后，提出药物临床试验申请的，应当按照申报资料要求提交相关研究资料。经形式审查，申报资料符合要求的，予以受理。药品审评中心应当组织药学、医学和其他技术人员对已受理的药物临床试验申请进行审评。对药物临床试验申请应当自受理之日起60日内决定是否同意开展，并通过药品审评中心网站通知申请人审批结果。

**3. 药物临床试验的开展**　药物临床试验应当在符合相关规定的药物临床试验机构开展，并遵守药物临床试验质量管理规范。开展药物临床试验，应当经伦理委员会审查同意。申请人拟开展生物等效性试验的，应当按照要求在药品审评中心网站完成生物等效性试验备案后，按照备案的方案开展相关研究工作。

**4. 药物临床试验的调整、暂停或终止**　药物临床试验期间，发现存在安全性问题或者其他风险的，申办者应当及时调整临床试验方案、暂停或者终止临床试验，并向药品审评中心报告。

对于药物临床试验期间出现的可疑且非预期严重不良反应和其他潜在的严重安全性风险信息，申办者应当按照相关要求及时向药品审评中心报告。根据安全性风险严重程度，可以要求申办者采取调整药物临床试验方案、知情同意书、研究者手册等加强风险控制的措施，必要时可以要求申办者暂停或者终止药物临床试验。

有下列情形之一的，可以要求申办者调整药物临床试验方案、暂停或者终止药物临床试验：①伦理委员会未履行职责的；②不能有效保证受试者安全的；③申办者未按照要求提交研发期间安全性更新报告的；④申办者未及时处置并报告可疑且非预期严重不良反应的；⑤有证据证明研究药物无效的；⑥临床试验用药品出现质量问题的；⑦药物临床试验过程中弄虚作假的；⑧其他违反药物临床试验质量管理规范的情形。

药物临床试验中出现大范围、非预期的严重不良反应，或者有证据证明临床试验用药品存在严重质量问题时，申办者和药物临床试验机构应当立即停止药物临床试验。药品监督管理部门依职责可以责令调整临床试验方案、暂停或者终止药物临床试验。

药物临床试验被责令暂停后，申办者拟继续开展药物临床试验的，应当在完成整改后提出恢复药物临床试验的补充申请，经审查同意后方可继续开展药物临床试验。药物临床试验暂停时间满三年且未申请并获准恢复药物临床试验的，该药物临床试验许可自行失效。

药物临床试验终止后，拟继续开展药物临床试验的，应当重新提出药物临床试验申请。

（三）受试者权益保障

药物临床试验应当符合《世界医学大会赫尔辛基宣言》原则及相关伦理要求，受试者权益和安全是考虑的首要因素，优先于对科学和社会的获益。伦理审查与知情同意是保障受试者权益的重要措施。

**1. 伦理委员会**　指由医学、药学及其他背景人员组成的委员会，其职责是通过独立地审查、同意、跟踪审查试验方案及相关文件、获得和记录受试者知情同意所用的方法和材料等，确保受试者的权益、安全受到保护。

**2. 知情同意**　指受试者被告知可影响其做出参加临床试验决定的各方面情况后，确认同意自愿参加临床试验的过程。该过程应当以书面的、签署姓名和日期的知情同意书作为文件证明。

# 三、药品上市许可

## （一）药品上市许可申报与审批

**1. 新药上市的申报与审批** 申请人在完成支持药品上市注册的药学、药理毒理学和药物临床试验等研究，确定质量标准，完成商业规模生产工艺验证，并做好接受药品注册核查检验的准备后，提出药品上市许可申请，按照申报资料要求提交相关研究资料。经对申报资料进行形式审查，符合要求的，予以受理。新药程序申报与审批程序包括提出上市申请、受理、缴费、技术审评、注册检验、现场检查和审批决定等。

**2. 仿制药申报与审批** 仿制药、按照药品管理的体外诊断试剂以及其他符合条件的情形，经申请人评估，认为无需或者不能开展药物临床试验，符合豁免药物临床试验条件的，申请人可以直接提出药品上市许可申请。豁免药物临床试验的技术指导原则和有关具体要求，由药品审评中心制定公布。

仿制药注册申请人拟开展生物等效性试验的，应当按照要求在药品审评中心网站完成生物等效性试验备案后，按照备案的方案开展相关研究工作。符合豁免药物临床试验条件的仿制药注册申请，申请人可以直接提出药品上市许可申请。

仿制药应当与参比制剂质量和疗效一致。申请人应当参照相关技术指导原则选择合理的参比制剂。

仿制境内已上市药品所用的化学原料药的，可以申请单独审评审批。

**3. 非处方药上市许可申请** 符合以下情形之一的，可以直接提出非处方药上市许可申请：①境内已有相同活性成份、适应症（或者功能主治）、剂型、规格的非处方药上市的药品；②经国家药品监督管理局确定的非处方药改变剂型或者规格，但不改变适应症（或者功能主治）、给药剂量以及给药途径的药品；③使用国家药品监督管理局确定的非处方药的活性成份组成的新的复方制剂；④其他直接申报非处方药上市许可的情形。

## （二）药品通用名称的核准申请

申报药品拟使用的药品通用名称，未列入国家药品标准或者药品注册标准的，申请人应当在提出药品上市许可申请时同时提出通用名称核准申请。药品上市许可申请受理后，通用名称核准相关资料转国家药典委员会，国家药典委员会核准后反馈药品审评中心。

申报药品拟使用的药品通用名称，已列入国家药品标准或者药品注册标准，药品审评中心在审评过程中认为需要核准药品通用名称的，应当通知国家药典委员会核准通用名称并提供相关资料，国家药典委员会核准后反馈药品审评中心。

# 四、关联审评审批

药品审评中心在审评药品制剂注册申请时，对药品制剂选用的化学原料药、辅料及直接接触药品的包装材料和容器进行关联审评。化学原料药、辅料及直接接触药品的包装材料和容器生产企业应当按照关联审评审批制度要求，在化学原料药、辅料及直接接触药品的包装材料和容器登记平台登记产品信息和研究资料。药品审评中心向社会公示登记号、产品名称、企业名称、生产地址等基本信息，供药品制剂注册申请人选择。

药品制剂申请人提出药品注册申请，可以直接选用已登记的化学原料药、辅料及直接接触药品的包装材料和容器；选用未登记的化学原料药、辅料及直接接触药品的包装材料和容器的，相关研究资料应当随药品制剂注册申请一并申报。仿制境内已上市药品所用的化学原料药的，可以申请单独审评审批。

化学原料药、辅料及直接接触药品的包装材料和容器关联审评通过的或者单独审评审批通过的，药品审评中心在化学原料药、辅料及直接接触药品的包装材料和容器登记平台更新登记状态标识，向社会公示相关信息。

未通过关联审评审批的，化学原料药、辅料及直接接触药品的包装材料和容器产品的登记状态维持不变，相关药品制剂申请不予批准。

# 五、药品注册核查与检验

## （一）药品注册核查

药品注册核查是指为核实申报资料的真实性、一致性以及药品上市商业化生产条件，检查药品研制的合规性、数据可靠性等，对研制现场和生产现场开展的核查活动，以及必要时对药品注册申请所涉及的化学原料药、辅料及直接接触药品的包装材料和容器的生产企业、供应商或者其他受托机构开展的延伸检查活动。

国家药品监督管理局药品审评中心（以下简称"药品审评中心"）根据药物创新程度、药物研究机构既往接受核查情况等，基于风险决定是否开展药品注册研制现场核查。药品审评中心决定启动药品注册研制现场核查的，通知国家药品监督管理局药品核查中心（以下简称"药品检查中心"）在审评期间组织实施核查，同时告知申请人。药品核查中心应当在规定时限内完成现场核查，并将核查情况、核查结论等相关材料反馈药品审评中心进行综合审评。

药品审评中心根据申报注册的品种、工艺、设施、既往接受核查情况等因素，基于风险决定是否启动药品注册生产现场核查。对于创新药、改良型新药以及生物制品等，应当进行药品注册生产现场核查和上市前药品生产质量管理规范检查；对于仿制药等，根据是否已获得相应生产范围药品生产许可证且已有同剂型品种上市等情况，基于风险进行药品注册生产现场核查、上市前药品生产质量管理规范检查。

需要上市前药品生产质量管理规范检查的，由药品核查中心协调相关省、自治区、直辖市药品监督管理部门与药品注册生产现场核查同步实施。上市前药品生产质量管理规范检查的管理要求，按照药品生产监督管理办法的有关规定执行。申请人应当在规定时限内接受核查。

药品审评中心在审评过程中，发现申报资料真实性存疑或者有明确线索举报等，需要现场检查核实的，应当启动有因检查，必要时进行抽样检验。

药品注册申请受理后，药品审评中心应当在受理后 40 日内进行初步审查，需要药品注册生产现场核查的，通知药品核查中心组织核查，提供核查所需的相关材料，同时告知申请人以及申请人或者生产企业所在地省、自治区、直辖市药品监督管理部门。药品核查中心原则上应当在审评时限届满 40 日前完成核查工作，并将核查情况、核查结果等相关材料反馈至药品审评中心。

## （二）药品注册检验

药品注册检验，包括标准复核和样品检验。标准复核，是指对申请人申报药品标准中设定项目的科学性、检验方法的可行性、质控指标的合理性等进行的实验室评估；样品检验，是指按照申请人申报或者药品审评中心核定的药品质量标准对样品进行的实验室检验。与国家药品标准收载的同品种药品使用的检验项目和检验方法一致的，可以不进行标准复核，只进行样品检验。其他情形应当进行标准复核和样品检验。

中国食品药品检定研究院（以下简称"中检院"）或者经国家药品监督管理局指定的药品检验机构承担创新药、改良型新药（中药除外）、生物制品、放射性药品和按照药品管理的体外诊断试剂，以及国家药品监督管理局规定的其他药品的注册检验。境外生产药品的药品注册检验由中检院组织口岸药品检验机构实施。其他药品的注册检验，由申请人或者生产企业所在地省级药品检验机构承担。

申请人完成支持药品上市的药学相关研究，确定质量标准，并完成商业规模生产工艺验证后，可以在药品注册申请受理前向中检院或者省、自治区、直辖市药品监督管理部门提出药品注册检验；申请人未在药品注册申请受理前提出药品注册检验的，在药品注册申请受理后40日内由药品审评中心启动药品注册检验。原则上申请人在药品注册申请受理前只能提出一次药品注册检验，不得同时向多个药品检验机构提出药品注册检验。申请人提交的药品注册检验资料应当与药品注册申报资料的相应内容一致，不得在药品注册检验过程中变更药品检验机构、样品和资料等。

在药品审评、核查过程中，发现申报资料真实性存疑或者有明确线索举报，或者认为有必要进行样品检验的，可抽取样品进行样品检验。审评过程中，药品审评中心可以基于风险提出质量标准单项复核。

## 六、药品批准证明文件

药品注册证书载明药品批准文号、持有人、生产企业等信息；属于非处方药的，注明非处方药类别。经核准的药品生产工艺、质量标准、说明书和标签作为附件一并发给申请人，必要时还应附药品上市后研究要求。上述信息纳入药品品种档案，并根据上市后变更情况及时更新。

药品注册证书载明的药品批准文号的格式如下。①境内生产药品：国药准字H（Z、S）+四位年号+四位顺序号；②中国香港、澳门和台湾地区生产药品：国药准字H（Z、S）C+四位年号+四位顺序号；③境外生产药品：国药准字H（Z、S）J+四位年号+四位顺序号。其中，H代表化学药，Z代表中药，S代表生物制品。药品批准文号，不因上市后的注册事项的变更而改变。中药另有规定的从其规定。

PPT

## ⫸ 第三节　药品加快上市注册

2020年颁布新修订的《药品注册管理办法》，进一步优化药品注册的审评审批工作流程，新增药品加快上市注册制度，支持以临床价值为导向的药物创新。对符合条件的药品注册申请，申请人可以申请适用突破性治疗药物、附条件批准、优先审评审批及特别审批程序。在药品研制和注册过程中，药品监督管理部门及专业技术机构给予必要的技术指导、沟通交流、优先配置资源、缩短审评时限等政策和技术支持。对古代经典名方中药复方制剂的上市申请实施简化注册审批。

>>> **知识链接** •------------------------------------

### 四条"快速通道"助力药品研发上市

《2021年度药品审评报告》显示，突破性治疗药物程序、附条件批准程序、优先审评审批程序、特别审批程序，四条"快速通道"助力药品研发和上市加速。

2021年，一批临床急需药品进入"快速通道"。53件（41个品种）注册申请纳入突破性治疗药物程序，覆盖了新型冠状病毒感染引起的疾病、非小细胞肺癌、卵巢癌等适应症。115件注册申请（69个品种）纳入优先审评审批程序，其中，符合附条件批准的药品41件，符合儿童生理特征的儿童用药品新品种、剂型和规格34件。此外，全年审结81件纳入特别审批程序的注册申请，均为新型冠状病毒疫苗和治疗药物。

# 一、突破性治疗药物程序

## （一）突破性治疗药物程序的申请条件

药物临床试验期间，用于防治严重危及生命或者严重影响生存质量的疾病，且尚无有效防治手段或者与现有治疗手段相比有足够证据表明具有明显临床优势的创新药或者改良型新药等，申请人可以申请适用突破性治疗药物程序。

## （二）突破性治疗药物审评的工作程序

根据《突破性治疗药物审评工作程序（试行）》规定，突破性治疗药物审评的工作程序主要包括申请、审核、公示纳入、临床试验研制指导、终止程序等五个方面。

## （三）突破性治疗药物程序的监管政策

申请适用突破性治疗药物程序的，申请人应当向药品审评中心提出申请。符合条件的，药品审评中心按照程序公示后纳入突破性治疗药物程序。对纳入突破性治疗药物程序的药物临床试验，给予以下政策支持：①申请人可以在药物临床试验的关键阶段向药品审评中心提出沟通交流申请，药品审评中心安排审评人员进行沟通交流；②申请人可以将阶段性研究资料提交药品审评中心，药品审评中心基于已有研究资料，对下一步研究方案提出意见或者建议，并反馈给申请人。

需要注意的是，对纳入突破性治疗药物程序的药物临床试验，申请人发现不再符合纳入条件时，应当及时向药品审评中心提出终止突破性治疗药物程序。药品审评中心发现不再符合纳入条件的，应当及时终止该品种的突破性治疗药物程序，并告知申请人。

# 二、附条件批准程序

## （一）附条件批准程序的申请条件

药物临床试验期间，符合以下情形的药品，可以申请附条件批准：①治疗严重危及生命且尚无有效治疗手段的疾病的药品，药物临床试验已有数据证实疗效并能预测其临床价值的；②公共卫生方面急需的药品，药物临床试验已有数据显示疗效并能预测其临床价值的；③应对重大突发公共卫生事件急需的疫苗或者国家卫生健康委员会认定急需的其他疫苗，经评估获益大于风险的。

申请附条件批准的，申请人应当就附条件批准上市的条件和上市后继续完成的研究工作等与药品审评中心沟通交流，经沟通交流确认后提出药品上市许可申请。经审评，符合附条件批准要求的，在药品注册证书中载明附条件批准药品注册证书的有效期、上市后需要继续完成的研究工作及完成时限等相关事项。

审评过程中，发现纳入附条件批准程序的药品注册申请不能满足附条件批准条件的，药品审评中心应当终止该品种附条件批准程序，并告知申请人按照正常程序研究申报。

## （二）附条件批准的工作程序

根据《药品附条件批准上市申请审评审批工作程序（试行）》规定，附条件批准的工作程序主要包括早期沟通交流申请（Ⅱ类会议）、上市申请前的沟通交流申请（Ⅱ类会议）、提交附条件批准上市申请、审评审批、上市后要求等五个方面。

## （三）附条件批准程序的监管政策

附条件批准的药品，持有人应当在药品上市后采取相应的风险管理措施，并在规定期限内按照要求完成药物临床试验等相关研究，以补充申请方式申报。对批准疫苗注册申请时提出进一步研究要求的，疫苗持有人应当在规定期限内完成研究。对附条件批准的药品，持有人逾期未按照要求完成研究或者不能证明其获益大于风险的，国家药品监督管理局应当依法处理，直至注销药品注册证书。

对治疗严重危及生命且尚无有效治疗手段的疾病以及国务院卫生健康主管部门或者中医药主管部门认定急需的中药，药物临床试验已有数据或者高质量中药人用经验证据显示疗效并能预测其临床价值的，可以附条件批准，并在药品注册证书中载明有关事项。

## 三、优先审评审批程序

### （一）优先审评审批的申请条件

（1）药品上市许可申请时，以下具有明显临床价值的药品，可以申请适用优先审评审批程序：①临床急需的短缺药品、防治重大传染病和罕见病等疾病的创新药和改良型新药；②符合儿童生理特征的儿童用药品新品种、剂型和规格；③疾病预防、控制急需的疫苗和创新疫苗；④纳入突破性治疗药物程序的药品；⑤符合附条件批准的药品；⑥国家药品监督管理局规定其他优先审评审批的情形。

（2）对临床定位清晰且具有明显临床价值的以下情形中药新药等的注册申请实行优先审评审批：①用于重大疾病、新发突发传染病、罕见病防治；②临床急需而市场短缺；③儿童用药；④新发现的药材及其制剂，或者药材新的药用部位及其制剂；⑤药用物质基础清楚，作用机理基本明确。

### （二）优先审评审批的工作程序

根据《药品上市许可优先审评审批工作程序（试行）》规定，优先审评审批的工作程序主要包括申报前沟通交流、申报与提出申请、审核、公示纳入、终止程序、技术审评、核查、检验和通用名称核准、经沟通交流确认补充提交技术资料、综合审评、审批等11个方面。

### （三）优先审评审批的支持政策

申请人在提出药品上市许可申请前，应当与药品审评中心沟通交流，经沟通交流确认后，在提出药品上市许可申请的同时，向药品审评中心提出优先审评审批申请。符合条件的，药品审评中心按照程序公示后纳入优先审评审批程序，并给予以下政策支持：①药品上市许可申请的审评时限为130日；②临床急需的境外已上市境内未上市的罕见病药品，审评时限为70日；③需要核查、检验和核准药品通用名称的，予以优先安排；④经沟通交流确认后，可以补充提交技术资料。

审评过程中，发现纳入优先审评审批程序的药品注册申请不能满足优先审评审批条件的，药品审评中心应当终止该品种优先审评审批程序，按照正常审评程序审评，并告知申请人。

## 四、特别审批程序

在发生突发公共卫生事件威胁时以及突发公共卫生事件发生后，国家药品监督管理局可以依法决定对突发公共卫生事件应急所需防治药品实行特别审批。

对实施特别审批的药品注册申请，国家药品监督管理局按照统一指挥、早期介入、快速高效、科学审批的原则，组织加快并同步开展药品注册受理、审评、核查、检验工作。特别审批的情形、程序、时限、要求等按照药品特别审批程序规定执行。

对纳入特别审批程序的药品，可以根据疾病防控的特定需要，限定其在一定期限和范围内使用。发现其不再符合纳入条件的，应当终止该药品的特别审批程序，并告知申请人。

PPT

## ⬖ 第四节　药品上市后变更和再注册

### 一、药品上市后研究与变更

#### (一) 药品上市后研究

**1. 药品上市后研究的主体**　药品上市许可持有人(简称持有人)制定药品上市后风险管理计划,主动开展药品上市后研究,对药品的安全性、有效性和质量可控性进行进一步确证,从而加强对已上市药品的持续管理。

对附条件批准的药品,持有人应当采取相应风险管理措施,并在规定期限内按照要求完成相关研究,逾期未按照要求完成研究或者不能证明其获益大于风险的,国务院药品监督管理部门应当依法处理直至注销药品注册证书。

**2. 药品上市后研究管理**　药品注册证书及附件要求持有人在药品上市后开展相关研究工作的,持有人应当在规定时限内完成并按照要求提出补充申请、备案或者报告。药品批准上市后,持有人应当持续开展药品安全性和有效性研究,根据有关数据及时备案或者提出修订说明书的补充申请,不断更新完善说明书和标签。药品监督管理部门依职责可以根据药品不良反应监测和药品上市后评价结果等,要求持有人对说明书和标签进行修订。

药品上市许可持有人应当对已上市药品的安全性、有效性和质量可控性定期开展上市后评价。必要时,国务院药品监督管理部门可以责令药品上市许可持有人开展上市后评价或者直接组织开展上市后评价。经评价,对疗效不确切、不良反应大或者因其他原因危害人体健康的药品,应当注销药品注册证书。已被注销药品注册证书的药品,不得生产或者进口、销售和使用。已被注销药品注册证书、超过有效期等的药品,应当由药品监督管理部门监督销毁或者依法采取其他无害化处理等措施。

>>> **知识链接** ----------------------------------------------------------------

#### 药品上市后研究

2021年11月,国家药品监督管理局发布《国家药监局关于注销小儿酚氨咖敏颗粒等8个品种药品注册证书的公告》(2021年第138号),根据《药品管理法》第八十三条等有关规定,国家药品监督管理局组织对小儿酚氨咖敏颗粒、氨非咖片、复方氨基比林茶碱片、氨林酚咖胶囊、氨咖敏片、丁苯羟酸乳膏、小儿复方阿司匹林片、氨非咖敏片等8个品种开展了上市后评价。

经评价,国家药品监督管理局决定自公告发布之日起停止上述8个品种在我国的生产、销售、使用,注销药品注册证书。已上市销售的产品,由药品上市许可持有人负责召回,召回产品由所在地省级药品监督管理部门监督销毁或者依法采取其他无害化处理等措施。

公告将《小儿酚氨咖敏颗粒等8个品种信息表》作为附件发布,以便各相关单位执行上述工作要求。

--------------------------------------------------------------------------------

#### (二) 药品上市后变更

为进一步规范药品上市后变更,国家药品监督管理局根据《药品管理法》《疫苗管理法》和《药品注册管理办法》(国家市场监督管理总局令第27号)、《药品生产监督管理办法》(国家市场监督管理总局令第28号），组织制定了《药品上市后变更管理办法（试行）》，明确指出药品上市后变更的管理要求。

**1. 药品上市后变更的申请** 变更原药品注册批准证明文件及其附件所载明的事项或者内容，申请人应按照规定，参照相关技术指导原则，对药品变更进行充分研究和验证，充分评估变更可能对药品安全性、有效性和质量可控性的影响，按照变更程序提出补充申请、备案或者报告。

**2. 药品上市后变更管理** 药品上市后的变更，按照其对药品安全性、有效性和质量可控性的风险和产生影响的程度，实行分类管理，分为审批类变更、备案类变更和报告类变更等三类。三类变更的适用情形与管理方式见表5-1。

表5-1 药品上市后变更类别管理

| 变更类别 | 变更情形 | 管理方式 |
|---|---|---|
| 审批类变更 | 药品生产过程中的重大变更<br>药品说明书中涉及有效性内容以及增加安全性风险的其他内容的变更<br>持有人转让药品上市许可<br>国家药品监督管理局规定需要审批的其他变更 | 以补充申请方式申报，经批准后实施 |
| 备案类变更 | 药品生产过程中的中等变更<br>药品包装标签内容的变更<br>药品分包装<br>国家药品监督管理局规定需要备案的其他变更 | 报所在地省、自治区、直辖市药品监督管理部门备案 |
| 报告类变更 | 药品生产过程中的微小变更<br>国家药品监督管理局规定需要报告的其他变更 | 在年度报告中报告 |

持有人应当按照相关规定，参照相关技术指导原则，全面评估、验证变更事项对药品安全性、有效性和质量可控性的影响，进行相应的研究工作。

# 二、药品再注册

## （一）药品再注册的申请

持有人应在药品注册证书有效期（5年）内确保上市药品的安全性、有效性和质量可控性，并在有效期届满前6个月申请药品再注册。

## （二）药品再注册管理

持有人应当在药品注册证书有效期届满前6个月申请再注册。境内生产药品再注册申请由持有人向其所在地省、自治区、直辖市药品监督管理部门提出，境外生产药品再注册申请由持有人向药品审评中心提出。

药品再注册申请受理后，省、自治区、直辖市药品监督管理部门或者药品审评中心对持有人开展药品上市后评价和不良反应监测情况，按照药品批准证明文件和药品监督管理部门要求开展相关工作情况，以及药品批准证明文件载明信息变化情况等进行审查。符合规定的，予以再注册，发给药品再注册批准通知书；不符合规定的，不予再注册，并报请国家药品监督管理局注销药品注册证书。

不予再注册的情况：①有效期届满未提出再注册申请的；②药品注册证书有效期内持有人不能履行持续考察药品质量、疗效和不良反应责任的；③未在规定时限内完成药品批准证明文件和药品监督管理部门要求的研究工作且无合理理由的；④经上市后评价，属于疗效不确切、不良反应大或者因其他原因危害人体健康的；⑤法律、行政法规规定的其他不予再注册情形。

PPT

## ◇ 第五节 药品注册监督管理与法律责任

### 一、药品注册监督管理

国家药品监督管理局负责对药品审评中心等相关专业技术机构及省、自治区、直辖市药品监督管理部门承担药品注册管理相关工作的监督管理、考核评价与指导。

药品监督管理部门应当依照法律、法规的规定对药品研制活动进行监督检查，必要时可以对为药品研制提供产品或者服务的单位和个人进行延伸检查，有关单位和个人应当予以配合，不得拒绝和隐瞒。

国家药品监督管理局信息中心负责建立药品品种档案，对药品实行编码管理，汇集药品注册申报、临床试验期间安全性相关报告、审评、核查、检验、审批以及药品上市后变更的审批、备案、报告等信息，并持续更新。药品品种档案和编码管理的相关制度，由信息中心制定公布。

省、自治区、直辖市药品监督管理部门应当组织对辖区内药物非临床安全性评价研究机构、药物临床试验机构等遵守药物非临床研究质量管理规范、药物临床试验质量管理规范等情况进行日常监督检查，监督其持续符合法定要求。国家药品监督管理局根据需要进行药物非临床安全性评价研究机构、药物临床试验机构等研究机构的监督检查。

国家药品监督管理局建立药品安全信用管理制度，药品核查中心负责建立药物非临床安全性评价研究机构、药物临床试验机构药品安全信用档案，记录许可颁发、日常监督检查结果、违法行为查处等情况，依法向社会公布并及时更新。药品监督管理部门对有不良信用记录的，增加监督检查频次，并可以按照国家规定实施联合惩戒。药物非临床安全性评价研究机构、药物临床试验机构药品安全信用档案的相关制度，由国家药品监督管理局药品核查中心制定公布。

国家药品监督管理局依法向社会公布药品注册审批事项清单及法律依据、审批要求和办理时限，向申请人公开药品注册进度，向社会公开批准上市药品的审评结论和依据以及监督检查发现的违法违规行为，接受社会监督。批准上市药品的说明书应当向社会公开并及时更新。其中，疫苗还应当公开标签内容并及时更新。

未经申请人同意，药品监督管理部门、专业技术机构及其工作人员、参与专家评审等的人员不得披露申请人提交的商业秘密、未披露信息或者保密商务信息，法律另有规定或者涉及国家安全、重大社会公共利益的除外。

具有下列情形之一的，由国家药品监督管理局注销药品注册证书，并予以公布：①持有人自行提出注销药品注册证书的；②按照规定不予再注册的；③持有人药品注册证书、药品生产许可证等行政许可被依法吊销或者撤销的；④疗效不确切、不良反应大或者因其他原因危害人体健康的；⑤经上市后评价，预防接种异常反应严重或者其他原因危害人体健康的；⑥经上市后评价发现疫苗品种的产品设计、生产工艺、安全性、有效性或者质量可控性明显劣于预防、控制同种疾病的其他疫苗品种的；⑦违反法律、行政法规规定，未按照药品批准证明文件要求或者药品监督管理部门要求在规定时限内完成相应研究工作且无合理理由的；⑧其他依法应当注销药品注册证书的情形。

### 二、违反药品注册管理规定的法律责任

根据《药品管理法》《疫苗管理法》《药品注册管理办法》，违反药品注册管理相关规定，应承担相应法律责任。具体情况见表 5 - 2。

表 5 - 2　违反药品注册管理规定的情形及其法律责任

| 违法情形 | 法律责任 |
| --- | --- |
| 在药品注册过程中，提供虚假的证明、数据、资料、样品或者采取其他手段骗取临床试验许可或者药品注册等许可的 | 1. 撤销相关许可，十年内不受理其相应申请，并处五十万元以上五百万元以下的罚款<br>2. 情节严重的，对法定代表人、主要负责人、直接负责的主管人员和其他责任人员，处二万元以上二十万元以下的罚款，十年内禁止从事药品生产经营活动，并可以由公安机关处五日以上十五日以下的拘留 |
| 申请疫苗临床试验、注册提供虚假数据、资料、样品或者有其他欺骗行为 | 1. 没收违法所得<br>2. 情节严重的，吊销药品相关批准证明文件<br>3. 对法定代表人、主要负责人、直接负责的主管人员和关键岗位人员以及其他责任人员，没收违法行为发生期间自本单位所获收入，并处所获收入百分之五十以上十倍以下的罚款，十年内直至终身禁止从事药品生产经营活动，由公安机关处五日以上十五日以下拘留 |
| 在药品注册过程中，药物非临床安全性评价研究机构、药物临床试验机构等，未按照规定遵守药物非临床研究质量管理规范、药物临床试验质量管理规范等的 | 1. 责令限期改正，给予警告<br>2. 逾期不改正的，处十万元以上五十万元以下的罚款<br>3. 情节严重的，处五十万元以上二百万元以下的罚款，责令停产停业整顿直至吊销药品批准证明文件，药物非临床安全性评价研究机构、药物临床试验机构等五年内不得开展药物非临床安全性评价研究、药物临床试验<br>4. 对法定代表人、主要负责人、直接负责的主管人员和其他责任人员，没收违法行为发生期间自本单位所获收入，并处所获收入百分之十以上百分之五十以下的罚款，十年直至终身禁止从事药品生产经营等活动 |
| 未经批准开展药物临床试验的；开展生物等效性试验未备案的 | 1. 没收违法生产、销售的药品和违法所得，责令停产停业整顿，并处五十万元以上五百万元以下的罚款<br>2. 责令限期改正，给予警告；逾期不改正的，处十万元以上五十万元以下的罚款 |
| 药物临床试验期间，发现存在安全性问题或者其他风险，临床试验申办者未及时调整临床试验方案、暂停或者终止临床试验，或者未向国家药品监督管理局报告的 | 责令限期改正，给予警告；逾期不改正的，处十万元以上五十万元以下的罚款 |
| 开展药物临床试验前未按规定在药物临床试验登记与信息公示平台进行登记；未按规定提交研发期间安全性更新报告；药物临床试验结束后未登记临床试验结果等信息 | 责令限期改正；逾期不改正的，处一万元以上三万元以下罚款 |
| 药品检验机构在承担药品注册所需要的检验工作时，出具虚假检验报告的 | 1. 责令改正，给予警告，对单位并处二十万元以上一百万元以下的罚款<br>2. 对直接负责的主管人员和其他直接责任人员依法给予降级、撤职、开除处分，没收违法所得，并处五万元以下的罚款<br>3. 情节严重的，撤销其检验资格 |
| 对不符合条件而批准进行药物临床试验、不符合条件的药品颁发药品注册证书的 | 应当撤销相关许可，对直接负责的主管人员和其他直接责任人员依法给予处分 |

　　药品监督管理部门及其工作人员在药品注册管理过程中有违法违规行为的，按照相关法律法规处理。

### 执业药师考点

1. 药品研制过程与质量管理规范。
2. 药品注册管理制度。
3. 药品上市注册。
4. 仿制药注册要求与一致性评价。
5. 药品上市后研究和再注册。
6. 药品上市许可持有人的基本要求及其权利和义务。

答案解析

## 目标检测

**一、A 型题（最佳选择题）**

1. 根据《药品注册管理办法》，下列药品批准文号格式符合规定的是（ ）。

　　A. 国卫药注字 J20200008　　　　　B. 国药准字 S20223005

　　C. 国食药准字 Z20213026　　　　　D. 国食药监字 H20210085

2. 境内申请人仿制的，与中国境外上市但境内未上市原研药品的质量和疗效一致的药品属于（ ）。

　　A. 仿制药　　　B. 进口药品　　　C. 创新药　　　D. 改良型新药

**二、B 型题（配伍选择题）**

[3~5 题共用备选答案]

　　A. Ⅰ期临床试验　　　　　　B. Ⅱ期临床试验

　　C. Ⅲ期临床试验　　　　　　D. Ⅳ期临床试验

3. 初步的临床药理学及人体安全性评价属于（ ）。

4. 新药上市后的应用研究阶段属于（ ）。

5. 药物治疗作用初步评价阶段属于（ ）。

**三、C 型题（综合分析选择题）**

[6~7 题共用题干]

某科研团队研制了一种中药创新药，该团队所在的科研机构拟根据药品注册管理的有关要求开展相关研究，提交药品上市申请，成为该药品的上市许可持有人。

6. 关于该药品研制及注册申请的说法，正确的是（ ）。

　　A. 对于该科研机构提交的药物临床试验申请，药品审评技术部门应当自受理之日起九十日内决定是否同意开展，逾期未通知审批结果的，视为同意

　　B. 该药物研制期间，科研团队应当于药物临床试验获准后每满一年后的三个月内提交药物安全性更新报告

　　C. 完成药物临床试验后，科研团队应当向所在地省级药品监督管理部门提出药品上市注册申请

　　D. 如该创新药的适应症为罕见病，则该科研机构可以在提出上市许可申请的同时，提出优先审评审批申请

7. 若该科研机构成为该药品的上市许可持有人，关于其权利义务的说法，正确的是（ ）。

　　A. 药品上市后，出于环保等因素考虑，该科研机构可以委托他人生产已经通过关联审评审批的原料药

　　B. 该科研机构可以委托药品生产企业销售其委托生产的该药品

　　C. 该科研机构应当建立年度报告制度，每年将药品生产销售、上市后研究、风险管理等情况向国务院药品监督管理部门报告

　　D. 未经国务院药品监督管理部门批准，该科研机构不得转让药品上市许可

**四、X 型题（多项选择题）**

8. 下列药品上市许可申请，可以申请适用优先审评审批程序的有（ ）。

　　A. 符合附条件批准的药品

B. 符合儿童生理特征的儿童用药品新品种

C. 疾病预防、控制急需的疫苗和创新疫苗

D. 纳入突破性治疗药物程序的药品

四、综合问答题

9. 药品注册的概念是什么？

10. 请简述Ⅰ期、Ⅱ期、Ⅲ期、Ⅳ期临床试验的概念和目的。

---

书网融合……

思政导航　　　　　本章小结　　　　　题库

（喻小勇　常　星　郑冰清）

# 第六章 药品生产监督管理

学习目标

知识目标

**1. 掌握** 开办药品生产企业的条件，药品生产许可证管理，药品生产监督检查的内容与频次，我国 GMP 的特点和基本要求。

**2. 熟悉** 药品生产的相关概念，药品委托生产的管理，GMP 的概念。

**3. 了解** 药品生产企业的分类，药品生产质量风险管理的内容与方法，GMP 的主要内容。

**能力目标** 通过本章学习，能够培养学生精益求精的能力素养，使学生具备处理药品生产相关事务的能力。

## 第一节 概　述

PPT

药品生产是药品安全监管的主要环节，药品生产监督管理是药品监督管理的重要组成部分。药品生产企业必须按照国务院药品监督管理部门制定的《药品生产质量管理规范》组织生产，必须对其生产的药品进行质量检验。

### 一、药品生产相关概念

**（一）药品生产**

药品生产是将药物原料加工制备成能供临床使用的各种剂型药品的过程，是对原材料进行适宜加工或对原材料赋予相应剂型，使之成为方便临床应用或患者使用的过程。

**1. 药品生产的分类** 按照不同的分类方法，药品生产可以分为原料药生产、制剂生产、中药饮片生产、中成药生产等。

（1）化学原料药的生产 即从无机化合物或有机化合物中获得原料药品的生产，包括无机元素和无机化合物的加工制造，从天然产物中提取有机化合物，利用化学合成法制备等。

（2）生物制品的生产 即利用生物技术从生物材料中获得能够临床使用的生物制品，包括利用微生物、细胞、器官、发酵工程、基因工程等方法制备。

（3）药物制剂生产 即把原料药物加工成为适于临床使用的适宜剂型的过程，不同的原料药物适用不同的药物剂型，临床给药途径也是药物制剂考虑的因素，其生产过程主要是对原料赋予适宜的剂型。

（4）中药饮片生产 即按照中医理论、临床经验和中药理论，将中药材加工炮制成为临床适宜处方配伍的片、段、块等过程。

（5）中成药生产 即将中药材或中药饮片加工成适宜剂型的过程，除传统中药剂型，现代药物剂型新技术在中成药生产中也得到了充分的应用。

**2. 药品生产的特点**

（1）严格的生产准入 任何从事药品生产的企业必须受到国务院药品监督管理部门严格监督，根据药品管理的法律要求，从事药品生产必须具有符合《药品生产质量管理规范》要求的生产场地、设施、设备和管理制度，并实行药品生产许可证管理制度。

（2）严格的净化生产要求 净化生产技术就是通过工程技术或化学方法控制生产环境的卫生，防止环境或人为因素对药品产生污染，同时通过控制生产过程来减少或消除有害原辅材料、催化剂、溶剂、副产物对环境造成的污染。

（3）严格的生产质量要求 药品生产质量要求严格，任何可能带来质量风险的环节均需严格控制，同时药品生产的新产品、新工艺、新技术不断涌现，使现代制药工业的生产复杂化。药品质量监督要求对药品质量实施最严格的监管，其中药品生产过程就是最重要的一环。

**（二）药品生产管理**

药品生产管理是针对药品生产过程和体系的管理活动，包括生产组织、生产计划、产品标准、劳动定员、经济测算等内容，涉及人员、原材料、生产工艺、生产环境、劳动保护等方面。药品固有的质量特性"安全性、有效性、稳定性、均一性"，只有通过药品生产管理才能得到充分的满足，其商品属性也才能得以实现。药品生产企业必须按照国务院药品监督管理部门制定的《药品生产质量管理规范》组织生产，必须对生产的药品进行质量检验，符合国家标准的要求，才能放行。

**（三）药品生产质量管理**

药品生产质量管理是以确保药品质量所必需的全部职能和活动作为对象进行的管理活动。企业必须建立质量管理和质量检验机构，对产品质量负责，对药品生产中的质量管理方面所出现的问题能够作出正确的判断和处理。药品生产质量管理包括产品质量管理和工作质量管理。

生产质量管理包括与产品、过程或体系质量有关的活动，通常认为，药品生产质量管理应该包括生产过程的组织、生产计划、生产控制、系统控制等几个方面。药品生产质量管理最终应形成质量标准、工艺规程、操作规程、批生产记录、批检验记录、物料平衡、销售记录等一系列管理报告。

## 二、药品生产企业

药品生产企业是指依法取得药品生产许可，应用现代科学技术，从事药品生产活动，实行自主经营，独立核算，自负盈亏，具有法人资格的基本经济组织。按照《药品管理法》规定，开办药品生产企业，须经企业所在地省、自治区、直辖市人民政府药品监督管理部门批准并发给药品生产许可证，无药品生产许可证，不得从事药品生产。

依据不同的标准，可以将药品生产企业划分为不同的类别。药品生产企业按照经济性质，可以分为国有企业、股份制企业、中外合资企业、外资企业等；按照生产范围分类管理，可以分为制剂生产企业、原料药生产企业、生物制品生产企业、体外诊断试剂生产企业、特殊管理药品生产企业、药用辅料生产企业；按照产品分类，可分为化学药生产企业、中药饮片生产企业、中药制剂生产企业、生物制品生产企业等。

## 三、制药工业的现状与发展趋势

数据显示，全球医药市场规模从 2017 年的 1.2 万亿美元增长至 2021 年的 1.4 万亿美元，预计到 2026 年将达到 1.8 万亿美元，全球医药市场保持稳定增长。国外制药工业的发展并不均衡，占据大部分制药市场的主要是美国、日本等发达国家，仅有少数的跨国公司在世界制药工业市场发展中占据主导地位。随着全球经济发展、人口总量的增长和社会老龄化程度的提高，药品需求呈上升趋势，全球医药行业的市场规模将保持稳定增长。

得益于我国工业经济强大的韧性和持续优化的政策环境，虽在多重压力下，我国医药工业经济仍然呈现出新动能增势良好和结构持续优化等特点。我国积极主动地融入贸易全球化、产业链全球化体系中，医药工业产业链逐步完善，技术水平也得到根本性提高，但仍然存在一些问题，主要体现在我国制药企业数量较多，但行业集中度较低，具有核心竞争力的企业数量较少。2019 年，我国制药企业数量达到 7382 家，是美国的 1.5 ~ 2.0 倍、英国的 10 倍以上、日本的 4 ~ 5 倍。但我国药品生产企业产品同质化严重，有的药品有上百个生产批件，重复建设导致产能过剩、过度竞争和资源浪费。解决上述问题也是我国近年来进行制药工业结构转型的重要方向。

为此，2021 年 12 月 22 日，工业和信息化部、国家发展和改革委员会、科学技术部、商务部、国家卫生健康委员会、应急管理部、国家医疗保障局、国家药品监督管理局和国家中医药管理局等九部门联合印发《"十四五"医药工业发展规划》，"十四五"期间，我国医药工业发展环境和发展条件面临深刻变化，将进入加快创新驱动发展、推动产业链现代化、更高水平融入全球产业体系的高质量发展新阶段。到 2025 年，主要经济指标实现中高速增长，前沿领域创新成果突出，创新驱动力增强，产业链现代化水平明显提高，药械供应保障体系进一步健全，国际化全面向高端迈进。在创新方面，明确要加快产品创新和产业化技术突破，包括强化关键核心技术攻关，大力推动创新产品研发，提高产业化技术水平；推动创新药和高端医疗器械产业化与应用，加快新产品产业化进程；健全医药创新支撑体系，加强产学研医技术协作，提高专业化的研发服务能力。

## ◈ 第二节　药品生产的准入与监管

药品生产监督管理是指国务院药品监督管理部门依法对药品生产条件和生产过程进行审查、许可、监督检查等管理活动。2020 年 1 月，国家市场监督管理总局颁布《药品生产监督管理办法》，对药品生产企业的生产许可、生产管理及监督检查进行规范管理。

### 一、药品生产企业准入管理

药品生产实行药品生产许可制度。从事药品生产活动，应当经所在地省、自治区、直辖市药品监督管理部门批准，依法取得药品生产许可证，严格遵守药品生产质量管理规范，确保生产过程持续符合法定要求。

**（一）开办药品生产企业的申请与审批**

**1. 药品生产企业开办条件**　从事药品生产，应当符合以下条件：

（1）有依法经过资格认定的药学技术人员、工程技术人员及相应的技术工人，法定代表人、企业负责人、生产管理负责人（以下称生产负责人）、质量管理负责人（以下称质量负责人）、质量受权人及其他相关人员符合《药品管理法》《疫苗管理法》规定的条件。

（2）有与药品生产相适应的厂房、设施、设备和卫生环境。

（3）有能对所生产药品进行质量管理和质量检验的机构、人员。

（4）有能对所生产药品进行质量管理和质量检验的必要的仪器设备。

（5）有保证药品质量的规章制度，并符合药品生产质量管理规范要求。

从事疫苗生产活动的，还应当具备下列条件：

（1）具备适度规模和足够的产能储备。

（2）具有保证生物安全的制度和设施、设备。

（3）符合疾病预防、控制需要。

**2. 开办药品生产企业的审批** 从事制剂、原料药、中药饮片生产活动，申请人应当按照《药品生产监督管理办法》和国务院药品监督管理部门规定的申报资料要求，向所在地省、自治区、直辖市药品监督管理部门提出申请。委托他人生产制剂的药品上市许可持有人，应当具备《药品生产监督管理办法》第六条第一款第一项、第三项、第五项规定的条件，并与符合条件的药品生产企业签订委托协议和质量协议，将相关协议和实际生产场地申请资料合并提交至药品上市许可持有人所在地省、自治区、直辖市药品监督管理部门，按照《药品生产监督管理办法》规定申请办理药品生产许可证。

省级药品监督管理部门受理或者不予受理药品生产许可证申请的，应当出具加盖本部门专用印章和注明日期的受理通知书或者不予受理通知书，自受理之日起30日内作出决定。经审查符合规定的，予以批准，并自书面批准决定作出之日起10日内颁发药品生产许可证；不符合规定的，作出不予批准的书面决定，并说明理由。

药品生产企业设立申请与审批流程见图6-1。

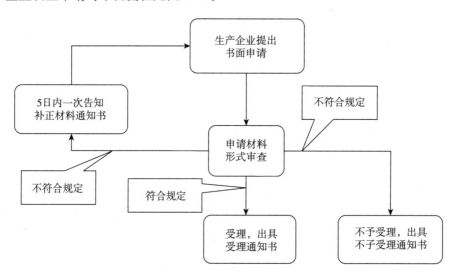

图 6-1 药品生产企业设立申请流程

### （二）药品生产许可证管理

药品生产许可证有效期为5年，分为正本和副本。药品生产许可证电子证书与纸质证书具有同等法律效力。

**1. 药品生产许可证的内容** 药品生产许可证应当载明许可证编号、分类码、企业名称、统一社会信用代码、住所（经营场所）、法定代表人、企业负责人、生产负责人、质量负责人、质量受权人、生产地址和生产范围、发证机关、发证日期、有效期限等项目。企业名称、统一社会信用代码、住所（经营场所）、法定代表人等项目应当与市场监督管理部门核发的营业执照中载明的相关内容一致。见图6-2。

**2. 药品生产许可证编号和分类码** 许可证编号格式为"省份简称+四位年号+四位顺序"，如"编号：京20110001"或"编号：粤20120011"等。企业变更名称等许可证项目，原许可证编号不变；企业分立，在保留原许可证编号同时增加新的编号；企业合并，原许可证编号保留一个。

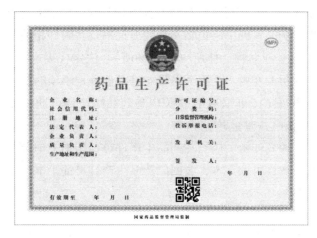

图 6-2 药品生产许可证正本式样

分类码是对许可证内生产范围进行统计归类的英文字母串。大写字母用于归类药品上市许可持有人和产品类型，小写字母用于区分制剂属性。分类的字母含义见表 6-1。

表 6-1 药品生产许可证分类码字母代码释义

| 项目 | 代码含义 | 代码字母 |
|---|---|---|
| 药品上市许可持有人和产品类型 | 自行生产的药品上市许可持有人 | A |
| | 委托生产的药品上市许可持有人 | B |
| | 接受委托的药品生产企业 | C |
| | 原料药生产企业 | D |
| 区分制剂属性 | 化学药 | h |
| | 中成药 | z |
| | 生物制品 | s |
| | 按药品管理的体外诊断试剂 | d |
| | 中药饮片 | y |
| | 医用气体 | q |
| | 特殊药品 | t |
| | 其他 | x |

**3. 药品生产许可证变更** 分为许可事项变更和登记事项变更。

（1）许可事项变更 是指生产地址和生产范围的变更。变更药品生产许可证许可事项的，向原发证机关提出药品生产许可证变更申请，未经批准，不得擅自变更许可事项。

原发证机关应当自收到企业变更申请之日起 15 日内作出是否准予变更的决定。不予变更的，应当书面说明理由，并告知申请人享有依法申请行政复议或者提起行政诉讼的权利。

变更生产地址或者生产范围，药品生产企业应当按照《药品生产监督管理办法》的规定及相关变更技术要求，提交涉及变更内容的有关材料，并报经所在地省、自治区、直辖市药品监督管理部门审查决定。

原址或者异地新建、改建、扩建车间或者生产线的，应当符合相关规定和技术要求，提交涉及变更内容的有关材料，并报经所在地省、自治区、直辖市药品监督管理部门进行药品生产质量管理规范符合性检查，检查结果应当通知企业。检查结果符合规定，产品符合放行要求的可以上市销售。有关变更情况，应当在药品生产许可证副本中载明。

上述变更事项涉及药品注册证书及其附件载明内容的，由省、自治区、直辖市药品监督管理部门批准后，报国家药品监督管理局药品审评中心更新药品注册证书及其附件相关内容。

（2）登记事项变更 是指企业名称、住所（经营场所）、法定代表人、企业负责人、生产负责人、质量负责人、质量受权人等项目的变更。变更药品生产许可证登记事项的，应当在市场监督管理部门核准变更或者企业完成变更后 30 日内，向原发证机关申请药品生产许可证变更登记。原发证机关应当自收到企业变更申请之日起 10 日内办理变更手续。

药品生产许可证变更后，原发证机关应当在药品生产许可证副本上记录变更的内容和时间，并按照变更后的内容重新核发药品生产许可证正本，收回原药品生产许可证正本，变更后的药品生产许可证终止期限不变。

**4. 药品生产许可证换发、注销和遗失**

（1）药品生产许可证换发 药品生产许可证有效期届满，需要继续生产药品的，应当在有效期届满前六个月，向原发证机关申请重新发放药品生产许可证。

原发证机关结合企业遵守药品管理法律法规、药品生产质量管理规范和质量体系运行情况，根据风险管理原则进行审查，在药品生产许可证有效期届满前作出是否准予其重新发证的决定。符合规定的，准予重新发证的，收回原证，重新发证；不符合规定的，作出不予重新发证的书面决定，并说明理由，同时告知申请人享有依法申请行政复议或者提起行政诉讼的权利；逾期未作出决定的，视为同意重新发证，并予补办相应手续。

（2）药品生产许可证注销 有下列情形之一的，药品生产许可证由原发证机关注销，并予以公告：①主动申请注销药品生产许可证的；②药品生产许可证有效期届满未重新发证的；③营业执照依法被吊销或者注销的；④药品生产许可证依法被吊销或者撤销的。⑤法律、法规规定应当注销行政许可的其他情形。

（3）药品生产许可证遗失 药品上市许可持有人、药品生产企业应当向原发证机关申请补发，原发证机关按照原核准事项在 10 日内补发药品生产许可证。许可证编号、有效期等与原许可证一致。

# 二、药品委托生产的管理

《药品管理法》规定，药品上市许可持有人可以自行生产药品，也可以委托药品生产企业生产。2020 年 9 月，国家药品监督管理局发布《药品委托生产质量协议指南（2020 年版）》，对药品委托生产进行规范。

（一）**药品委托生产要求**

药品上市许可持有人委托生产的，应当委托符合条件的药品生产企业。药品上市许可持有人和受托生产企业应当签订委托协议和质量协议，并严格履行协议约定的义务。国务院药品监督管理部门制定药品委托生产质量协议指南，指导、监督药品上市许可持有人和受托生产企业履行药品质量保证义务。

质量协议应当详细规定持有人和受托方的各项质量责任，并规定持有人依法对药品生产全过程药品的安全性、有效性、质量可控性负责。持有人依法对药品研制、生产、经营、使用全过程中药品的安全性、有效性、质量可控性负责，不得通过质量协议将法定只能由持有人履行的义务和责任委托给受托方承担。

持有人与受托方至少需要签订委托协议和质量协议。委托协议是持有人委托受托方进行药品生产的商业性协议，明确双方各自的权利和义务。质量协议是药品委托与受托生产关系所涉及各方主体之间有关如何在 GMP 合规情况下生产药品的全面约定，重点在于满足法律法规规章等合规要求和监管机构的监管要求，必须能保证双方有效履行药品质量保证义务。质量协议不是商业性协议，通常不包括一般的商业条件，如保密性、定价和成本、交货条款、有限责任或者损坏赔偿等。

### （二）委托他人生产的上市持有人应具备条件

（1）药品生产应具备人员规定的条件。

（2）有能对所生产药品进行质量管理和质量检验的机构、人员。

（3）有保证药品质量的规章制度，并符合药品生产质量管理规范的要求。

### （三）不得委托生产的品种类别

血液制品、麻醉药品、精神药品、医疗用毒性药品、药品类易制毒化学品不得委托生产；但是，国务院药品监督管理部门另有规定的除外。

### （四）委托生产药品的销售

药品上市许可持有人可以自行销售其取得药品注册证书的药品，也可以委托药品经营企业销售。药品上市许可持有人从事药品零售活动的，应当取得药品经营许可证。

药品上市许可持有人委托储存、运输药品的，应当对受托方的质量保证能力和风险管理能力进行评估，与其签订委托协议，约定药品质量责任、操作规程等内容，并对受托方进行监督。

## 三、药品生产质量风险管理

《药品生产质量管理规范》规定了"质量受权人制度""变更控制""纠偏处理"和"质量风险管理"等内容，强调药品生产质量的风险管理。药品质量风险管理贯穿于药品的整个生命周期，包括药品研究过程中的疗效（适应症）风险控制、药品安全性风险控制、生产过程风险控制和流通过程风险控制，都与药品安全有效息息相关。

### （一）药品生产质量风险管理的概念

药品生产质量风险管理是指与药物警戒相关的活动和干预措施，包括用于识别、描述、预防与药品相关的风险，并对干预措施的有效性进行评价。

确认药品生产过程中的风险，首先应该明确药品的特征，根据特征分析影响这些特征的关键因素，进而确定风险的大小，根据风险的大小确定企业管理资源的投入和控制的方法。

### （二）药品生产风险管理流程

药品生产风险管理从启动风险管理开始，主要分为风险评估、风险控制、风险回顾三个阶段。详见图 6 - 3。

### （三）药品生产质量风险管理的内容

**1. 风险评估**　药品生产质量风险评估通常包括风险识别、风险分析等步骤。企业成立专门的药品生产质量风险管理小组，通过对产品历史数据、关键工艺、专家观点和客户事件的分析，对风险步骤的严重性、发生概率和检测概率进行汇总分析，结合企业内部可以承受的水平，确定每一个风险步骤的风险水平，进而确定其风险等级。例如，最终灭菌制剂的灭菌工序，影响灭菌前生物负荷量和影响灭菌过程控制的因素就是需要进行识别的风险控制步骤。

**2. 风险控制**　药品生产质量风险控制检查包括，风险评估可接受水平的不断完善；以期进一步降低药品生产质量风险对识别出的生产质量风险；在现有水平下降低或消除现有水平下确保产品质量风险降低或消除的经济成本权衡。

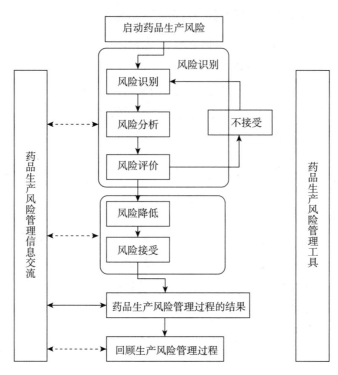

**图 6 - 3　药品生产质量风险管理流程**

**3. 风险回顾**　药品生产企业应建立风险回顾制度，对产品各项指标控制情况进行回顾分析，总结偏差特点和趋势，建立风险降低的改进计划。在法律法规及技术要求发生变更、工艺和关键设备设施发生变更以及企业的管理层、客户提出对质量管理更高的要求时，需对生产管理进行风险再评价。

（三）药品生产质量风险管理方法

**1. 危害分析和关键控制点**　为确保产品质量、可靠性和安全性，通过对药品生产过程中危害源进行分析并为过程的每一步骤确定预防性措施、确定关键控制点、设立关键控制限度、建立关键控制点的监控体系来进行药品风险管理。这是一种预防性的、前瞻性的方法。

**2. 失败模式与影响分析**　通过建立失败模式，找出可以消除、减少或控制潜在失败的因素，从而有效地降低风险，是一种对工艺的失败模式及其对结果和产品性能的可能产生潜在影响的评估。这是药品 GMP 中最常用的方法。

**3. 过失树分析**　通过对产品或工艺的功能性缺陷进行假设的分析，建立一个途径以便找到错误的根源，用于调查投诉或偏差产生原因分析，确保有针对性地从根本上解决问题，并保证不产生其他新的问题。

# 四、药品生产监督检查

（一）监督检查部门

省、自治区、直辖市药品监督管理部门负责对本行政区域内药品上市许可持有人以及制剂、化学原料药、中药饮片生产企业的监督管理。省、自治区、直辖市药品监督管理部门应当对原料、辅料、直接接触药品的包装材料和容器等供应商、生产企业开展日常监督检查，必要时开展延伸检查。

药品监督管理部门应当建立健全职业化、专业化检查员制度，明确检查员的资格标准、检查职责、分级管理、能力培训、行为规范、绩效评价和退出程序等规定，提升检查员的专业素质和工作水平。检查员应当熟悉药品法律法规，具备药品专业知识。

药品监督管理部门应当根据监管事权、药品产业规模及检查任务等，配备充足的检查员队伍，保障检查工作需要。有疫苗等高风险药品生产企业的地区，还应当配备相应数量的具有疫苗等高风险药品检查技能和经验的药品检查员。

**（二）上市前的药品生产质量管理规范符合性检查**

省、自治区、直辖市药品监督管理部门根据监管需要，对持有药品生产许可证的药品上市许可申请人及其受托生产企业，按以下要求进行上市前的药品生产质量管理规范符合性检查。

（1）未通过与生产该药品的生产条件相适应的药品生产质量管理规范符合性检查的品种，应当进行上市前的药品生产质量管理规范符合性检查。其中，拟生产药品需要进行药品注册现场核查的，国家药品监督管理局药品审评中心通知核查中心，告知相关省、自治区、直辖市药品监督管理部门和申请人。核查中心协调相关省、自治区、直辖市药品监督管理部门，同步开展药品注册现场核查和上市前的药品生产质量管理规范符合性检查。

（2）拟生产药品不需要进行药品注册现场核查的，国家药品监督管理局药品审评中心告知生产场地所在地省、自治区、直辖市药品监督管理部门和申请人，相关省、自治区、直辖市药品监督管理部门自行开展上市前的药品生产质量管理规范符合性检查。

（3）已通过与生产该药品的生产条件相适应的药品生产质量管理规范符合性检查的品种，相关省、自治区、直辖市药品监督管理部门根据风险管理原则决定是否开展上市前的药品生产质量管理规范符合性检查。

开展上市前的药品生产质量管理规范符合性检查的，在检查结束后，应当将检查情况、检查结果等形成书面报告，作为对药品上市监管的重要依据。上市前的药品生产质量管理规范符合性检查涉及药品生产许可证事项变更的，由原发证的省、自治区、直辖市药品监督管理部门依变更程序作出决定。

通过相应上市前的药品生产质量管理规范符合性检查的商业规模批次，在取得药品注册证书后，符合产品放行要求的可以上市销售。药品上市许可持有人应当重点加强上述批次药品的生产销售、风险管理等措施。

**（三）药品生产监督检查的内容与频次**

（1）药品生产监督检查包括许可检查、常规检查、有因检查和其他检查，主要内容包括：①药品上市许可持有人、药品生产企业执行有关法律、法规及实施药品生产质量管理规范、药物警戒质量管理规范以及有关技术规范等情况；②药品生产活动是否与药品品种档案载明的相关内容一致；③疫苗储存、运输管理规范执行情况；④药品委托生产质量协议及委托协议；⑤风险管理计划实施情况；⑥变更管理情况。

（2）省、自治区、直辖市药品监督管理部门应当根据药品品种、剂型、管制类别等特点，结合国家药品安全总体情况、药品安全风险警示信息、重大药品安全事件及其调查处理信息等，以及既往检查、检验、不良反应监测、投诉举报等情况确定检查频次：①对麻醉药品、第一类精神药品、药品类易制毒化学品生产企业每季度检查不少于1次；②对疫苗、血液制品、放射性药品、医疗用毒性药品、无菌药品等高风险药品生产企业，每年不少于1次药品生产质量管理规范符合性检查；③对上述产品之外的药品生产企业，每年抽取一定比例开展监督检查，但应当在3年内对本行政区域内企业全部进行检查；④对原料、辅料、直接接触药品的包装材料和容器等供应商、生产企业每年抽取一定比例开展监督检查，5年内对本行政区域内企业全部进行检查。

省、自治区、直辖市药品监督管理部门可以结合本行政区域内药品生产监管工作实际情况，调整检查频次。

### （四）药品生产监督检查书面材料及检查结果

**1. 监督检查时** 药品上市许可持有人和药品生产企业应当根据检查需要说明情况、提供有关材料：①药品生产场地管理文件以及变更材料；②药品生产企业接受监督检查及整改落实情况；③药品质量不合格的处理情况；④药物警戒机构、人员、制度制定情况以及疑似药品不良反应监测、识别、评估、控制情况；⑤实施附条件批准的品种，开展上市后研究的材料；⑥需要审查的其他必要材料。

**2. 监督检查完成后** 现场检查结束后，应当对现场检查情况进行分析汇总，并客观、公平、公正地对检查中发现的缺陷进行风险评定并作出现场检查结论。派出单位负责对现场检查结论进行综合研判。

国务院药品监督管理部门和省、自治区、直辖市药品监督管理部门通过监督检查发现药品生产管理或者疫苗储存、运输管理存在缺陷，有证据证明可能存在安全隐患的，应当依法采取相应措施：①基本符合药品生产质量管理规范要求，需要整改的，应当发出告诫信并依据风险相应采取告诫、约谈、限期整改等措施；②药品存在质量问题或者其他安全隐患的，药品监督管理部门根据监督检查情况，应当发出告诫信，并依据风险相应采取暂停生产、销售、使用、进口等控制措施。

药品存在质量问题或者其他安全隐患的，药品上市许可持有人应当依法召回药品而未召回的，省、自治区、直辖市药品监督管理部门应当责令其召回。风险消除后，采取控制措施的药品监督管理部门应当解除控制措施。

**案例6-1**

#### 铁岭某氧气厂从事药品生产活动未遵守药品生产质量管理规范案

2022 年 3 月，辽宁省药品监督管理局在日常监督检查中发现，铁岭某氧气厂存在严重违反《药品生产质量管理规范》的行为。经查，该公司质量管理体系不健全，存在未按照规程生产、检查、检验、复核等行为，且企业负责人、生产管理负责人、质量受权人未能履行相应管理职责。该公司上述行为违反了《药品管理法》第四十三条第一款、《药品生产监督管理办法》第六十九条第六项规定。2022 年 8 月，辽宁省药品监督管理局依据《药品管理法》第一百二十六条以及《辽宁省药监局行政处罚裁量权适用规定》第四条、第六条和第九条规定，对该公司处以责令停产停业整顿，罚款 10 万元的行政处罚，并对该公司法定代表人、生产管理负责人和质量受权人分别处以没收违法行为发生期间自本单位所获收入、罚款的行政处罚。

氧气是人体进行新陈代谢的关键物质，医用氧在临床上主要用于缺氧的患者吸氧，尤其是在急救状态下，高纯氧可以用来挽救患者生命。我国对医用氧的生产管理、质量控制、贮存、放行有严格要求。本案中，企业关键人员未能履行相应管理职责，企业未遵守《药品生产质量管理规范》组织生产，产品质量难以保证，对公众用药安全有效带来潜在隐患。

**思考讨论** 日常监督检查对《药品生产质量管理规范》强制执行的意义。

## 五、法律责任

### （一）药品上市许可持有人和药品生产企业的法律责任

（1）有下列情形之一的，按照《药品管理法》第一百一十五条给予处罚：①药品上市许可持有人和药品生产企业变更生产地址、生产范围应当经批准而未经批准的；②药品生产许可证超过有效期限仍进行生产的。

（2）药品上市许可持有人和药品生产企业未按照药品生产质量管理规范的要求生产，有下列情形之一，属于《药品管理法》第一百二十六条规定的情节严重情形的，依法予以处罚：①未配备专门质量负责人独立负责药品质量管理、监督质量管理规范执行；②药品上市许可持有人未配备专门质量受权人履行药品上市放行责任；③药品生产企业未配备专门质量受权人履行药品出厂放行责任；④质量管理体系不能正常运行，药品生产过程控制、质量控制的记录和数据不真实；⑤对已识别的风险未及时采取有效的风险控制措施，无法保证产品质量；⑥其他严重违反药品生产质量管理规范的情形。

（3）辅料、直接接触药品的包装材料和容器的生产企业及供应商未遵守国家药品监督管理局制定的质量管理规范等相关要求，不能确保质量保证体系持续合规的，由所在地省、自治区、直辖市药品监督管理部门按照《药品管理法》第一百二十六条的规定给予处罚。

（4）药品上市许可持有人和药品生产企业有下列情形之一的，由所在地省、自治区、直辖市药品监督管理部门处1万元以上3万元以下的罚款：①企业名称、住所（经营场所）、法定代表人未按规定办理登记事项变更；②未按照规定每年对直接接触药品的工作人员进行健康检查并建立健康档案；③未按照规定对列入国家实施停产报告的短缺药品清单的药品进行停产报告。

（二）药品监督管理部门的法律责任

药品监督管理部门有下列行为之一的，对直接负责的主管人员和其他直接责任人员按照《药品管理法》第一百四十九条的规定给予处罚：①瞒报、谎报、缓报、漏报药品安全事件；②对发现的药品安全违法行为未及时查处；③未及时发现药品安全系统性风险，或者未及时消除监督管理区域内药品安全隐患，造成严重影响；④其他不履行药品监督管理职责，造成严重不良影响或者重大损失。

# ⊳ 第三节　药品生产质量管理规范

PPT

## 一、药品生产质量管理规范的概念和发展历史

### （一）药品生产质量管理规范的概念

"药品生产质量管理规范"，简称GMP，是英文名Good Manufacturing Practice的缩写，是指在药品生产过程中，用科学、合理、规范化的条件和方法来保证生产符合预期标准的优良药品的一整套系统的、科学的管理规范，是药品生产和质量管理的基本准则。药品生产质量管理规范是在药品生产全过程实施质量管理，是药品进入国际医药市场的准入证，适用于药品制剂生产的全过程和原料药生产中影响成品质量的关键工序。

GMP在各国范围内实施并具有法律意义。虽然各国GMP的具体内容有所不同，但总的目标和要求是基本一致的。GMP三大目标是，将人为差错控制在最低的限度，防止对药品的污染，保证高质量产品的质量管理体系；其总的要求是，所有医药工业生产的药品，在投产前，对其生产过程必须有明确规定；所有必要设备必须经过校验；所有人员必须经过适当培训；厂房建筑及装备应合乎规定；使用合格原料；采用经过批准的生产方法；还必须具有合乎条件的仓储及运输设施；对整个生产过程和质量监督检查过程应具备完善的管理操作系统，并严格付诸执行。

### （二）GMP的产生和发展

GMP是为促进药品质量管理水平的不断提高，减少药品不良反应和药害事件的发生，将药品质量控制变"事后检验"为"过程控制"而形成发展起来的。为促进药品质量管理水平的不断提高，20世纪50年代末，针对世界范围内的多起药害事件，美国最早开始了在药品生产过程中如何有效地控制和保证药品质量的研究。60年代欧洲发生"反应停"事件，在17个国家造成12000多例畸形婴儿，美国

由于严格的审查制度，避免了此次灾难。但此事件却进一步引起了美国药品管理局的警觉，加速了GMP的诞生。

1963年美国率先制定了GMP，并由美国国会作为法令正式颁布，要求本国药品生产企业按GMP的规定对药品的生产过程进行规范控制，达不到要求严禁出厂销售。继美国颁布实施GMP后，一些发达国家和地区纷纷仿照美国先后制定和颁布了本国和本地区的GMP。到1980年，国际上颁布了本国GMP的国家就已达63个。现在国际上大多数政府、制药企业及专家一致认为GMP是制药企业进行质量管理的优良的、必备的制度，其作为质量管理体系的一部分，是药品生产管理和质量控制的基本要求。截至2023年，已有包括很多发展中国家在内的100多个国家和地区制定、实施了GMP，而且GMP的有关条款与规定也在不断修改和完善。

### （三）GMP在我国的发展

我国在20世纪80年代初提出在制药企业推行GMP。1982年中国医药工业公司参照先进国家的GMP制定了《药品生产管理规范（试行稿）》，并开始在一些制药企业中实施试行。

1984年，中国医药工业公司又对1982年的《药品生产管理规范（试行稿）》进行修改，改为《药品生产管理规范（修订稿）》，经国家医药管理局审查后，正式颁布在全国推行。1988年，根据《药品管理法》，卫生部颁布《药品生产质量管理规范》（1988年版），作为正式法规执行。1992年，卫生部又修订为《药品生产质量管理规范》（1992年修订）。1995年，全国各地陆续开始GMP认证工作。1998年，国家药品监督管理局总结实施GMP的情况，对1992年修订的GMP又进一步修订，于1999年6月颁布了《药品生产质量管理规范》（1998年修订），并于1999年8月1日起实施。

为了进一步强化药品生产企业的质量意识，建立药品质量管理体系，2011年1月卫生部令发布《药品生产质量管理规范》（2010年修订），自2011年3月1日起施行，配套的"2010版GMP附录"于2011年2月发布。2017年3月，国家食品药品监督管理总局发布"生化药品附录"，自2017年9月起施行。

2019年11月，国家药品监督管理局发布《关于贯彻实施<中华人民共和国药品管理法>有关事项的公告》，明确提出自2019年12月1日起，取消药品GMP、GSP认证，不再受理GMP、GSP认证申请，不再发放药品GMP、GSP证书，改为GMP符合性检查。取消GMP和GSP认证，并不是放松对药品企业的生产质量管理，而是意味着更多、更严格和更科学的监管。

>>> **知识链接** •------------------------------------------------------------

### GMP的分类

按适用范围可将GMP分为以下三类：

（1）适用于多个国家或地区的GMP，如WHO的GMP、欧洲联盟制定的GMP、东南亚国家联盟的GMP等。

（2）国家权力机构制定的、适用于某个国家的GMP，如我国NMPA（国家药品监督管理局）、美国FDA（食品药品监督管理局）、英国卫生和社会保险部、日本厚生省等制定的GMP。

（3）工业组织制定的、仅适用于行业或组织内部的GMP，如美国制药工业联合会、中国医药工业公司、瑞典工业协会等制定的GMP。

GMP的适用范围不同，其有关条款和规定的严格程度也就不同，适用范围越小其各项条款和规定的严格程度越高。

按性质可将GMP分为以下两类：

（1）作为法律规定、具有法律效应的GMP，如美国、日本等国家制定的GMP。

（2）作为建议性的规定、不具有法律效应的 GMP，如我国医药工业公司于 1982 年制定的 GMP。

随着对 GMP 重要作用的认识不断加深，世界上已有越来越多的国家将 GMP 法制化，赋予其法律效力。

## 二、我国《药品生产质量管理规范》的主要特点和基本要求

依法实施《药品生产质量管理规范》是强化国家对药品生产监督管理的措施之一，也是促进我国药品生产企业建立与国际标准接轨的质量管理体系、保证上市药品质量和走向国际市场的关键因素，更是我国制药产业健康发展的技术保证。

（一）主要特点

GMP 是药品生产过程质量管理实践中总结、抽象、升华出来的规范化条款，它的目的是指导药品生产企业克服不良生产导致劣质药品产生，保证生产合格药品，其特点如下：

**1. 原则性**　GMP 仅指明了要求的目标，而没有列出如何达到这些目标的解决办法。达到要求的方法和目的是多样的，因此各药品生产企业应根据本企业实际，采取合适方法保证贯彻实施 GMP。

**2. 时效性**　GMP 中的条款只能根据本地区的现有水平制定，对目前可行的、有实际意义的方面做出规定。伴随着科技进步，GMP 条款均需定期或不定期修订。

**3. 强制性**　GMP 是保证药品质量的最低标准，药品生产企业违反 GMP 进行药品生产和质量管理的，应承担相应的法律责任。所有的药品生产企业，均应遵守 GMP 以最大限度地降低药品生产过程中污染、交叉污染以及混淆、差错等风险，确保持续稳定地生产出符合预定用途和注册要求的药品。

（二）基本要求

GMP 要求企业建立全面的质量保证系统和质量风险管理体系；明确了委托生产和委托检验的要求内容；强调了质量受权人、质量风险管理、产品质量回顾分析、持续稳定性考察计划、供应商的审计和批准等内容，要求每一个企业都有一个质量受权人，对企业最终产品放行负责。GMP 更加注重科学性，强调指导性和可操作性，达到了与 WHO 药品 GMP 的一致性。

## 三、我国《药品生产质量管理规范》的主要内容

我国现行《药品生产质量管理规范》于 2011 年 3 月施行，适用于所有药品的生产，分为总则、质量管理、机构与人员、厂房与设施、设备、物料与产品、确认与验证、文件管理、生产管理、质量控制与质量保证、委托生产与委托检验、产品发运与召回、自检及附则共计 14 章，313 条。可以概括为硬件（厂房、设施、设备）、软件（组织结构、规章制度、工艺规程、操作规程、卫生标准、质量标准、各种记录等）和人员等三部分。

（一）总体要求

药品生产管理和质量控制的基本要求，旨在最大限度地降低药品生产过程中污染、交叉污染以及混淆、差错等风险，确保持续稳定地生产出符合预定用途和注册要求的药品。企业应当建立药品质量管理体系，该体系应当涵盖影响药品质量的所有因素，包括确保药品质量符合预定用途的有组织、有计划的全部活动。

企业应当建立符合药品质量管理要求的质量目标，将药品注册的有关安全、有效和质量可控的所有要求，系统地贯彻到药品生产、控制及产品放行、贮存、发运的全过程中，确保所生产的药品符合预定

用途和注册要求。

**1. 质量保证** 企业必须建立质量保证系统，同时建立完整的文件体系，以保证系统有效运行。药品生产质量管理的质量保证的基本要求：

（1）制定生产工艺，系统地回顾并证明其可持续稳定地生产出符合要求的产品。

（2）生产工艺及其重大变更均经过验证。

（3）配备所需的资源，至少包括：①具有适当的资质并经培训合格的人员；②足够的厂房和空间；③适用的设备和维修保障；④正确的原辅料、包装材料和标签；⑤经批准的工艺规程和操作规程；⑥适当的贮运条件。

（4）应当使用准确、易懂的语言制定操作规程。

（5）操作人员经过培训，能够按照操作规程正确操作。

（6）生产全过程应当有记录，偏差均经过调查并记录。

（7）批记录和发运记录应当能够追溯批产品的完整历史，并妥善保存、便于查阅。

（8）降低药品发运过程中的质量风险。

（9）建立药品召回系统，确保能够召回任何一批已发运销售的产品。

（10）调查导致药品投诉和质量缺陷的原因，并采取措施，防止类似质量缺陷再次发生。

**2. 质量控制** 包括相应的组织机构、文件系统以及取样、检验等，确保物料或产品在放行前完成必要的检验，确认其质量符合要求。质量控制的基本要求：

（1）应当配备适当的设施、设备、仪器和经过培训的人员，有效、可靠地完成所有质量控制的相关活动。

（2）应当有批准的操作规程，用于原辅料、包装材料、中间产品、待包装产品和成品的取样、检查、检验以及产品的稳定性考察，必要时进行环境监测，以确保符合本规范的要求。

（3）由经授权的人员按照规定的方法对原辅料、包装材料、中间产品、待包装产品和成品取样。

（4）检验方法应当经过验证或确认。

（5）取样、检查、检验应当有记录，偏差应当经过调查并记录。

（6）物料、中间产品、待包装产品和成品必须按照质量标准进行检查和检验，并有记录。

（7）物料和最终包装的成品应当有足够的留样，以备必要的检查或检验；除最终包装容器过大的成品外，成品的留样包装应当与最终包装相同。

**3. 质量风险管理** 是在整个产品生命周期中采用前瞻或回顾的方式，对质量风险进行评估、控制、沟通、审核的系统过程。应当根据科学知识及经验对质量风险进行评估，以保证产品质量。质量风险管理过程所采用的方法、措施、形式及形成的文件应当与存在风险的级别相适应。

**（二）机构、人员、厂房和设备**

**1. 组织机构** 企业应建立与药品生产相适应的管理机构，并应当设立独立的质量管理部门，履行质量保证和质量控制的职责。质量管理部门可以分别设立质量保证部门和质量控制部门。质量管理部门应当参与所有与质量有关的活动，负责审核所有与 GMP 有关的文件。

**2. 人员要求** 企业应当配备足够数量并具有适当资质（含学历、培训和实践经验）的管理和操作人员，应当明确规定每个部门和每个岗位的职责。

（1）关键人员 至少应当包括企业负责人、生产管理负责人、质量管理负责人和质量受权人。关键人员必须为全职人员，其中，质量管理负责人和生产管理负责人不得互相兼任，质量管理负责人和质量受权人可以互相兼任。关键人员资质和主要职责见表 6-2。

表6-2　关键人员资质及主要职责

| 类别 | 资质要求 | | 主要职责 |
|---|---|---|---|
| | 相同要求 | 不同要求 | |
| 企业负责人 | — | | 企业负责人是药品质量的主要责任人，全面负责企业日常管理，应提供必要的资源，合理计划、组织和协调，保证质量管理部门独立履行其职责 |
| 生产管理负责人 | 至少具有药学或相关专业本科学历或中级专业技术职称或执业药师资格 | 至少3年从事药品生产和质量管理的实践经验，其中至少有1年的药品生产管理经验，接受过与所生产产品相关的专业知识培训 | 1. 确保严格执行生产操作规程；确保药品按照批准的工艺规程生产、贮存，以保证药品质量<br>2. 确保批生产（包装）记录经指定人员审核并送交质量管理部门<br>3. 确保厂房和设备良好的运行状态；完成验证工作<br>4. 确保生产人员经过上岗前培训和继续培训 |
| 质量管理负责人 | | 至少5年从事药品生产和质量管理的实践经验，其中至少有1年的药品生产管理经验，接受过与所生产产品相关的专业知识培训 | 1. 确保原辅料、包装材料、中间产品、待包装产品和成品符合经注册批准的要求和质量标准<br>2. 确保在产品放行前完成对批记录的审核和所有必要的检验<br>3. 批准质量标准、取样方法、检验方法、其他质量管理操作规程与质量有关的变更<br>4. 确保所有重大偏差和检验结果超标已经过调查并及时处理<br>5. 批准并监督委托检验<br>6. 监督厂房和设备的维护，以保证其良好的运行状态；确保完成各种必要的确认或验证工作，审核和批准确认或验证方案和报告<br>7. 确保完成自检；物料供应商评估；质量投诉的处理<br>8. 确保完成产品的持续稳定性考察计划、产品质量回顾分析<br>9. 确保质量控制和质量保证人员都已经过上岗前培训和继续培训 |
| 质量受权人 | | 至少5年从事药品生产和质量管理的实践经验，从事过药品生产过程控制和质量检验工作。应当具有必要的专业理论知识，并经过与产品放行有关培训 | 1. 参与企业质量体系建立、内部自检、外部质量审计、验证以及药品不良反应报告、产品召回等质量管理活动<br>2. 承担产品放行的职责，确保每批已放行产品的生产、检验均符合相关法规、药品注册要求和质量标准<br>3. 在产品放行前，质量受权人必须按要求出具产品放行审核记录，并纳入记录 |

（2）人员卫生　人员是药品生产中最大的污染源和污染最主要的传播媒介，企业应加强人员卫生管理和监督，最大限度地降低人员对药品生产造成污染的风险。主要包括：①企业应当建立人员卫生操作规程，内容包括与健康、卫生习惯及人员着装相关的内容。所有人员都应当接受卫生要求的培训，确保人员卫生操作规程的执行。②企业应当对人员健康进行管理，并建立健康档案。直接接触药品的生产人员上岗前应当接受健康检查，以后每年至少进行一次健康检查。避免体表有伤口、患有传染病或其他可能污染药品疾病的人员从事直接接触药品的生产。③参观人员和未经培训的人员不得进入生产区和质量控制区，特殊情况确需进入的，应当事先对个人卫生、更衣等事项进行指导。④任何进入生产区的人员均应当按照规定更衣。工作服的选材、式样及穿戴方式应当与所从事的工作和空气洁净度级别要求相适应。进入洁净生产区的人员不得化妆和佩戴饰物。生产区、仓储区应当禁止吸烟和饮食，禁止存放食品、饮料、香烟和个人用药品等非生产用物品。操作人员应当避免裸手直接接触药品、与药品直接接触的包装材料和设备表面。

**3. 厂房设施及设备**　厂房与设施被称为硬件，GMP硬件建设是一个专业技术要求高、牵涉面广的系统工程。涉及厂址的选择、厂区的工艺布局、洁净室以及设备的选择等多方面的内容，是药品生产企业建立质量管理体系、进行药品生产质量管理的基础。

（1）厂房 厂房的选址、设计、布局、建造、改造和维护必须符合药品生产要求，应当能够最大限度地避免污染、交叉污染、混淆和差错，便于清洁、操作和维护。厂区和厂房内的人流、物流走向应当合理；应当按照详细的书面操作规程对厂房进行清洁或必要的消毒；厂房、设施的设计和安装应当能够有效防止昆虫或其他动物进入。厂房应当有适当的照明、温度、湿度和通风，厂房照明的一般要求为300lx，温湿度设定要根据生产工艺等因素的具体要求而确定，一般温度控制在 18~26℃，相对湿度一般控制在 45%~65%，但是对于一些特殊产品，如引湿性极强的产品，则要特别设定生产厂房内的湿度标准。生产特殊性质药品如高致敏性药品（如青霉素类）或生物制品（如卡介苗或其他用活性微生物制备而成的药品），必须采用专用和独立的厂房、生产设施和设备。

（2）生产区 为降低污染和交叉污染的风险，厂房、生产设施和设备应当根据所生产药品的特性、工艺流程及相应洁净度级别要求合理设计、布局和使用，并应综合考虑药品的特性、工艺和预定用途等因素，确定厂房、生产设施和设备多产品共用的可行性，并有相应评估报告。洁净区与非洁净区之间、不同级别洁净区之间的压差应当不低于10Pa。必要时，相同洁净度级别的不同功能区域（操作间）之间也应当保持适当的压差梯度。

（3）仓储区 仓储区应当有足够的空间，确保有序存放待验、合格、不合格、退货或召回的原辅料、包装材料、中间产品、待包装产品和成品等各类物料和产品。仓储区应当能够满足物料或产品的贮存条件（如温湿度、避光）和安全贮存的要求，并进行检查和监控。高活性的物料或产品以及印刷包装材料应当贮存于安全的区域。接收、发放和发运区域应当能够保护物料、产品免受外界天气（如雨、雪）的影响。通常应当设有质量保证部专用的物料取样区，取样区的空气洁净度级别应当与生产要求一致。

（4）质量控制区 质量控制实验室通常应当与生产区分开。生物检定、微生物和放射性同位素的实验室还应当彼此分开。实验室的设计应当确保其适用于预定的用途，并能够避免混淆和交叉污染，应当有足够的区域用于样品处置、留样和稳定性考察样品的存放以及记录的保存。必要时，应当设置专门的仪器室，使灵敏度高的仪器免受静电、震动、潮湿或其他外界因素的干扰，处理生物样品或放射性样品等特殊物品的实验室应当符合国家的有关要求。实验动物房应当与其他区域严格分开，其设计、建造应当符合国家有关规定，并设有独立的空气处理设施以及动物的专用通道。

（5）设备 设备的设计、选型、安装、改造和维护必须符合预定用途，应当尽可能降低产生污染、交叉污染、混淆和差错的风险，便于操作、清洁、维护，以及必要时进行的消毒或灭菌。生产设备不得对药品质量产生任何不利影响。制药用水应当适合其用途，并符合《中国药典》的质量标准及相关要求。制药用水至少应当采用饮用水。纯化水、注射用水储罐和输送管道所用材料应当无毒、耐腐蚀；储罐的通气口应当安装不脱落纤维的疏水性除菌滤器；管道的设计和安装应当避免死角、盲管。纯化水、注射用水的制备、贮存和分配应当能够防止微生物的滋生。纯化水可采用循环，注射用水可采用70℃以上保温循环。应当对制药用水及原水的水质进行定期监测，并有相应的记录。

**4. 洁净区级别的划分** 洁净区为需要对环境中尘粒及微生物数量进行控制的房间（区域），其建筑结构、装备及其使用应当能够减少该区域内污染物的引入、产生和滞留。

（1）洁净区级别 洁净区分为 4 个级别。

A 级，也称高风险操作区，如灌装区、放置胶塞桶和与无菌制剂直接接触的敞口包装容器的区域及无菌装配或连接操作的区域，应当用单向流操作台（罩）维持该区的环境状态。单向流系统在其工作区域必须均匀送风，风速为 0.36~0.54m/s（指导值），并应当有数据证明单向流的状态并经过验证。

在密闭的隔离操作器或手套箱内，可使用较低的风速。

B级，指无菌配制和灌装等高风险操作A级洁净区所处的背景区域。

C级和D级，指无菌药品生产过程中重要程度较低操作步骤的洁净区。

洁净区各洁净级别对空气悬浮粒子和微生物的标准对尘粒和微生物的最大允许数见表6-3和表6-4。

表6-3　洁净区各级别空气悬浮粒子标准

| 洁净度级别 | 粒子最大允许数/立方米 | | | |
| --- | --- | --- | --- | --- |
| | 静态 | | 动态 | |
| | ≥0.5μm | ≥5.0μm | ≥0.5μm | ≥5.0μm |
| A级 | 3520 | 20 | 3520 | 20 |
| B级 | 3520 | 29 | 352000 | 2900 |
| C级 | 352000 | 2900 | 3520000 | 29000 |
| D级 | 3520000 | 29000 | 不作规定 | 不作规定 |

注：静态是指所有生产设备均已安装就绪，但未运行且没有操作人员在场的状态；动态是指生产设备按照预定的工艺模式运行并有规定数量的操作人员在现场操作的状态。

表6-4　洁净区各级别空气微生物监测动态标准

| 洁净度级别 | 浮游菌 cfu/m³ | 沉降菌（φ90mm） cfu/4h | 表面微生物 | |
| --- | --- | --- | --- | --- |
| | | | 接触（φ55mm） cfu/碟 | 5指手套 cfu/手套 |
| A级 | <1 | <1 | <1 | <1 |
| B级 | 10 | 5 | 5 | 5 |
| C级 | 100 | 50 | 25 | — |
| D级 | 200 | 100 | 50 | — |

（2）各类药品生产环境空气洁净度级别的要求　GMP对各类药品生产工序环境的空气洁净度级别的要求是不同的。

无菌药品生产环境分为最终灭菌药品、非最终灭菌药品和其他无菌药品。最终灭菌产品生产操作示例见表6-5，非最终灭菌产品生产操作示例见表6-6。

表6-5　最终灭菌产品生产操作示例

| 洁净度级别 | 生产操作示例 |
| --- | --- |
| C级背景下的局部A级 | 1. 产品灌装（或灌封） |
| C级 | 1. 高污染风险产品的配制和过滤<br>2. 眼用制剂、无菌软膏剂、无菌混悬剂等的配制、灌装（或灌封）<br>3. 直接接触药品的包装材料和器具最终清洗后的处理 |
| D级 | 1. 轧盖<br>2. 灌装前物料的准备<br>3. 产品<br>4. 直接接触药品的包装材料和器具的最终清洗 |

口服液体制剂、口服固体制剂、腔道用药、表皮外用药品等非无菌制剂生产的暴露工序区域及其直接接触药品的包装材料最终处理的暴露工序区域的空气洁净度级别，应符合D级洁净区的要求。

表6-6 非最终灭菌产品的无菌生产操作示例

| 洁净度级别 | 生产操作示例 |
| --- | --- |
| B 级背景下的 A 级 | 1. 处于未完全密封状态下产品的操作和转运，如产品灌装（或灌封）、分装、压塞、轧盖等<br>2. 灌装前无法除菌过滤的药液或产品的配制<br>3. 直接接触药品的包装材料、器具灭菌后的装配以及处于未完全密封状态下的转运和存放<br>4. 无菌原料药的粉碎、过筛、混合、分装 |
| B 级 | 1. 处于未完全密封状态下的产品置于完全密封容器内的转运<br>2. 直接接触药品的包装材料、器具灭菌后处于密闭容器内的转运和存放 |
| C 级 | 1. 灌装前可除菌过滤的药液或产品的配制<br>2. 产品的过滤 |
| D 级 | 直接接触药品的包装材料、器具的最终清洗、装配或包装、灭菌 |

注：轧盖前产品视为处于未完全密封状态；根据已压塞产品的密封性、轧盖设备的设计、铝盖的特性等因素，轧盖操作可选择在 C 级或 D 级背景下的 B 级送风环境中进行。A 级送风环境应当至少符合 A 级区的静态要求。

（3）洁净室（区）的环境要求　应当根据药品品种、生产操作要求及外部环境状况等配置空调净化系统，使生产区有效通风，并有温度、湿度控制和空气净化过滤，保证药品的生产环境符合要求；洁净区的内表面（墙壁、地面、天棚）应当平整光滑、无裂缝、接口严密、无颗粒物脱落，避免积尘，便于有效清洁，必要时应当进行消毒。

产尘操作间（如干燥物料或产品的取样、称量、混合、包装等操作间）应当保持相对负压或采取专门的措施，防止粉尘扩散、避免交叉污染并便于清洁。制剂的原辅料称量通常应当在专门设计的称量室内进行。用于药品包装的厂房或区域应有隔离措施。

（三）物料与产品

物料和产品的处理应当按照操作规程或工艺规程执行，并有记录。原辅料、与药品直接接触的包装材料和印刷包装材料的接收应当有操作规程，所有到货物料均应当检查，以确保与订单一致，并确认供应商已经质量管理部门批准。

物料的外包装应当有标签，并注明规定的信息。药品的标签、使用说明书必须与药品监督管理部门批准的内容、式样、文字相一致，应有专人保管，按品种、规格设有专柜或专库存放，并计数发放，残损或剩余标签由专人负责计数销毁，且标签的发放、使用和销毁应有记录。

（四）确认与验证

确认是证明厂房、设施、设备能正确运行并可达到预期结果的一系列活动；验证是证明任何操作规程（或方法）、生产工艺或系统能够达到预期结果的一系列活动。

企业的厂房、设施、设备和检验仪器应当经过确认，应当采用经过验证的生产工艺、操作规程和检验方法进行生产、操作和检验，并保持持续的验证状态。工艺验证应当证明一个生产工艺按照规定的工艺参数能够持续生产出符合预定用途和注册要求的产品。采用新的生产处方或生产工艺前，应当验证其常规生产的适用性。

当影响产品质量的主要因素，如原辅料、与药品直接接触的包装材料、生产设备、生产环境（或厂房）、生产工艺、检验方法等发生变更时，应当进行确认或验证。必要时，还应当经药品监督管理部门批准。清洁方法应当经过验证，证实其清洁的效果，以有效防止污染和交叉污染。确认或验证的范围和程度应当经过风险评估来确定。

（五）文件管理

文件是质量保证系统的基本要素。企业必须有内容正确的书面质量标准、生产处方和工艺规程以及记录文件。企业应当建立文件管理的操作规程，系统地设计、制定、审核、批准和发放文件。文件的起草、修订、审核、批准、替换或撤销、复制、保管和销毁等应当按照操作规程管理，并有相应的文件分发、撤销、复制、销毁记录。文件的起草、修订、审核、批准均应当由适当的人员签名并注明日期。文件应当标明题目、种类、目的以及文件编号和版本号。文字应当确切、清晰、易懂，不能模棱两可。文件应当分类存放、条理分明，便于查阅。与GMP有关的文件应当经质量管理部门的审核。文件的内容应当与药品生产许可、药品注册等相关要求一致。

与GMP有关的每项活动均应当有记录，以保证产品生产、质量控制和质量保证等活动可以追溯。记录应当留有填写数据的足够空格。记录应当及时填写，内容真实，字迹清晰、易读，不易擦除。每批药品应当有依据现行批准的工艺规程的相关内容制定的批记录，包括批生产记录、批包装记录、批检验记录和药品放行审核记录等与本批产品有关的记录。批记录应当由质量管理部门负责管理，至少保存至药品有效期后1年。质量标准、工艺规程、操作规程、稳定性考察、确认、验证、变更等其他重要文件应当长期保存。

## （六）生产管理

所有药品的生产和包装应当按照批准的工艺规程和操作过程进行操作并有相关记录。应当建立划分产品生产批次的操作规程，生产批次的划分应当能够确保同一批次产品质量和特性的均一性。应当建立编制药品批号和确定生产日期的操作规程。每批药品均应当编制唯一的批号。不得在同一生产操作间同时进行不同品种和规格药品的生产操作。在生产的每一阶段，应当保护产品和物料免受微生物和其他污染。

每次生产结束后应当进行清场，确保设备和工作场所没有遗留与本次生产有关的物料、产品和文件。下次生产开始前，应当对前次清场情况进行确认。应当尽可能避免出现任何偏离工艺规程或操作规程的偏差。一旦出现偏差，应当按照偏差处理操作规程执行。生产过程中应当尽可能采取措施，防止污染和交叉污染。

>>> **知识链接** o- - - - - - - - - - - - - - - - - - - - - - - - - - - - - - - - - - - - - - - - - - - - - - - - -

### 无菌药品和原料药批次划分标准

**1. 大（小）容量注射剂** 以同一配液罐最终一次配制的药液所生产的均质产品为一批；同一批产品如用不同的灭菌设备或同一灭菌设备分次灭菌的，应当可以追溯。

**2. 粉针剂** 以一批无菌原料药在同一连续生产周期内生产的均质产品为一批。

**3. 冻干产品** 以同一批配制的药液使用同一台冻干设备在同一生产周期内生产的均质产品为一批。

**4. 眼用制剂、软膏剂、乳剂和混悬剂等** 以同一配制罐最终一次配制所生产的均质产品为一批。

**5. 连续生产的原料药** 在一定时间间隔内生产的在规定限度内的均质产品为一批。

**6. 间歇生产的原料药** 可由一定数量的产品经最后混合所得的在规定限度内的均质产品为一批。

- - - - - - - - - - - - - - - - - - - - - - - - - - - - - - - - - - - - - - - - - - - - - - - - - - - - - - - - - - ->

## （七）质量控制与质量保证

**1. 质量控制实验室管理** 质量控制实验室的人员、设施、设备应当与产品性质和生产规模相适应。质量控制负责人应当具有足够的管理实验室的资质和经验，可以管理同一企业的一个或多个实验室。质量控制实验室的检验人员至少应当具有相关专业中专或高中以上学历，并经过与所从事的检验操作相关的实践培训且通过考核。质量控制实验室应当配备药典、标准图谱等必要的工具书，以及标准品或对照品等相关的标准物质。应当分别建立物料和产品批准放行的操作规程，明确批准放行的标准、职责，并有相关记录。

**2. 物料和产品放行** 放行是对一批物料或产品进行质量评价，作出批准使用或投放市场或其他决定的操作。企业应当分别建立物料和产品批准放行的操作规程，明确批准放行的标准、职责，并有相应的记录。在产品的批准放行前，应当对每批药品进行质量评价，保证药品及其生产应当符合注册和 GMP 要求。

**3. 持续稳定性考察** 持续稳定性考察的目的是在有效期内监控已上市药品的质量，以发现药品与生产相关的稳定性问题（如杂质含量或溶出度特性的变化），并确定药品能够在标示的贮存条件下，符合质量标准的各项要求。持续稳定性考察主要针对市售包装药品，但也需兼顾待包装产品。持续稳定性考察应当有考察方案，结果应当有报告，考察的时间应当涵盖药品有效期。

**4. 变更控制** 企业应当建立变更控制系统，对所有影响产品质量的变更进行评估和管理。需要经药品监督管理部门批准的变更应当在得到批准后方可实施。变更都应当评估其对产品质量的潜在影响，企业可以根据变更的性质、范围、对产品质量潜在影响的程度将变更分类（如主要、次要变更）。判断变更所需的验证、额外的检验以及稳定性考察应当有科学依据。企业应结合自身实际采用预先批准的变更流程进行变更控制。

**5. 偏差处理** 任何偏差都应当评估其对产品质量的潜在影响。企业可以根据偏差的性质、范围、对产品质量潜在影响的程度将偏差分类（如重大、次要偏差），对重大偏差的评估还应当考虑是否需要对产品进行额外的检验以及对产品有效期的影响，必要时，应当对涉及重大偏差的产品进行稳定性考察。企业还应当采取预防措施有效防止类似偏差的再次发生。

**6. 纠正措施和预防措施** 企业应当建立纠正措施和预防措施系统，对投诉、召回、偏差、自检或外部检查结果、工艺性能和质量监测趋势等进行调查并采取纠正和预防措施。

**7. 供应商的评估和批准** 质量管理部门应当对所有生产用物料的供应商进行质量评估，会同有关部门对主要物料供应商（尤其是生产商）的质量体系进行现场质量审计，并对质量评估不符合要求的供应商行使否决权。

**8. 产品质量回顾分析** 应当按照操作规程，每年对所有生产的药品按品种进行产品质量回顾分析，以确认工艺稳定可靠，以及原辅料、成品现行质量标准的适用性，及时发现不良趋势，确定产品及工艺改进的方向，回顾分析应当有报告。

**9. 投诉与不良反应报告** 应当建立药品不良反应报告和监测管理制度，设立专门机构并配备专职人员负责管理。应当主动收集药品不良反应，对不良反应应当详细记录、评价、调查和处理，及时采取措施控制可能存在的风险，并按照要求向药品监督管理部门报告。

**（八）其他规定**

**1. 委托生产与委托检验** 为确保委托生产产品的质量和委托检验的准确性和可靠性，委托方和受托方必须签订书面合同，明确规定各方责任、委托生产或委托检验的内容及相关的技术事项。

**2. 产品发运与召回** 因质量原因退货和召回的产品，均应当按照规定监督销毁，有证据证明退货产品质量未受影响的除外。每批产品均应当有发运记录。根据发运记录，应当能够追查每批产品的销售情况，必要时应当能够及时全部追回。发运记录内容应当包括产品名称、规格、批号、数量、收货单位和地址、联系方式、发货日期、运输方式等。企业应当建立产品召回系统，必要时可迅速、有效地从市场召回任何一批存在安全隐患的产品。因质量原因退货和召回的产品，均应当按照规定监督销毁，有证据证明退货产品质量未受影响的除外。

**3. 自检** 药品生产企业应定期组织对企业按 GMP 各章节内容进行自检，监控本规范的实施情况，评估企业是否符合本规范要求，并提出必要的纠正和预防措施。自检应当有计划、记录和报告。自检情况应当报告企业高层管理人员。

**4. 附则及附录** 对规范中一些术语的含义做出界定与解释并规定施行情况等。GMP 包括 15 个附录，即无菌药品、原料药、生物制品、血液制品、中药制剂、放射性药品、中药饮片、医用氧、取样、计算机化系统、确认与验证、生化药品、麻醉药品精神药品和药品类易制毒化学品、细胞治疗产品、临床试验用药品等 15 个附录。它们对药品生产过程所涉及的各个方面做出了明确的规定，作为配套文件。

**执业药师考点** ●········································································

1. 从事药品生产应具备的条件。
2. 药品生产许可的申请和审批。
3. 药品委托生产管理。
4. 药品生产质量管理规范主要内容。
5. 药品放行和药品追溯要求。

--------------------------------------------------------------------

目标检测

答案解析

**一、A 型题（最佳选择题）**

1. 按照《药品生产质量管理规范》（2010 年修订）的规定，质量管理负责人应当具有药学或相关专业本科以上学历，具有（　　）年以上从事药品生产或质量管理的实践经验。

A. 1　　　　　　　　B. 2　　　　　　　　C. 3　　　　　　　　D. 5

**二、X 型题（多项选择题）**

2. 药品生产的特点主要有（　　）。

A. 严格的生产准入　　　　　　　　　　B. 药品生产企业卫生严格，要求净化生产
C. 药品生产工序复杂　　　　　　　　　D. 药品生产质量要求严格

3. 药品生产企业开办包括下列（　　）等条件。

A. 符合国家制定的产业政策
B. 具有保证药品质量的规章制度
C. 具有药品质量管理和检验机构、人员和设施设备
D. 具有相适应的厂房、设施和环境卫生

4. 《药品生产质量管理规范》（2010 年修订）对药品生产质量控制和保证方面的规定主要包括（　　）。

A. 偏差处理　　　　　　　　　　　　　B. 纠正措施和预防措施
C. 供应商评估和批准　　　　　　　　　D. 产品质量回顾分析

**三、综合问答题**

5. 洁净区的概念、控制方法和分级是什么？
6. 药品生产批与批号的区别和联系是什么？

----------------------------------------------------------------------

书网融合······

思政导航

本章小结

题库

（胡奇志 冯 鑫 常 星）

# 第七章　药品经营监督管理

**学习目标**

知识目标

1. **掌握**　药品经营许可管理机构，申请药品经营许可应具备的条件，药品经营范围，药品经营许可证的内容，药品经营监督管理，处方药和非处方药分类管理的主要规定，禁止网络销售的药品。

2. **熟悉**　药品经营企业分类与经营范围，药品经营范围，药品经营许可证的变更与换发，处方药与非处方药的遴选和转换，药品网络销售的主要规定。

3. **了解**　药品经营管理立法概况，药品经营质量管理规范的主要内容，互联网药品交易服务的主要规定。

能力目标　通过本章的学习，能够使学生具备药品经营的基本素养，并在药品批发、零售工作中具备基本的实践能力。

## 第一节　概　述

PPT

药品是特殊的商品，药品经营是药品从生产到使用的流通过程。药品经营是以药品上市许可持有人为核心，通过对药品信息流、物流、资金流的有效控制，将药品或药品物流服务提供给药品供应链中各个环节的参与方，并完成药品信息化追溯的过程。

### 一、药品经营监督管理概念

药品经营监督管理是指药品监督管理行政机关依照法律法规的授权，依据相关法律法规的规定，对药品的流通环节进行管理的过程。从事药品经营活动需要满足《药品管理法》等相关法律法规规定的条件，并取得药品经营许可证，并应当在药品采购、储存、销售、运输等环节采取有效的质量控制措施，确保药品质量。

### 二、药品经营渠道与影响因素

**（一）药品经营渠道**

在药品流通过程中，药品生产者是药品经营渠道的起点，患者是药品消费的终点。除生产者、使用者外，还有参与销售或帮助销售的机构或个人，包括药品批发企业、药品零售企业、医疗机构、代理销售企业、生产企业销售团队等，具有很强的专业性。

**（二）药品经营渠道类型**

药品经营渠道大体可以分为直营式经营渠道、批发式经营渠道、代理式经营渠道、网络式经营渠道等类型。

**1. 直营式经营渠道**　也称直销渠道，是药品生产企业通过自己的销售公司将药品直接销售给医院、诊所和药店。这种直销方式减少了流通环节，降低了流通成本，增加了药品价格的透明度，减少了虚高定价，可以较大程度让利于消费者。

**2. 批发式经营渠道**　是传统的药品经营渠道模式，药品生产企业将产品销售给药品批发商，再由批发商销售药品给医院、诊所和药店，是药品生产企业通常使用的销售方式。按不同级别还可以分为一级批发、二级批发、三级批发等。在目前的经营渠道中，这是药品的一个主要销售渠道。

**3. 代理式经营渠道**　是指产销双方在平等互利的基础上，通过契约或合同方式，代理商按委托方意愿，在我国一定区域范围内获得唯一授权，全权经销药品生产企业的单一品种或数个品种。根据签署区域范围不同可以分为全国总代理商、区域独家代理商、多家代理制等。多家代理制是指在一个较大市场或者较大区域内，选择两家以上的代理商，由他们去"布点"，形成销售网络。这是当前我国药品市场上使用最多的一种代理经营渠道。

**4. 网络式经营渠道**　是指通过互联网提供药品交易服务的经营渠道。相对于传统渠道，药品网络销售渠道可以快速实现信息流、资金流及物流的有效结合，提高工作效率和经济效益，并能够缩短中间环节，增加透明度，降低运营成本，是真正意义上的医药电子商务经营渠道，可以实现医药生产商、代理商、物流和医院的直接对接。

此外，按照终端经营渠道来分，药品经营渠道可分为医院终端经营渠道、零售终端经营渠道、社区医疗机构终端经营渠道、农村医疗机构终端经营渠道等。

### （三）药品经营影响因素

**1. 政策环境**　国家的人口政策、医疗保障制度、国家基本药物制度、新医改相关政策与规定、药物招标政策、新药研发相关政策、国家基本药物临床应用指南、抗菌药物临床应用指导原则、特殊药品管理制度等相关医药政策，都将直接影响到药品经营渠道。

**2. 经济环境**　经济环境是影响医药企业市场营销活动的主要因素，它主要包括经济发展阶段、地区发展状况、货币流通状况、收入因素及消费结构等。医药企业经济环境受社会购买力强烈影响，主要包括消费者的收入、消费者支出等因素，其中消费者的收入水平是影响医药企业市场营销的最重要的因素。

**3. 科学技术**　科学技术不仅直接影响医药企业内部的生产和经营，同时与其他环境因素，特别是与经济环境、文化环境的关系更为紧密互相依赖、相互作用。尤其是新技术革命，既给医药企业的市场营销不断造就机会，又引发新的问题，例如利用互联网销售药品，在给患者带来极大便利的同时也出现了传统销售渠道没有的新问题。

**4. 自然环境**　是指影响医药企业生产和经营的物质因素。自然环境的发展变化，如某些中药资源的紧缺、环境污染日益严重等，会给医药企业造成一些"环境威胁"，同时也有可能创造一些"市场机会"，所以医药企业要不断分析和认识自然环境变化的趋势，尽最大努力避免由自然环境带来的威胁，抓住自然环境变化所带来的机会。

**5. 社会文化环境**　社会文化作为人们一种适合本民族、本地区的是非观念，影响并制约着人们的思想和行为，包括对疾病的认知和治疗行为，这一点在医药市场体现得尤为突出。如推进中医药高质量融入共建"一带一路"，是构建卫生合作伙伴关系的重要举措，也是推动构建人类卫生健康共同体的重要载体，但推动中医药国际化就必须考虑到不同地区和民族社会文化因素，才能真正使中医药走向世界。

**6. 销售服务**　销售服务是否能做到在适当的时机、适当的场合，以适当的品种和数量，以合理的价格和安全有效的药品来满足人们医疗保障的需求，将对药品市场营销产生直接影响。药品在广告宣传、价格定位、市场供需保障、配送能力、营销策略等方面也会对药品营销产生一定的影响。

## 三、我国药品经营企业发展与管理立法

### （一）我国药品经营企业发展概况

改革开放以来，我国药品流通从计划分配体制转向市场化经营体制，行业获得了长足发展，药品供应保障能力明显提升，多种所有制并存、多种经营方式互补、覆盖城乡的药品流通体系初步形成。

我国加入 WTO 之后，医药企业面临严峻的考验，医药市场化的进程进一步加快。在此环境下，我国组建医药集团公司、推动企业联合、大力推行总经销总代理、加快城乡网点建设、实行连锁化零售药店经营、搞好资本运营，大大加快了医药商业的改革与发展。随着我国医药卫生体制和医药卫生事业发展，带动了药品市场规模的增加，也为药品流通行业带来新的机遇。2021 年商务部发布关于"十四五"时期促进药品流通行业高质量发展的指导意见，为"十四五"时期药品流通行业高质量发展勾画出清晰路径。按照指导意见规划，到 2025 年，药品流通行业与中国新发展阶段人民健康需要相适应，培育形成 1～3 家超 5000 亿元、5～10 家超千亿元的大型数字化、综合性药品流通企业，5～10 家超 500 亿元的专业化、多元化药品零售连锁企业，100 家左右智能化、特色化、平台化的药品供应链服务企业。药品批发百强企业年销售额占药品批发市场总额 98% 以上，药品零售百强企业年销售额占药品零售市场总额 65% 以上，药品零售连锁率接近 70%。

截至 2022 年底，全国持有药品经营许可证的企业约 64.4 万家，其中法人批发企业 13086 家，非法人批发企业 822 家；零售连锁企业 6650 家，零售连锁企业门店约 36 万家，零售单体药店约 26.3 万家。

### （二）药品经营监督管理立法概况

为规范药品流通程序，2000 年 4 月国家食品药品监督管理局颁布了《药品经营质量管理规范》（简称 GSP），作为我国药品经营质量管理工作基本准则，在总结以往药品质量管理法规对药品经营企业要求内容的基础上，从机构与人员、硬件、软件等方面对药品经营企业的质量管理工作进行了具体规定。2015 年 7 月，国家食品药品监督管理局发布《药品经营质量管理规范》，2016 年 7 月 13 日国家食品药品监督管理总局发布《关于修改〈药品经营质量管理规范〉的决定》，对 GSP 进行了修正。2004 年 2 月国家食品药品监督管理局发布《药品经营许可证管理办法》；2007 年 12 月，国家食品药品监督管理局发布《药品流通监督管理办法》。

2022 年 8 月，国家市场监督管理总局发布《药品网络销售监督管理办法》，自 2022 年 12 月 1 日起施行。在原《药品经营质量管理规范》冷藏、冷冻药品的储存与运输管理等 5 个附录的基础上，2022 年 11 月国家药品监督管理局发布《药品经营质量管理规范附录 6：药品零售配送质量管理》。

2023 年 9 月 27 日国家市场监督管理总局第 84 号令公布《药品经营和使用质量监督管理办法》，自 2024 年 1 月 1 日起施行。

# ⧐ 第二节　药品流通监督管理

PPT

## 一、药品经营企业分类及经营范围

药品经营企业，是指经营药品的专营企业或兼营企业。根据经营方式的不同，药品经营企业分为批发企业和零售企业。类别不同，经营范围也不同。

### （一）药品批发企业

**1. 概念**　药品批发企业是指将购进的药品销售给药品生产企业、药品经营企业、医疗机构的药品

经营企业。药品批发企业在药品流通环节中承担着主要作用，是药品流转的主要通路，其只能将药品销售给具有相应合法资质的药品生产、经营企业和医疗机构，不得将药品销售给不具合法资质的单位或个人。

**2. 药品批发企业经营范围** 药品批发企业经营范围包括中药饮片、中成药、化学药、生物制品、体外诊断试剂（药品）、麻醉药品、第一类精神药品、第二类精神药品、药品类易制毒化学品、医疗用毒性药品、蛋白同化制剂、肽类激素等。其中麻醉药品、第一类精神药品、第二类精神药品、药品类易制毒化学品、医疗用毒性药品、蛋白同化制剂、肽类激素等经营范围的核定，按照国家有关规定执行。经营冷藏冷冻等有特殊管理要求的药品的，应当在经营范围中予以标注。

（二）药品零售企业

**1. 概念** 药品零售企业是指将购进的药品直接销售给消费者的药品经营企业。药品零售企业包括零售药店、药品零售企业在超市以及边远地区城乡集贸市场设立的出售乙类非处方药的药品专营柜等。

药品零售连锁企业是指经营同类药品、使用统一商号的若干个门店，在同一总部的管理下，采取统一采购配送、统一质量标准、采购同销售分离、实行规模化管理经营的组织形式。药品零售连锁企业由总部、配送中心和若干个门店构成。总部是连锁企业经营管理的核心；配送中心是连锁企业的物流机构；门店是连锁企业的基础，承担日常零售业务。跨地域开办时可设立分部。配送中心是该连锁企业服务机构，只准向该企业连锁范围内的门店进行配送，不得对该企业外部进行批发、零售。国家鼓励、引导药品零售连锁经营。

**2. 药品零售企业经营范围** 药品零售企业经营范围包括中药饮片、中成药、化学药、第二类精神药品、血液制品、细胞治疗类生物制品及其他生物制品等。其中第二类精神药品、血液制品、细胞治疗类生物制品经营范围的核定，按照国家有关规定执行。经营冷藏冷冻药品的，应当在经营范围中予以标注。药品零售连锁门店的经营范围不得超过药品零售连锁总部的经营范围。

从事药品零售活动的，应当核定经营类别，并在经营范围中予以明确。经营类别分为处方药、甲类非处方药、乙类非处方药。

## 二、药品经营许可

为加强对药品经营质量监督管理，国家药品监督管理局于 2023 年 9 月 27 日颁布了《药品经营和使用质量监督管理办法》，自 2024 年 1 月 1 日起施行。

（一）许可管理机构

国家药品监督管理局主管全国药品经营质量监督管理工作；省、自治区、直辖市药品监督管理部门负责本行政区域内药品经营质量监督管理，负责药品批发企业、药品零售连锁总部的许可、检查和处罚，以及药品上市许可持有人销售行为的检查和处罚；市县级药品监督管理部门负责本行政区域内药品经营质量监督管理，负责药品零售企业的许可、检查和处罚。

（二）申请药品经营许可应具备的条件

**1. 开办药品批发经营企业应具备的条件** 从事药品批发活动的，应当具备以下条件：①有与其经营范围相适应的质量管理机构和人员；企业法定代表人、主要负责人、质量负责人、质量管理部门负责人等符合规定的条件；②有依法经过资格认定的药师或者其他药学技术人员；③有与其经营品种和规模相适应的自营仓库、营业场所和设施设备，仓库具备实现药品入库、传送、分拣、上架、出库等操作的现代物流设施设备；④有保证药品质量的质量管理制度以及覆盖药品经营、质量控制和追溯全过程的信息管理系统，并符合药品经营质量管理规范要求。

**2. 开办药品零售经营企业应具备的条件** 从事药品批发活动的，应当具备以下条件：①经营处方药、甲类非处方药的，应当按规定配备与经营范围和品种相适应的依法经过资格认定的药师或者其他药学技术人员。只经营乙类非处方药的，可以配备经设区的市级药品监督管理部门组织考核合格的药品销售业务人员。②有与所经营药品相适应的营业场所、设备、陈列、仓储设施以及卫生环境；同时经营其他商品（非药品）的，陈列、仓储设施应当与药品分开设置；在超市等其他场所从事药品零售活动的，应当具有独立的经营区域。③有与所经营药品相适应的质量管理机构或者人员，企业法定代表人、主要负责人、质量负责人等符合规定的条件。④有保证药品质量的质量管理制度、符合质量管理与追溯要求的信息管理系统，符合药品经营质量管理规范要求。

**3. 申请药品经营许可需要的资料** 开办药品经营企业，应当在取得营业执照后，向所在地县级以上药品监督管理部门申请药品经营许可证，提交下列材料：①药品经营许可证申请表；②质量管理机构情况以及主要负责人、质量负责人、质量管理部门负责人学历、工作经历相关材料；③药师或者其他药学技术人员资格证书以及任职文件；④经营药品的方式和范围相关材料；⑤药品质量管理规章制度以及陈列、仓储等关键设施设备清单；⑥营业场所、设备、仓储设施及周边卫生环境等情况，营业场所、仓库平面布置图及房屋产权或者使用权相关材料；⑦法律、法规规定的其他材料。

申请人应当按照国家有关规定对申请材料中的商业秘密、未披露信息或者保密商务信息进行标注，并注明依据。

**（三）许可证的申请程序**

药品监督管理部门收到药品经营许可证申请后，应当根据下列情况分别作出处理：①申请事项依法不需要取得药品经营许可的，应当即时告知申请人不受理；②申请事项依法不属于本部门职权范围的，应当即时作出不予受理的决定，并告知申请人向有关行政机关申请；③申请材料存在可以当场更正的错误的，应当允许申请人当场更正；④申请材料不齐全或者不符合形式审查要求的，应当当场或者在五日内发给申请人补正材料通知书，一次告知申请人需要补正的全部内容，逾期不告知的，自收到申请材料之日起即为受理；⑤申请材料齐全、符合形式审查要求，或者申请人按照要求提交全部补正材料的，应当受理药品经营许可证申请。

仅从事乙类非处方药零售活动的，申请人提交申请材料和承诺书后，符合条件的，准予许可，当日颁发药品经营许可证。自许可决定作出之日起三个月内药品监督管理部门组织开展技术审查和现场检查，发现承诺不实的，责令限期整改，整改后仍不符合条件的，撤销药品经营许可证。

**（四）药品经营范围**

**1. 批发企业经营范围** ①包括中药饮片、中成药、化学药、生物制品、体外诊断试剂（药品）、麻醉药品、第一类精神药品、第二类精神药品、药品类易制毒化学品、医疗用毒性药品、蛋白同化制剂、肽类激素等，其中麻醉药品、第一类精神药品、第二类精神药品、药品类易制毒化学品、医疗用毒性药品、蛋白同化制剂、肽类激素等经营范围的核定，按照国家有关规定执行；②经营冷藏冷冻等有特殊管理要求的药品的，应当在经营范围中予以标注。

**2. 零售企业经营范围** ①从事药品零售活动的，应当核定经营类别，并在经营范围中予以明确，经营类别分为处方药、甲类非处方药、乙类非处方药；②药品零售企业经营范围包括中药饮片、中成药、化学药、第二类精神药品、血液制品、细胞治疗类生物制品及其他生物制品等，其中第二类精神药品、血液制品、细胞治疗类生物制品经营范围的核定，按照国家有关规定执行；③经营冷藏冷冻药品的，应当在经营范围中予以标注；④药品零售连锁门店的经营范围不得超过药品零售连锁总部的经营范围。

（五）药品经营许可证

**1. 药品经营许可证的内容** 药品经营许可证应当载明许可证编号、企业名称、统一社会信用代码、经营地址、法定代表人、主要负责人、质量负责人、经营范围、经营方式、仓库地址、发证机关、发证日期、有效期等项目。药品经营许可证编号格式为"省份简称＋两位分类代码＋四位地区代码＋五位顺序号"。其中两位分类代码为大写英文字母，第一位 A 表示批发企业，B 表示药品零售连锁总部，C 表示零售连锁门店，D 表示单体药品零售企业；第二位 A 表示法人企业，B 表示非法人企业。四位地区代码为阿拉伯数字，对应企业所在地区（市、州）代码，按照国内电话区号编写，区号为四位的去掉第一个0，区号为三位的全部保留，第四位为调整码。

**2. 经营许可证的变更与换发** 药品经营许可证变更分为许可事项变更和登记事项变更。许可事项变更是指经营地址、经营范围、经营方式、仓库地址的变更；登记事项变更是指企业名称、统一社会信用代码、法定代表人、主要负责人、质量负责人等的变更。

药品经营许可证有效期为 5 年。药品经营许可证有效期届满需要继续经营药品的，药品经营企业应当在有效期届满前六个月至两个月期间，向发证机关提出重新审查发证申请。

发证机关按照申请办理药品经营许可证的程序和要求进行审查，必要时开展现场检查。药品经营许可证有效期届满前，应当作出是否许可的决定。

经审查符合规定条件的，准予许可，药品经营许可证编号不变。不符合规定条件的，责令限期整改；整改后仍不符合规定条件的，不予许可，并书面说明理由。逾期未作出决定的，视为准予许可。

（六）监督检查

县级以上地方药品监督管理部门应当根据药品经营和使用质量管理风险，确定监督检查频次：①对麻醉药品和第一类精神药品、药品类易制毒化学品经营企业检查，每半年不少于一次；②对冷藏冷冻药品、血液制品、细胞治疗类生物制品、第二类精神药品、医疗用毒性药品经营企业检查，每年不少于一次；③对第一项、第二项以外的药品经营企业，每年确定一定比例开展药品经营质量管理规范符合性检查，三年内对本行政区域内药品经营企业全部进行检查；④对接收、储存疫苗的疾病预防控制机构、接种单位执行疫苗储存和运输管理规范情况进行检查，原则上每年不少于一次；⑤每年确定一定比例医疗机构，对其购进、验收、储存药品管理情况进行检查，三年内对行政区域内医疗机构全部进行检查。

根据监督检查情况，有证据证明可能存在药品安全隐患的，药品监督管理部门可以依法采取以下行政措施：①行政告诫；②责任约谈；③责令限期整改；④责令暂停相关药品销售和使用；⑤责令召回药品；⑥其他风险控制措施。

**案例7-1**

### 沈阳某大药房连锁有限公司违反《药品经营质量管理规范》案

2021 年 10 月，辽宁省药监局根据投诉举报线索在检查中发现，沈阳某大药房连锁有限公司存在严重违反《药品经营质量管理规范》的行为。经查，该公司存在未从药品上市许可持有人或者具有药品生产、经营资格的企业购进"静灵口服液"药品、在计算机系统中编造购进记录、采购药品时未向供货单位索取发票、药品采购储存配送信息不可追溯等行为，法定代表人赵某林从未在该公司实际工作。2022 年 1 月，辽宁省药监局依据《药品管理法》第一百二十六条、第一百二十九条以及《辽宁省药品监督管理局行政处罚裁量权适用规定》第十二条第一款第七项规定，符合情节严重情形，对该公司处以罚款125 万元的行政处罚，处以该公司法定代表人终身禁止从事药品生产经营活动的行政处罚。

**思考讨论** 该公司存在哪些违法行为？

# 三、药品经营监督管理

《药品经营和使用质量监督管理办法》（总局令第 84 号）规定，从事药品经营活动的，应当遵守药品经营质量管理规范，按照药品经营许可证载明的经营方式和经营范围，在药品监督管理部门核准的地址销售、储存药品，保证药品经营全过程符合法定要求。药品经营企业应当建立覆盖药品经营全过程的质量管理体系。购销记录以及储存条件、运输过程、质量控制等记录应当完整准确，不得编造和篡改。

## （一）药品经营企业监督责任

**1. 经营质量监督责任人**　药品经营企业的法定代表人、主要负责人对药品经营活动全面负责。药品经营企业的主要负责人、质量负责人应当符合药品经营质量管理规范规定的条件。主要负责人全面负责企业日常管理，负责配备专门的质量负责人；质量负责人全面负责药品质量管理工作，保证药品质量。

**2. 上市许可人经营质量监督**　药品上市许可持有人将其持有的品种委托销售的，接受委托的药品经营企业应当具有相应的经营范围。受托方不得再次委托销售。药品上市许可持有人应当与受托方签订委托协议，明确约定药品质量责任等内容，对受托方销售行为进行监督。药品上市许可持有人委托销售的，应当向其所在地省、自治区、直辖市药品监督管理部门报告；跨省、自治区、直辖市委托销售的，应当同时报告药品经营企业所在地省、自治区、直辖市药品监督管理部门。

药品上市许可持有人应当建立质量管理体系，对药品经营过程中药品的安全性、有效性和质量可控性负责。药品存在质量问题或者其他安全隐患的，药品上市许可持有人应当立即停止销售，告知药品经营企业和医疗机构停止销售和使用，及时依法采取召回等风险控制措施。

## （二）药品经营企业行为规范

**1. 不得经营的品种**　药品经营企业不得经营疫苗、医疗机构制剂、中药配方颗粒等国家禁止药品经营企业经营的药品。药品零售企业不得销售麻醉药品、第一类精神药品、放射性药品、药品类易制毒化学品、蛋白同化制剂、肽类激素（胰岛素除外）、终止妊娠药品等国家禁止零售的药品。

**2. 应当向购药单位提供以下材料**　①药品生产许可证、药品经营许可证复印件；②所销售药品批准证明文件和检验报告书复印件；③企业派出销售人员授权书原件和身份证复印件；④标明供货单位名称、药品通用名称、药品上市许可持有人（中药饮片标明生产企业、产地）、批准文号、产品批号、剂型、规格、有效期、销售数量、销售价格、销售日期等内容的凭证；⑤销售进口药品的，按照国家有关规定提供相关证明文件；⑥法律、法规要求的其他材料。

上述资料应当加盖企业印章。符合法律规定的可靠电子签名、电子印章与手写签名或者盖章具有同等法律效力。

**3. 购销售凭证**　药品经营企业采购药品时，应当索取、查验、留存本办法第三十八条规定的有关材料、凭证。购销活动中的有关资质材料和购销凭证、记录保存不得少于五年，且不少于药品有效期满后一年。

## （三）药品存储、运输的要求

药品储存、运输应当严格遵守药品经营质量管理规范的要求，根据药品包装、质量特性、温度控制等要求采取有效措施，保证储存、运输过程中的药品质量安全。冷藏冷冻药品储存、运输应当按要求配备冷藏冷冻设施设备，确保全过程处于规定的温度环境，按照规定做好监测记录。

## （四）零售企业处方、非处方药经营管理规定

**1. 处方管理**　药品零售企业应当遵守国家处方药与非处方药分类管理制度，按规定凭处方销售处

方药，处方保留不少于五年。

**2. 药品陈列** 药品零售企业不得以买药品赠药品或者买商品赠药品等方式向公众赠送处方药、甲类非处方药。处方药不得开架销售。

**3. 销售凭证** 药品零售企业销售药品时，应当开具标明药品通用名称、药品上市许可持有人（中药饮片标明生产企业、产地）、产品批号、剂型、规格、销售数量、销售价格、销售日期、销售企业名称等内容的凭证。

**4. 执业药师行为** 药品零售企业配备依法经过资格认定的药师或者其他药学技术人员，负责药品质量管理、处方审核和调配、合理用药指导以及不良反应信息收集与报告等工作。药品零售企业营业时间内，依法经过资格认定的药师或者其他药学技术人员不在岗时，应当挂牌告知。未经依法经过资格认定的药师或者其他药学技术人员审核，不得销售处方药。

### （五）委托储存、运输药品

药品上市许可持有人、药品经营企业委托储存、运输药品的，应当对受托方质量保证能力和风险管理能力进行评估，与其签订委托协议，约定药品质量责任、操作规程等内容，对受托方进行监督，并开展定期检查。药品经营企业委托储存药品的，按照变更仓库地址办理。

**1. 接受委托储存药品应具备的条件** ①有符合资质的人员，相应的药品质量管理体系文件，包括收货、验收、入库、储存、养护、出库、运输等操作规程；②有与委托单位实现数据对接的计算机系统，对药品入库、出库、储存、运输和药品质量信息进行记录并可追溯，为委托方药品召回等提供支持；③有符合省级以上药品监督管理部门规定的现代物流要求的药品储存场所和设施设备。

**2. 接受委托储存、运输药品的单位质量管理要求** 应当按照药品经营质量管理规范要求开展药品储存、运输活动，履行委托协议约定的义务，并承担相应的法律责任。受托方不得再次委托储存。受托方再次委托运输的，应当征得委托方同意，并签订质量保证协议，确保药品运输过程符合药品经营质量管理规范要求。疫苗、麻醉药品、精神药品、医疗用毒性药品、放射性药品、药品类易制毒化学品等特殊管理的药品不得再次委托运输。

**3. 批发企业跨区域设立仓储** ①药品批发企业跨省、自治区、直辖市设置仓库的，药品批发企业所在地省、自治区、直辖市药品监督管理部门商仓库所在地省、自治区、直辖市药品监督管理部门后，符合要求的，按照变更仓库地址办理。②药品批发企业跨省、自治区、直辖市设置的仓库，应当符合本办法第八条有关药品批发企业仓库的条件。药品批发企业应当对异地仓库实施统一的质量管理。③药品批发企业所在地省、自治区、直辖市药品监督管理部门负责对跨省、自治区、直辖市设置仓库的监督管理，仓库所在地省、自治区、直辖市药品监督管理部门负责协助日常监管。

## ◎ 第三节 药品经营质量管理规范

PPT

### 一、药品经营质量管理规范的概念与适用范围

#### （一）药品经营质量管理规范的概念

"药品经营质量管理规范"，简称 GSP，是英文 Good Supply Practice 的缩写。原意为产品供应规范，是控制药品流通过程中所有可能影响药品质量的因素从而防止药品质量事故发生的一整套管理程序。GSP 是药品经营企业统一的质量管理准则，药品经营企业应在药品监督管理部门规定的时间内达到 GSP

要求。2000 年 4 月，国家药品监督管理局颁布了《药品经营质量管理规范》，同年 11 月颁布了《药品经营质量管理规范实施细则》和《药品经营质量管理规范认证管理办法》，成为我国药品经营管理和质量控制的基本准则。2012 年 11 月卫生部第一次修订了《药品经营质量管理规范》，自 2013 年 6 月施行。2016 年 6 月国家食品药品监督管理总局通过《关于修改 < 药品经营质量管理规范 > 的决定》，再次修正了 GSP。修订后的《药品经营质量管理规范》共 4 章，184 条。

### （二）药品经营质量管理规范适用范围

《药品经营质量管理规范》是药品经营管理和质量控制的基本准则，企业应当在药品采购、储存、销售、运输等环节采取有效的质量控制措施，确保药品质量，并按照国家有关要求建立药品追溯系统，实现药品可追溯。药品经营企业应当坚持诚实守信，依法经营。禁止任何虚假、欺骗行为。

## 二、我国《药品经营质量管理规范》的主要内容

### （一）药品批发质量管理

#### 1. 质量管理体系

（1）基本目标　企业应当依据有关法律法规及 GSP 的要求建立质量管理体系，确定质量方针，制定质量管理体系文件，开展质量策划、质量控制、质量保证、质量改进和质量风险管理等活动。

（2）质量目标　企业制定的质量方针文件应当明确企业总的质量目标和要求，并贯彻到药品经营活动的全过程。

（3）关键要素　企业质量管理体系应当与其经营范围和规模相适应，包括组织机构、人员、设施设备、质量管理体系文件及相应的计算机系统等。企业应当定期以及在质量管理体系关键要素发生重大变化时，组织开展内审。企业应当对内审的情况进行分析，依据分析结论制定相应的质量管理体系改进措施，不断提高质量控制水平，保证质量管理体系持续有效运行。

（4）风险评估与控制　企业应当采用前瞻或者回顾的方式，对药品流通过程中的质量风险进行评估、控制、沟通和审核。企业应当对药品供货单位、购货单位的质量管理体系进行评价，确认其质量保证能力和质量信誉，必要时进行实地考察。

（5）企业应当全员参与质量管理，各部门、岗位人员应当正确理解并履行职责，承担相应质量责任。

#### 2. 组织机构与质量管理职责
企业应当设立与其经营活动和质量管理相适应的组织机构或者岗位，明确规定其职责、权限及相互关系。

（1）企业负责人　是药品质量的主要责任人，全面负责企业日常管理，负责提供必要的条件，保证质量管理部门和质量管理人员有效履行职责，确保企业实现质量目标并按照本规范要求经营药品。

（2）企业质量负责人　应当由高层管理人员担任，全面负责药品质量管理工作，独立履行职责，在企业内部对药品质量管理具有裁决权。

（3）质量管理部门　企业应当设立质量管理部门，有效开展质量管理工作。质量管理部门的职责不得由其他部门及人员履行。

#### 3. 人员与培训

（1）人员的资质要求　企业从事药品经营和质量管理工作的人员，应当符合有关法律法规及本规范规定的资格要求，不得有相关法律法规禁止从业的情形。关键岗位人员的资质要求见表 7 - 1。

表 7 – 1 药品批发企业关键岗位人员资质要求

| 序号 | 人员类别 | 资质要求 |
|---|---|---|
| 1 | 企业负责人 | 大学专科以上学历或者中级以上专业技术职称，经过基本的药学专业知识培训，熟悉有关药品管理的法律法规及 GSP |
| 2 | 质量管理负责人 | 大学本科以上学历、执业药师资格和 3 年以上药品经营质量管理工作经历，在质量管理工作中具备正确判断和保障实施的能力 |
| 3 | 质量管理部门负责人 | 执业药师资格和 3 年以上药品经营质量管理工作经历，能独立解决经营过程中的质量问题 |
| 4 | 质量管理工作人员 | 药学中专或者医学、生物、化学等相关专业大学专科以上学历或者具有药学初级以上专业技术职称 |
| 5 | 验收、养护人员 | 药学或者医学、生物、化学等相关专业中专以上学历或者具有药学初级以上专业技术职称 |
| 6 | 中药材、中药饮片验收人员 | 中药学专业中专以上学历或者具有中药学中级以上专业技术职称 |
| 7 | 中药材、中药饮片养护人员 | 中药学专业中专以上学历或者具有中药学初级以上专业技术职称 |
| 8 | 直接收购地产中药材验收人员 | 中药学中级以上专业技术职称 |
| 9 | 疫苗经营企业疫苗质量管理与验收人员 | 预防医学、药学、微生物学或者医学等专业本科以上学历及中级以上专业技术职称，并有 3 年以上从事疫苗管理或者技术工作经历 |
| 10 | 采购人员 | 药学或者医学、生物、化学等相关专业中专以上学历 |
| 11 | 销售、储存人员 | 高中以上文化程度 |

（2）人员培训 企业应当对各岗位人员进行与其职责和工作内容相关的岗前培训和继续培训，培训内容应当包括相关法律法规、药品专业知识及技能、质量管理制度、职责及岗位操作规程等。企业应当按照培训管理制度制定年度培训计划，培训工作应当做好记录并建立档案。从事特殊管理的药品和冷藏冷冻药品的储存、运输等工作的人员，应当接受相关法律法规和专业知识培训并经考核合格后方可上岗。

（3）卫生要求 企业应当制定员工个人卫生管理制度，储存、运输等岗位人员的着装应当符合劳动保护和产品防护的要求。

（4）健康检查 质量管理、验收、养护、储存等直接接触药品岗位的人员应当进行岗前及年度健康检查，并建立健康档案。患有传染病或者其他可能污染药品的疾病的，不得从事直接接触药品的工作。

**4. 质量管理体系文件**

（1）对文件的要求 企业制定质量管理体系文件应当符合企业实际。文件包括质量管理制度、部门及岗位职责、操作规程、档案、报告、记录和凭证等。文件的起草、修订、审核、批准、分发、保管，以及修改、撤销、替换、销毁等应当按照文件管理操作规程进行，并保存相关记录。

（2）质量管理制度 包括质量管理体系内审的规定；质量否决权的规定；质量管理文件的管理；质量信息的管理；供货单位、购货单位、供货单位销售人员及购货单位采购人员等资格审核的规定；药品采购、收货、验收、储存、养护、销售、出库、运输的管理；特殊管理的药品的规定；药品有效期的管理；不合格药品、药品销毁的管理；药品退货的管理；药品召回的管理；质量查询的管理；质量事故、质量投诉的管理；药品不良反应报告的规定；环境卫生、人员健康的规定；质量方面的教育、培训及考核的规定；设施设备保管和维护的管理；设施设备验证和校准的管理；记录和凭证的管理；计算机系统的管理；药品追溯的规定；其他应当规定的内容。

（3）部门及岗位职责 包括质量管理、采购、储存、销售、运输、财务和信息管理等部门职责；企业负责人、质量负责人及质量管理、采购、储存、销售、运输、财务和信息管理等部门负责人的岗位职责；质量管理、采购、收货、验收、储存、养护、销售、出库复核、运输、财务、信息管理等岗位职责；与药品经营相关的其他岗位职责。

（4）操作规程 企业应当制定药品采购、收货、验收、储存、养护、销售、出库复核、运输等环节及计算机系统的操作规程。

（5）记录 企业应当建立药品采购、验收、养护、销售、出库复核、销后退回和购进退出、运输、储运温湿度监测、不合格药品处理等相关记录，做到真实、完整、准确、有效和可追溯。记录及凭证应当至少保存5年。疫苗、特殊管理的药品的记录及凭证按相关规定保存。

**5. 场所** 企业应当具有与其药品经营范围、经营规模相适应的经营场所和库房。药品储存作业区、辅助作业区应当与办公区和生活区分开一定距离或者有隔离措施。库房的选址、设计、布局、建造、改造和维护应当符合药品储存的要求，防止药品的污染、交叉污染、混淆和差错。

**6. 设备校准与验证** 企业应当按照国家有关规定，对计量器具、温湿度监测设备等定期进行校准或者检定。企业应当对冷库、储运温湿度监测系统以及冷藏运输等设施设备进行使用前验证、定期验证及停用时间超过规定时限的验证。

**7. 计算机系统** 企业应当建立能够符合经营全过程管理及质量控制要求的计算机系统，实现药品可追溯。各类数据的录入、修改、保存等操作应当符合授权范围、操作规程和管理制度的要求，保证数据原始、真实、准确、安全和可追溯。计算机系统运行中涉及企业经营和管理的数据应当采用安全、可靠的方式储存并按日备份，备份数据应当存放在安全场所。

**8. 采购** 企业的采购活动应当符合以下要求：①确定供货单位的合法资格；②确定所购入药品的合法性；③核实供货单位销售人员的合法资格；④与供货单位签订质量保证协议。采购中涉及首营企业、首营品种，应经过质量管理部门和企业质量负责人的审核批准。对供货单位质量管理体系进行评价，对药品供应渠道进行动态跟踪。

**9. 收货与验收** 企业应当按照规定的程序和要求对到货药品逐批进行收货、验收，防止不合格药品入库。

（1）收货 药品到货时，收货人员应当核实运输方式是否符合要求，并对照随货同行单（票）和采购记录核对药品，做到票、账、货相符。随货同行单（票）应当包括供货单位、生产厂商、药品的通用名称、剂型、规格、批号、数量、收货单位、收货地址、发货日期等内容，并加盖供货单位药品出库专用章原印章。

（2）验收 验收药品应当按照药品批号查验同批号的检验报告书。供货单位为批发企业的，检验报告书应当加盖其质量管理专用章原印章。检验报告书的传递和保存可以采用电子数据形式，但应当保证其合法性和有效性。

企业应当按照验收规定，对每次到货药品进行逐批抽样，抽取样品应有代表性：①同一批号的药品应当至少检查一个最小包装；②破损、污染、渗液、封条损坏等包装异常以及零货、拼箱的，应当开箱检查至最小包装；③外包装及封签完整的原料药、实施批签发管理的生物制品，可不开箱检查。

**10. 储存与养护** 企业应当根据药品的质量特性对药品进行合理储存、养护。

（1）储存要求 ①按法定标准规定的贮藏要求进行储存；②储存药品相对湿度为35%－75%；③按质量状态实行色标管理，合格药品为绿色，不合格药品为红色，待确定药品为黄色；④采取避光、遮光、通风、防潮、防虫、防鼠等措施；⑤药品按批号堆码，不同批号的药品不得混垛，垛间距不小于5厘米，与库房内墙、顶、温度调控设备及管道等设施间距不小于30厘米，与地面间距不小于10厘米；⑥药品与非药品、外用药与其他药品分开存放，中药材和中药饮片分库存放；⑦特殊管理的药品应当按照国家有关规定储存；⑧拆除外包装的零货药品应当集中存放。

（2）效期管理 应当采用计算机系统对库存药品的有效期进行自动跟踪和控制，采取近效期预警及超过有效期自动锁定等措施，防止过期药品销售。

（3）**质量可疑停售**　对质量可疑的药品应当立即停售，并在计算机系统中锁定，同时报告质量管理部门。对存在质量问题的药品应当采取以下措施：①存放于标志明显的专用场所，并有效隔离，不得销售；②怀疑为假药的，及时报告药品监督管理部门；③属于特殊管理的药品，按照国家有关规定处理；④不合格药品的处理过程应当有完整的手续和记录；⑤对不合格药品应当查明并分析原因，及时采取预防措施。

**11. 销售**　企业应当将药品销售给合法的购货单位，并对购货单位的证明文件、采购人员及提货人员的身份证明进行核实，保证药品销售流向真实、合法。企业应当严格审核购货单位的生产范围、经营范围或者诊疗范围，并按照相应的范围销售药品。企业销售药品，应当如实开具发票，做到票、账、货、款一致。

**12. 出库**　出库时应当对照销售记录进行复核。发现以下情况不得出库，并报告质量管理部门处理：①药品包装出现破损、污染、封口不牢、衬垫不实、封条损坏等问题；②包装内有异常响动或者液体渗漏；③标签脱落、字迹模糊不清或者标识内容与实物不符；④药品已超过有效期；⑤其他异常情况的药品。

**13. 运输与配送**　企业应当按照质量管理制度的要求，严格执行运输操作规程，并采取有效措施保证运输过程中的药品质量与安全。委托其他单位运输药品的，应当对承运方运输药品的质量保障能力进行审计，索取运输车辆的相关资料，符合 GSP 运输设施设备条件和要求的方可委托。企业委托运输药品应当与承运方签订运输协议，明确药品质量责任、遵守运输操作规程和在途时限等内容。

**14. 售后管理**　企业应当加强对退货的管理，保证退货环节药品的质量和安全，防止混入假冒药品。应当按照质量管理制度的要求，制定投诉管理操作规程，内容包括投诉渠道及方式、档案记录、调查与评估、处理措施、反馈和事后跟踪等，配备专职或者兼职人员负责售后投诉管理。应当协助药品生产企业履行召回义务，按照召回计划的要求及时传达、反馈药品召回信息，控制和收回存在安全隐患的药品，并建立药品召回记录。

（二）**药品零售质量管理**

**1. 质量管理与职责**

（1）**质量管理体系**　企业应当按照有关法律法规及 GSP 的要求制定质量管理文件，开展质量管理活动，确保药品质量。

（2）**经营条件**　企业应当具有与其经营范围和规模相适应的经营条件，包括组织机构、人员、设施设备、质量管理文件，并按照规定设置计算机系统。

（3）**企业负责人**　是药品质量的主要责任人，负责企业日常管理，负责提供必要的条件，保证质量管理部门和质量管理人员有效履行职责，确保企业按照本规范要求经营药品。

**2. 人员管理**

（1）**人员资质要求**　药品零售企业各岗位人员资质要求见表 7-2。

表 7-2　药品零售企业各岗位人员资质要求

| 序号 | 人员类别 | 资质要求 |
| --- | --- | --- |
| 1 | 法定代表人或者企业负责人 | 执业药师 |
| 2 | 处方审核人员 | 执业药师 |
| 3 | 质量管理、验收、采购人员 | 药学或者医学、生物、化学等相关专业学历或者具有药学专业技术职称 |
| 4 | 中药饮片质量管理、验收、采购人员 | 中药学中专以上学历或具有中药学专业初级以上专业技术职称 |
| 5 | 营业员 | 高中以上文化程度或者符合省级药品监督管理部门规定的条件 |
| 6 | 中药饮片调剂人员 | 中药学中专以上学历或者具备中药调剂员资格 |

（2）人员培训　各岗位人员应当接受相关法律法规及药品专业知识与技能的岗前培训和继续培训，企业应当按照培训管理制度制定年度培训计划并开展培训，培训工作应当做好记录并建立档案。企业应当为销售特殊管理的药品、国家有专门管理要求的药品、冷藏药品的人员接受相应培训提供条件，使其掌握相关法律法规和专业知识。

（3）卫生要求　工作人员应当穿着整洁、卫生的工作服。在药品储存、陈列等区域不得存放与经营活动无关的物品及私人用品，在工作区域内不得有影响药品质量和安全的行为。

（4）健康检查　企业应当对直接接触药品岗位的人员进行岗前及年度健康检查，并建立健康档案。患有传染病或者其他可能污染药品的疾病的，不得从事直接接触药品的工作。

**3. 质量管理文件**　企业应当按照有关法律法规及 GSP 规定，制定符合企业实际的质量管理文件。

（1）质量管理文件包括　质量管理制度、岗位职责、操作规程、档案、记录和凭证等，并对质量管理文件定期审核、及时修订。

（2）药品零售质量管理制度包括　①药品采购、验收、陈列、销售等环节的管理，设置库房的还应当包括储存、养护的管理；②供货单位和采购品种的审核；③处方药销售的管理；④药品拆零的管理；⑤特殊管理的药品和国家有专门管理要求的药品的管理；⑥记录和凭证的管理；⑦收集和查询质量信息的管理；⑧质量事故、质量投诉的管理；⑨药品有效期的管理；⑩不合格药品、药品销毁的管理；⑪环境卫生、人员健康的规定；⑫提供用药咨询、指导合理用药等药学服务的管理；⑬人员培训及考核的规定；⑭药品不良反应报告的规定；⑮计算机系统的管理；⑯药品追溯的规定；⑰其他应当规定的内容。

（3）企业应当明确企业负责人、质量管理、采购、验收、营业员以及处方审核、调配等岗位的职责，设置库房的还应当包括储存、养护等岗位职责。质量管理岗位、处方审核岗位的职责不得由其他岗位人员代为履行。

（4）企业应当采取措施确保各类岗位人员正确理解质量管理文件的内容，保证质量管理文件有效执行。

（5）企业应当建立药品采购、验收、销售、陈列检查、温湿度监测、不合格药品处理等相关记录，做到真实、完整、准确、有效和可追溯。记录及相关凭证应当至少保存 5 年。

**4. 场所与设施设备**

（1）企业的营业场所应当与其药品经营范围、经营规模相适应，并与药品储存、办公、生活辅助及其他区域分开，具有相应设施或者采取其他有效措施，避免药品受室外环境的影响，并做到宽敞、明亮、整洁、卫生。

（2）企业设置库房的，应当做到库房内墙、顶光洁，地面平整，门窗结构严密；有可靠的安全防护、防盗等措施。经营特殊管理的药品应当有符合国家规定的储存设施。储存中药饮片应当设立专用库房。

（3）企业应当建立能够符合经营和质量管理要求的计算机系统，并满足药品追溯的要求。

（4）营业场所应当配备货架、柜台、监测、调控温度、药品拆零销售所需的调配工具等营业设备，并按照国家有关规定，对计量器具、温湿度监测设备等定期进行校准或者检定。

**5. 采购与验收**　采购药品要进行合法性审核。药品到货时，收货人员应当按采购记录，对照供货单位的随货同行单（票）核实药品实物，做到票、账、货相符。按规定的程序和要求对到货药品逐批进行验收、做好验收记录。验收合格的药品应当及时入库或者上架，验收不合格的，不得入库或者上架，并报告质量管理人员处理。

**6. 陈列与储存**

（1）药品陈列要求 ①按剂型、用途以及储存要求分类陈列，并设置醒目标志，类别标签字迹清晰。②药品放置于货架（柜），摆放整齐有序，避免阳光直射。③处方药、非处方药分区陈列，并有处方药、非处方药专用标识。④处方药不得采用开架自选的方式陈列和销售。⑤外用药与其他药品分开摆放。⑥拆零销售的药品集中存放于拆零专柜或者专区。⑦第二类精神药品、毒性中药品种和罂粟壳不得陈列。⑧冷藏药品放置在冷藏设备中，按规定对温度进行监测和记录，并保证存放温度符合要求。⑨经营非药品应当设置专区，与药品区域明显隔离，并有醒目标志。

（2）储存与养护 设置库房的，库房的药品参照药品批发管理相关规定。

**7. 销售** 企业应当在营业场所的显著位置悬挂药品经营许可证、营业执照、执业药师注册证等。营业人员应当佩戴有照片、姓名、岗位等内容的工作牌，是执业药师和药学技术人员的，工作牌还应当标明执业资格或者药学专业技术职称。

（1）药品销售 ①处方经执业药师审核后方可调配。②处方审核、调配、核对人员应当在处方上签字或者盖章，按照规定保存处方或者其复印件。③销售近效期药品应当向顾客告知有效期。④销售特殊管理的药品和国家有专门管理要求的药品，严格执行国家有关规定。⑤销售中药饮片做到计量准确，并告知煎服方法及注意事项；提供中药饮片代煎服务，应当符合国家有关规定。

（2）销售凭证 企业销售药品应当开具销售凭证，内容包括药品名称、生产厂商、数量、价格、批号、规格等，并做好销售记录。

（3）拆零销售 药品拆零销售按规定做好拆零销售记录，拆零的工作台及工具保持清洁、卫生，防止交叉污染。

**8. 售后管理** 除药品质量原因外，药品一经售出，不得退换。企业应当按照国家有关药品不良反应报告制度的规定，收集、报告药品不良反应信息；发现已售出药品有严重质量问题，应当及时采取措施追回药品并做好记录，同时向药品监督管理部门报告，并协助药品生产企业履行召回义务，控制和收回存在安全隐患的药品，并建立药品召回记录。

**（三）附录主要内容**

**1. 附录Ⅰ《冷藏、冷冻药品的储存与运输管理》** 共 13 条，是我国药品流通过程中第一个全面、系统、全供应链实施质量控制的管理标准，对冷链药品的物流过程做出了具体规定，对冷链药品的设施设备配置、人员条件、制度建设、质量追溯提出了具体的工作要求，明确了冷库、冷藏车及冷藏箱的技术指标，细化了操作规程，强调了人员培训，是药品经营企业开展冷链药品储存、运输管理的基本准则和操作标准。

**2. 附录Ⅱ《药品经营企业计算机系统》** 共 22 条，是对药品流通各环节采用计算机管理的流程作业、功能设定、规范操作、质量控制进行的具体规定，在硬件、软件和人员职责等方面都做了细化，详细地规定了系统的硬件设施和网络环境的要求，对关键岗位人员职责进行了明确，确保各环节人员严格按规范作业，杜绝违规操作，控制和防范质量风险，确保药品经营质量，并可以实现药品质量的全程有效追溯和企业经营行为的严格控制。

**3. 附录Ⅲ《温湿度自动监测》** 共 17 条，对药品储运温湿度自动监测系统的监测功能、数据安全管理、风险预警与应急、系统安装与操作等进行了具体规定，明确了系统的硬件组成、测点精度和布点密度，强调了系统的独立性，防止因断电等故障因素影响系统正常运行或造成数据丢失。对于测点的安装位置、校准以及设施设备的维护也提出了具体的要求，确保了系统各项功能的有效实现和药品温湿度数据的有效追溯。

**4. 附录Ⅳ《药品收货与验收》** 共 19 条，明确了到货验收时检查的具体内容，强调了冷藏、冷冻药品到货时应当检查的项目，明确了到货药品与采购记录不符等情况的处理办法，细化了退货药品的管理措施，对实施电子监管的药品及验收记录等内容也做了详细的规定，使企业在实际操作中，能更好地掌握和实施药品 GSP。

5. 附录 V《验证管理》 共 12 条，对于验证的范围、参数标准、设备条件、实施项目、具体操作、数据分析、偏差处理及风险控制、质量控制文件编制、验证结果应用等都进行了具体规定。对于我国的药品经营企业来说，验证是一项全新的工作。该附录详细地提出了验证方案的制定，验证项目的确定，验证方案的实施等内容，并具体明确了冷库、冷藏车、冷藏箱（保温箱）和温湿度自动监测系统的验证项目。

6. 附录 VI《药品零售配送质量管理》 共 22 条，适用于药品零售过程（含通过网络零售）所涉及的药品配送行为的质量管理。①药品零售企业应当在药品配送过程中采取有效的质量控制措施，并满足药品信息化追溯要求，实现药品配送全过程质量可控、可追溯。②药品零售企业应当配备专职或兼职人员负责药品配送质量管理，相关人员应当熟悉有关药品流通管理的法律法规，在药品配送质量管理工作中具备独立正确判断和保障实施的能力。从事冷藏、冷冻药品配送等工作的人员，接受相关法律法规和专业知识培训并经考核合格后方可上岗。③冷藏、冷冻药品的配送过程应当严格遵守有关规定，防止脱离冷链。配送使用的车辆和配送箱要符合相关要求。制作寄递配送单和配送包装封签的材料，应当不易损坏；封签上应有明显标示"药"的字样，用于打印信息的油墨不易被擦拭或造成字迹模糊不清。配送包装被拆启后，包装封签应当无法恢复原状。配送设备应当定期检查、清洁和维护，由专人负责管理，并建立记录和档案。药品零售企业应当对照消费者购买记录进行拣选、复核、包装与发货。配送过程中，应当采取必要措施，避免包装件在途中、交接、转运或转存等环节遭受雨淋、潮湿、高温、阳光直射、严寒等外界特殊环境的影响。

## ≫ 第四节　处方药与非处方药分类管理制度

处方药与非处方药分类管理制度是国际通行的管理措施，它是由国家通过颁布法律或者法规将药品划分为处方药和非处方药，根据其特点分门别类地进行管理的一种制度。

我国从 1995 年起，开始探索药品分类管理制度。1997 年 1 月《中共中央、国务院关于卫生改革与发展的决定》提出，国家建立并完善处方药与非处方药分类管理制度。1999 年开始药品分类管理试点工作，国家药品监督管理局先后颁布《处方药与非处方药分类管理办法（试行）》《处方药与非处方药流通管理暂行规定》；2001 年修订的《中华人民共和国药品管理法》规定，国家对药品实行处方药与非处方药分类管理制度。

### 一、处方药与非处方药的概念

#### （一）处方药与非处方药含义

处方药是指须凭执业医师或执业助理医师处方才可调配、购买和使用的药品。非处方药是指国务院药品监督管理部门公布的，不需要凭执业医师或执业助理医师处方即可自行判断、购买和使用的药品。非处方药又称为柜台发售药品（over the counter drug），简称 OTC。

#### （二）处方药与非处方药的特点

处方药与非处方药在品种、适应症和使用方法等方面各有不同的特点，详见表 7-3。

表 7 - 3　处方药与非处方药的特点

| 项目 | 处方药 | 非处方药 |
|------|--------|----------|
| 品种 | 一般为国家管制药、监测期的新药、抗生素、激素、毒副作用大的药品 | 非处方药的品种一般具有高度的安全性，药物无潜在毒性，不易引起蓄积中毒，不会引起药物依赖性，不在体内蓄积、不致诱导耐药性或抗药性 |
| 适应症 | 一般用于诊断专属性强、病情严重的疾病或者患者难以自我判断的疾病，如肿瘤、青光眼、消化道溃疡、精神病、糖尿病、肝病、肾病、前列腺病、免疫性疾病、心脑血管疾病、性传播疾病等的治疗药品 | 患者能自我判断的疾病，药品疗效确切 |
| 使用方法 | 一般都是患者自我使用不安全、不方便的剂型，如注射剂、大输液剂、粉针剂、埋植剂等 | 患者使用方便的剂型，用药时不需要做特殊检查和试验，一般以口服、外用、吸入等剂型为主 |

## 二、处方药与非处方药分类管理的主要规定

**1. 经营许可**　经营处方药和非处方药的批发企业和经营处方药、甲类非处方药的零售企业必须具有药品经营企业许可证。乙类非处方药可以在零售药店销售，也可以在经省级药品监督管理部门或其授权的药品监督管理部门批准的其他商业企业（如超市、宾馆）零售。

**2. 销售**　销售处方药和甲类非处方药的药品零售企业，必须配备执业药师；药品经营企业许可证和执业药师证书应悬挂在醒目、易见的地方；执业药师应佩戴标明其姓名、技术职称等内容的胸卡；执业药师或者其他依法经资格认定的药学技术人员不在岗时，应当挂牌告知，并停止销售处方药和甲类非处方药。

处方药不得采用开架自选销售方式；药品生产企业、经营企业、医疗机构不得采用邮售、互联网交易等方式直接向公众销售处方药。

零售乙类非处方药的商业企业必须配备专职的具有高中以上文化程度，经专业培训后，由省级药品监督管理部门或其授权的药品监督管理部门考核合格并取得上岗证的人员。

**3. 专有标识**　处方药没有专有标识。非处方药专有标识图案为椭圆形背景下的"OTC"三个英文字母，其背景颜色分为红色和绿色两种，甲类非处方药为红底白字的图案，乙类非处方药为绿底白字的图案。单色印刷时，非处方药专有标识下方必须标示"甲类"或"乙类"字样。

非处方药的包装、说明书和标签必须印有国家指定的非处方药专有标识。必须在印有中文药品通用名称的一面（侧），其右上角是非处方药专有标识的固定位置。

**4. 标签、说明书、警告语和忠告语**　处方药和非处方药的标签和说明书必须经国务院药品监督管理部门批准，文字表述应当科学、规范、准确。非处方药标签和说明书除符合规定外，还应当使用容易理解的文字表述，以便患者自行判断、选择和使用。

进入药品流通领域的处方药和非处方药，其相应的警示语或忠告语应由生产企业醒目地印制在药品包装或药品使用说明书上。处方药警示语为："凭医师处方销售、购买和使用！"；非处方药忠告语为："请仔细阅读药品使用说明书并按说明使用或在药师指导下购买和使用！"

**5. 广告**　处方药可以在国务院卫生健康主管部门和国务院药品监督管理部门共同指定的医学、药学专业刊物上进行广告宣传，但不得在大众传播媒介发布广告或者以其他方式进行以公众为对象的广告宣传。不得以赠送医学、药学专业刊物等形式向公众发布处方药的广告；处方药名称与该药品的商标、生产企业字号相同的，不得使用该商标、企业字号在医学、药学专业刊物以外的媒介变相发布广告；不得以处方药名称或者以处方药名称注册的商标以及企业字号为各种活动冠名。处方药的广告忠告语是："本广告仅供医学药学专业人士阅读"。

非处方药经过批准，可以在大众媒体进行广告宣传，也可以在医学、药学专业刊物进行广告宣传。

非处方药广告的忠告语是:"请按药品说明书或在药师指导下购买和使用"。

## 三、处方药与非处方药品种遴选和转换

### (一) 处方药品种遴选

目前我国尚未正式遴选、公布国家处方药目录,但国务院药品监督管理部门通过不同方式明确了在我国属于处方药的药品。目前主要通过两种途径确认。

**1. 采用公布停止在大众媒体发布广告的处方药** 主要包括粉针剂类、大输液类、抗生素类的抗感染药物。

**2. 采用规定药品零售企业不得销售或凭处方销售的方式明确的处方药** 包括麻醉药品、放射性药品、一类精神药品、终止妊娠药品、蛋白同化制剂、肽类激素(胰岛素除外)、药品类易制毒化学品、疫苗(以上均为药品零售企业不得经营的处方药);注射剂、医疗用毒性药品、二类精神药品、其他按兴奋剂管理的药品、精神障碍治疗药(抗精神病、抗焦虑、抗躁狂、抗抑郁药)、抗病毒药(逆转录酶抑制剂和蛋白酶抑制剂)、肿瘤治疗药、含麻醉药品的复方口服溶液和曲马多制剂、未列入非处方药目录的抗菌药和激素,以上均为在全国范围内凭处方销售的处方药。

### (二) 非处方药品种遴选

我国目前主要是国家公布非处方药药品目录的方式进行管理,国务院药品监督管理部门负责非处方药的遴选、审批、发布和调整工作。非处方药遴选原则是"应用安全、疗效确切、质量稳定、使用方便"。1999～2004 年,国务院药品监督管理部门先后公布国家非处方药目录六批,被列入目录的有 4326 个品种,其中化学药品 920 个,中成药 3406 个。

### (三) 处方药与非处方药转换评价

2004 年 4 月 7 日,国家食品药品监督管理局下发《关于升展处方药与非处方药转换评价工作的通知》,我国开始实施处方药注册和转换评价工作,建立处方药与非处方药动态监测机制。

根据规定,除以下制剂,均可申请转换非处方药:①监测期内的药品;②用于急救和其他患者不宜自我治疗疾病的药品,如用于肿瘤、青光眼、消化道溃疡、精神病、糖尿病、肝病、肾病、前列腺疾病、免疫性疾病、心脑血管疾病、性传播疾病等的治疗药品;③消费者不便自我使用的药物剂型如注射剂、埋植剂等;④用药期间需要专业人员进行医学监护和指导的药品;⑤需要在特殊条件下保存的药品;⑥作用于全身的抗菌药、激素(避孕药除外);⑦含毒性中药材,且不能证明其安全性的药品;⑧原料药、药用辅料、中药材、饮片;⑨国家规定的医疗用毒性药品、麻醉药品、精神药品和放射性药品,以及其他特殊管理的药品;⑩其他不符合非处方药要求的药品。

## ▷▷ 第五节 互联网药品交易监督管理

PPT

## 一、互联网药品交易服务管理

互联网药品交易服务,是指通过互联网提供药品(包括医疗器械、直接接触药品的包装材料和容器)交易服务的电子商务活动。

### (一) 互联网药品交易服务的模式

**1. 第三方交易服务平台** 即为药品生产企业、药品经营企业和医疗机构之间的互联网药品交易提

供服务。

**2. B2B 交易模式**　即药品生产企业、药品批发企业通过自身网站与本企业成员之外的其他企业进行的互联网药品交易。本企业成员，是指企业集团成员或者提供互联网药品交易服务的药品生产企业、药品批发企业对其拥有全部股权或者控股权的企业法人。

**3. B2C 交易模式**　即药品连锁零售企业向个人消费者提供的互联网药品交易服务。

### （二）互联网药品交易服务企业的申请条件

（1）为药品生产企业、药品经营企业和医疗机构之间的互联网药品交易提供服务的企业，应当具备的条件：①依法设立的企业法人；②提供互联网药品交易服务的网站已获得从事互联网药品信息服务的资格；③拥有与开展业务相适应的场所、设施、设备，并具备自我管理和维护的能力；④具有健全的网络与交易安全保障措施以及完整的管理制度；⑤具有完整保存交易记录的能力、设施和设备；⑥具备网上查询、生成订单、电子合同、网上支付等交易服务功能；⑦具有保证上网交易资料和信息的合法性、真实性的完善的管理制度、设备与技术措施；⑧具有保证网络正常运营和日常维护的计算机专业技术人员，具有健全的企业内部管理机构和技术保障机构；⑨具有药学或者相关专业本科学历，熟悉药品、医疗器械相关法规的专职专业人员组成的审核部门负责网上交易的审查工作。

为药品生产企业、药品经营企业和医疗机构之间的互联网药品交易提供服务的企业不得参与药品生产、经营；不得与行政机关、医疗机构和药品生产经营企业存在隶属关系、产权关系和其他经济利益关系。

（2）通过自身网站与本企业成员之外的其他企业进行互联网药品交易的药品生产企业和药品批发企业，应当具备的条件：①提供互联网药品交易服务的网站已获得从事互联网药品信息服务的资格；②具有与开展业务相适应的场所、设施、设备，并具备自我管理和维护的能力；③具有健全的管理机构，具备网络与交易安全保障措施以及完整的管理制度；④具有完整保存交易记录的设施、设备；⑤具备网上查询、生成订单、电子合同等基本交易服务功能；⑥具有保证网上交易的资料和信息的合法性、真实性的完善管理制度、设施、设备与技术措施。

（3）向个人消费者提供互联网药品交易服务的企业，应当具备的条件：①依法设立药品连锁零售企业；②提供互联网药品交易服务的网站已获得从事互联网药品信息服务的资格；③具有健全的网络与交易安全保障措施以及完整的管理制度；④具有完整保存交易记录的能力、设施和设备；⑤具备网上咨询、网上查询、生成订单、电子合同等基本交易服务功能；⑥对上网交易的品种有完整的管理制度与措施；⑦具有与上网交易的品种相适应的药品配送系统；⑧具有执业药师负责网上实时咨询，并有保存完整咨询内容的设施、设备及相关管理制度；⑨从事医疗器械交易服务，应当配备拥有医疗器械相关专业学历、熟悉医疗器械相关法规的专职专业人员。

### （三）互联网药品交易服务企业的审批与监管

申请从事互联网药品交易服务的企业，需填写国务院药品监督管理部门统一制发的从事互联网药品交易服务申请表，向所在地省、自治区、直辖市（食品）药品监督管理部门提出申请，提交材料：①拟提供互联网药品交易服务的网站获准从事互联网药品信息服务的许可证复印件；②业务发展计划及相关技术方案；③保证交易用户与交易药品合法、真实、安全的管理措施；④营业执照复印件；⑤保障网络和交易安全的管理制度及措施；⑥规定的专业技术人员的身份证明、学历证明复印件及简历；⑦仪器设备汇总表；⑧拟开展的基本业务流程说明及相关材料；⑨企业法定代表人证明文件和企业各部门组织机构职能表。

药品监督管理部门收到申请材料后，在 5 日内对申请材料进行形式审查。药品监督管理部门受理为药品生产企业、药品经营企业和医疗机构提供互联网药品交易服务的申请后，在 10 个工作日内向国务院药品监督管理部门报送相关申请材料。

国务院药品监督管理部门同意进行现场验收的，在 20 个工作日内对申请人按验收标准组织进行现场验收。验收不合格的，书面通知申请人并说明理由；验收合格的，国务院药品监督管理部门在 10 个工作日内向申请人核发并送达同意其从事互联网药品交易服务的互联网药品交易服务机构资格证书。

向个人消费者提供互联网药品交易服务的企业只能在网上销售本企业经营的非处方药，不得向其他企业或者医疗机构销售药品。在互联网上进行药品交易的药品生产企业、药品经营企业和医疗机构必须通过经药品监督管理部门和电信业务主管部门审核同意的互联网药品交易服务企业进行交易。参与互联网药品交易的医疗机构只能购买药品，不得上网销售药品。

互联网药品交易服务机构资格证书有效期届满，需要继续提供互联网药品交易服务的，提供互联网药品交易服务的企业应当在有效期届满前 6 个月内，向原发证机关申请换发互联网药品交易服务机构资格证书。

## 二、药品网络销售监督管理

为规范药品网络销售和药品网络交易平台服务活动，保障公众用药安全，2022 年 8 月 3 日，国家市场监督管理总局颁布《药品网络销售监督管理办法》，自 2022 年 12 月 1 日实施。

### （一）监管主体及职责

国家药品监督管理局主管全国药品网络销售的监督管理工作；省级药品监督管理部门负责本行政区域内药品网络销售的监督管理工作，负责监督管理药品网络交易第三方平台以及药品上市许可持有人、药品批发企业通过网络销售药品的活动；设区的市级、县级承担药品监督管理职责的部门负责本行政区域内药品网络销售的监督管理工作，负责监督管理药品零售企业通过网络销售药品的活动。

### （二）药品网络销售企业的责任

药品网络销售企业应当建立并实施药品质量安全管理、风险控制、药品追溯、储存配送管理、不良反应报告、投诉举报处理等制度。药品网络零售企业还应当建立在线药学服务制度，由依法经过资格认定的药师或者其他药学技术人员开展处方审核调配、指导合理用药等工作。依法经过资格认定的药师或者其他药学技术人员数量应当与经营规模相适应。

通过网络向个人销售处方药的，应当确保处方来源真实、可靠，并实行实名制。药品网络零售企业应当与电子处方提供单位签订协议，并严格按照有关规定进行处方审核调配，对已经使用的电子处方进行标记，避免处方重复使用。

### （三）平台管理

药品网络交易第三方平台提供者应当按照国务院药品监督管理部门的规定，向所在地省、自治区、直辖市人民政府药品监督管理部门备案。

（1）第三方平台提供者应当依法对申请进入平台经营的药品上市许可持有人、药品经营企业的资质等进行审核，保证其符合法定要求，并对发生在平台的药品经营行为进行管理。第三方平台提供者发现进入平台经营的药品上市许可持有人、药品经营企业有违反本法规定行为的，应当及时制止并立即报告所在地县级人民政府药品监督管理部门；发现严重违法行为的，应当立即停止提供网络交易平台服务。

（2）第三方平台承接电子处方的，应当对电子处方提供单位的情况进行核实，并签订协议。药品网络零售企业接收的处方为纸质处方影印版本的，应当采取有效措施避免处方重复使用。

（3）第三方平台应当建立药品质量安全管理机构，配备药学技术人员承担药品质量安全管理工作，建立并实施药品质量安全、药品信息展示、处方审核、处方药实名购买、药品配送、交易记录保存、不良反应报告、投诉举报处理等管理制度。

（4）第三方平台应当加强检查，对入驻平台的药品网络销售企业的药品信息展示、处方审核、药品销售和配送等行为进行管理，督促其严格履行法定义务。

（5）第三方平台应当对申请入驻的药品网络销售企业资质、质量安全保证能力等进行审核，对药品网络销售企业建立登记档案，至少每六个月核验更新一次，确保入驻的药品网络销售企业符合法定要求。第三方平台应当保存药品展示、交易记录与投诉举报等信息。保存期限不少于 5 年，且不少于药品有效期满后 1 年。

### （四）监督检查

药品监督管理部门应当依照法律、法规、规章等规定，按照职责分工对第三方平台和药品网络销售企业实施监督检查。

药品网络销售违法行为由违法行为发生地的药品监督管理部门负责查处。因药品网络销售活动引发药品安全事件或者有证据证明可能危害人体健康的，也可以由违法行为结果地的药品监督管理部门负责。

药品监督管理部门应当加强药品网络销售监测工作。省级药品监督管理部门建立的药品网络销售监测平台，应当与国家药品网络销售监测平台实现数据对接。药品监督管理部门对监测发现的违法行为，应当依法按照职责进行调查处置。

药品监督管理部门对网络销售违法行为的技术监测记录资料，可以依法作为实施行政处罚或者采取行政措施的电子数据证据。对有证据证明可能存在安全隐患的，药品监督管理部门应当根据监督检查情况，对药品网络销售企业或者第三方平台等采取告诫、约谈、限期整改以及暂停生产、销售、使用、进口等措施，并及时公布检查处理结果。

### （五）禁止网络销售的药品

为贯彻落实《中华人民共和国药品管理法》和《药品网络销售监督管理办法》要求，保障公众用药安全，国家药品监督管理局发布了《药品网络销售禁止清单（第一版）》，自 2022 年 12 月 1 日起施行。

**1. 禁止网络销售的品种**　疫苗、血液制品、麻醉药品、精神药品、医疗用毒性药品、放射性药品、药品类易制毒化学品。

**2. 其他**　包括注射剂（降糖类药物除外）；含麻黄碱类复方制剂（不包括含麻黄的中成药）、含麻醉药品口服复方制剂、含曲马多口服复方制剂、右美沙芬口服单方制剂；《兴奋剂目录》所列的蛋白同化制剂和肽类激素（胰岛素除外）；地高辛、丙吡胺、奎尼丁、哌唑嗪、普鲁卡因胺、普罗帕酮、胺碘酮、奎宁、氨茶碱、胆茶碱、异丙肾上腺素；苯妥英钠、卡马西平、拉莫三嗪、水合氯醛、达比加群酯、华法林、替格瑞洛、西洛他唑、扑米酮、碳酸锂、异氟烷、七氟烷、恩氟烷、地氟烷、秋水仙碱；米非司酮、复方米非司酮、环丙孕酮、卡前列甲酯、雌二醇、米索前列醇、地诺前列酮；法罗培南、夫西地酸、伏立康唑、利奈唑胺、奈诺沙星、泊沙康唑、头孢地尼、伊曲康唑、左奥硝唑、头孢泊肟酯。

**📖 案例7-1**

某电子商城入驻商家销售禁售药品案

2022 年 12 月，洛阳市洛龙区市场监督管理局根据国家药品网络销售监测平台监测线索，对某电子商城入驻商家"××堂药馆"进行检查，发现该店于 2022 年 12 月 22 日通过网络销售处方药××牌氢溴酸右美沙芬糖浆。2023 年 1 月，洛阳市洛龙区市场监督管理局依据《药品网络销售监督管理办法》

第三十三条规定，对该店处以罚款 5 万元的行政处罚。

思考讨论　该药店存在什么违法行为？第三方平台应该承担什么责任？

---

**执业药师考点** --------------------------------------

1. 药品经营和许可管理的规定。
2. 药品经营质量管理规范的主要内容。
3. 药品经营行为管理。
4. 网络药品经营管理。
5. 药品进出口管理。
6. 处方药和非处方药分类管理。

答案解析

**目标检测**

**一、A 型题**（最佳选择题）

1. 根据《药品经营质量管理规范》规定，不符合药品批发企业药品质量验收要求的是（　　）。
   A. 对每次到货的药品进行逐批抽样验收
   B. 实施批签发管理的生物制品，应开箱检查至最小包装
   C. 零货、拼箱的，应当开箱检查至最小包装
   D. 破损、污染、渗液、封条损坏等包装异常的，应当开箱检查至最小包装

2. 药品零售企业的《药品经营许可证》有效期、有效期满前重新提出申请的时间是（　　）。
   A. 有效期为 3 年，有效期满前 6 个月至 2 个月期间
   B. 有效期为 3 年，有效期满前 3 个月至 2 个月期间
   C. 有效期为 5 年，有效期满前 6 个月至 2 个月期间
   D. 有效期为 5 年，有效期满前 3 个月至 1 个月期间

3. 不同批号的药品不得混垛，垛间距不小于（　　）。
   A. 5 厘米　　　　　　B. 10 厘米　　　　　　C. 15 厘米　　　　　　D. 30 厘米

4. 药品药垛与地面的间距不小于（　　）。
   A. 5 厘米　　　　　　B. 10 厘米　　　　　　C. 15 厘米　　　　　　D. 30 厘米

**二、X 型题**（多项选择题）

5. 处方药销售方式的说法正确的是（　　）。
   A. 不得采用开架自选销售方式
   B. 可以采用大卖场等开架自选销售方式
   C. 处方药与非处方药应当分柜摆放
   D. 不得采用有奖销售、附赠药品或礼品销售等销售方式

6. 下列关于药品零售企业陈列与储存药品管理要求的说法，正确的是（　　）。
   A. 将处方药与非处方药集中摆放，都不得采用开架自选的方式陈列和销售
   B. 第二类精神药品应当单独陈列，毒性中药品种和罂粟壳不得陈列
   C. 拆零销售的药品应当集中存放于拆零专柜或专区

D. 不同批号的中药饮片装斗前，应当清斗并记录

7. 不得通过网络销售的药品是（　　）。

A. 血液制品 B. 药品类易制毒化学品

C. 疫苗 D. 精神药品

三、综合问答题

8. 《药品经营质量管理规范》中对药品储存有哪些具体要求？

9. 处方药和非处方药在经营上有哪些区别？

书网融合……

思政导航　　　　　本章小结　　　　　题库

（王柳萍　高　岩　钟　丽）

# 第八章　医疗机构药事监督管理

⊙ **学习目标**

　**知识目标**

　**1. 掌握**　医疗机构的概念和类型，医疗机构药事管理的内容，药品调剂的概念及要求、处方的组成、处方权限、处方书写、处方限量和处方保管的规定，医疗机构制剂配制监督管理、合理用药的基本要求、抗菌药物临床应用管理。

　**2. 熟悉**　医疗机构药事管理组织的类型及药学技术人员管理，调剂工作的组织，医疗机构药品购进与验收的规定，医疗机构药品储存与保管的要求，医疗机构制剂配制和使用管理。

　**3. 了解**　药物临床应用管理的目标，药物临床应用管理的实施。

　**能力目标**　通过本章的学习，能够使学生具有自觉遵守医疗机构药事管理规定和药学服务规范的素养，具备诚实守信的品质，开拓创新的精神，有持续学习的能力和动力；树立全心全意为患者服务的意识，能够胜任医疗机构药学岗位的有关工作。

医疗机构是患者诊治疾病的重要场所，药品是预防、诊断、治疗疾病的重要手段。医疗机构中有关药品的一切活动，包括药品采购、调剂、处方等均应遵守相关法律规定。为此，2011 年卫生部、国家中医药管理局、总后勤部卫生部修订并发布了《医疗机构药事管理规定》，对医疗机构药事管理工作进行了全面的规定。

## 》 第一节　概　述

PPT

### 一、医疗机构的概念和分类

医疗机构是以救死扶伤、防病治病、为公众健康服务为宗旨，依据法定程序和条件设立的从事疾病诊断、治疗活动的卫生机构的总称。

目前，我国医疗机构的类别主要有：①综合医院、中医医院、中西医结合医院、民族医医院、专科医院、康复医院；②妇幼保健院、妇幼保健计划生育服务中心；③社区卫生服务中心、社区卫生服务站；④中心卫生院、乡（镇）卫生院、街道卫生院；⑤疗养院；⑥综合门诊部、专科门诊部、中医门诊部、中西医结合门诊部、民族医门诊部；⑦诊所、中医诊所、民族医诊所、卫生所、医务室、卫生保健所、卫生站；⑧村卫生室（所）；⑨急救中心、急救站；⑩临床检验中心；⑪专科疾病防治院、专科疾病防治所、专科疾病防治站；⑫护理院、护理站；⑬医学检验实验室、病理诊断中心、医学影像诊断中心、血液透析中心、安宁疗护中心；⑭其他诊疗机构。

### 二、医疗机构药事与药事管理

医疗机构药事泛指医疗机构中一切与药品和药学服务有关的事务。涉及在医疗机构中，从药品的监督管理、采购供应、储存保管、调剂制剂、质量管理、临床应用到临床药学、药学情报服务和科研开发；从药剂科（药学部）内部的组织机构、人员配备、设施设备、规章制度到与外部的沟通联系、信息交流等一切与药品和药学服务有关事项。

医疗机构药事管理是指医疗机构内以服务患者为中心，以临床药学为基础，对临床用药全过程进行有效的组织实施与管理，促进临床科学、合理用药的药学技术服务和相关的药品管理工作。总体来说，医疗机构药事管理的工作内容包含以下几个方面。

**1. 药事组织管理**　药事组织管理主要是涉及医院药学部门的组织结构及其人员管理，包括设置和建立药事组织结构、配置人员、确定岗位职责、对人员进行培养教育；沟通医院药学部门与各科室、各部门的关系；协调好药学技术人员与患者、医护人员、行政人员、后勤人员之间的关系等。

**2. 业务管理**　医疗机构药事业务管理包括药品调剂管理、中西药物制剂管理、药库管理、药品质量控制管理、临床药物使用与管理、药物评价与促进合理用药管理、药学信息管理等。

**3. 物资设备管理**　医疗机构物资设备管理是指医疗机构对医疗过程中需要的药品、医用材料以及设备所进行的一系列采购、供应、管理等工作。

**4. 技术管理**　医疗机构药事技术管理包括药品技术标准管理，临床用药管理，药学部门相关技术操作规程的制订、执行、检查与改进等管理，科研活动和成果管理，业务技术培训与考核管理和药学信息与技术档案管理等。

**5. 质量管理**　医疗机构药事质量管理是指运用药品标准、质量管理规范、技术操作规程、药品质量监控等管理措施，对医疗机构药学部门所提供药品的质量和药学服务（含药学技术服务与非药学技术服务）质量实施管理。

**6. 经济管理**　经济管理是指为了解药品在医疗市场中的规律性和特殊性及发展趋势，在确保药品质量和保证患者临床用药的前提下，保障社会效益和经济效益同步增长，开展药物经济学研究制订合理的药物治疗方案。

**7. 药物信息管理**　药物信息管理包括建立药学信息资料室，配备有关专业书籍、工具书、专业期刊、计算机及其软件、数据储存设备，进行计算机联网，建立药学信息资料检索系统，正确地向医护人员、患者提供药品信息，提供用药咨询服务，促进合理使用药品。

**8. 药学研究工作**　医疗机构应当结合临床和药物治疗需要开展药学研究工作，提供必要的工作条件，制定相应管理制度，加强对药学研究工作的管理。

医疗机构药事管理具有专业性、实践性和服务性特点。专业性指医疗机构药事管理不同于一般行政管理工作，具有明显的药学专业特征；实践性指医疗机构药事管理是各种管理职能和方法在医疗机构药事活动中的实际运用；服务性指医疗机构药事管理的目的，是在保障医疗机构药学服务工作的正常运行和不断发展的前提下，围绕医疗机构的总目标，高质高效地向患者和社会提供医疗卫生保健的综合服务。

## ◎ 第二节　医疗机构药事组织与人员管理

医疗机构药事工作是医疗工作的重要组成部分，医疗机构应根据药事工作需要设立药事管理组织。

### 一、医疗机构药事管理组织

#### （一）药事管理与药物治疗学委员会（组）

二级以上医院应当设立药事管理与药物治疗学委员会；其他医疗机构应当成立药事管理与药物治疗

学组。二级以上医院药事管理与药物治疗学委员会委员由具有高级技术职务任职资格的药学、临床医学、护理和医院感染管理、医疗行政管理等人员组成；医疗机构药事管理与药物治疗学组由药学、医务、护理、医院感染、临床科室等部门负责人和具有药师、医师以上专业技术职务任职资格人员组成。医疗机构负责人任药事管理与药物治疗学委员会（组）主任委员，药学和医务部门负责人任药事管理与药物治疗学委员会（组）副主任委员。

药事管理与药物治疗学委员会（组）的职责包括：

（1）贯彻执行医疗卫生及药事管理等有关法律、法规、规章，审核制定本机构药事管理和药学工作规章制度，并监督实施。

（2）制定本机构药品处方集和基本用药供应目录。

（3）推动药物治疗相关临床诊疗指南和药物临床应用指导原则的制定与实施，监测、评估本机构药物使用情况，提出干预和改进措施，指导临床合理用药。

（4）分析、评估用药风险和药品不良反应、药品损害事件，并提供咨询与指导。

（5）建立药品遴选制度，审核本机构临床科室申请的新购入药品、调整药品品种或者供应企业以及申报医院制剂等事宜。

（6）监督、指导麻醉药品、精神药品、医疗用毒性药品及放射性药品的临床使用与规范化管理。

（7）对医务人员进行有关药事管理法律法规、规章制度和合理用药知识教育培训；向公众宣传安全用药知识。

## （二）医疗机构药学部门

医疗机构应当根据本机构功能、任务、规模设置相应的药学部门，配备与药学部门工作任务相适应的专业技术人员、设备和设施。三级医院设置药学部，并可根据实际情况设置二级科室；二级医院设置药剂科；其他医疗机构设置药房。药学部门具体负责药品管理、药学专业技术服务和药事管理工作，开展以患者为中心、以合理用药为核心的临床药学工作，组织药师参与临床药物治疗，提供药学专业技术服务。

《医疗机构药事管理规定》规定，依法取得相应资格的药学专业技术人员方可从事药学专业技术工作。二级以上医院药学部门负责人应当具有高等学校药学专业或者临床药学专业本科以上学历，以及本专业高级技术职务任职资格；除诊所、卫生所、医务室、卫生保健所、卫生站以外的其他医疗机构药学部门负责人，应当具有高等学校药学专业专科以上或者中等学校药学专业毕业学历，以及药师以上专业技术职务任职资格。

由于医院的规模、性质和任务不同，医院药学部门的任务也不完全一致。其基本任务如下：

（1）根据医疗和科研需要，按照本机构药品处方集和基本用药目录采购药品，按时供应。

（2）及时准确地调配处方，按临床需要制备制剂及加工炮制中药材。

（3）加强药品质量管理，建立健全药品质量监督和检验制度，以保证临床用药安全有效。

（4）做好用药咨询，结合临床搞好合理用药、新药试验和药品疗效评价工作，收集药品不良反应，及时向卫生健康主管部门汇报并提出需要改进和淘汰品种意见。

（5）根据临床需要积极研究中、西药品的新制剂，运用新技术创制新制剂。

（6）承担医药院校学生实习、药学人员进修。

## （三）药学部门组织结构

药学部/药剂科根据规模一般设置有：中、西药调剂，制剂（普通制剂和中药制剂），中、西药库，药品检验、临床药学等专业室，并设室主任。其组织结构见图 8-1。

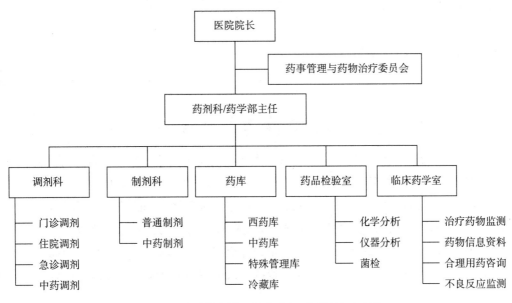

图8-1 我国综合性医院药学部/药剂科组织结构

## 二、医疗机构药学专业技术人员管理

《药品管理法》规定，医疗机构应当配备依法经过资格认定的药师或者其他药学技术人员，负责本单位的药品管理、处方审核和调配、合理用药指导等工作，非药学技术人员不得直接从事药剂技术工作。

《医疗机构药事管理规定》规定，医疗机构药学专业技术人员应按照有关规定取得相应的药学专业技术职务任职资格；药学专业技术人员数量上不得少于本机构卫生专业技术人员的8%；建立静脉用药调配中心（室）的医疗机构应当根据实际需要另行增加药学专业技术人员数量；三级医院临床药师不少于5名，二级医院临床药师不少于3名。医疗机构直接接触药品的药学人员应当每年进行健康检查，患有传染病或者其他可能污染药品的疾病的，不得从事直接接触药品的工作。

### （一）人员的编制

二级综合医院药剂科药学人员中具有高等医药院校临床药学或者药学专业全日制本科毕业以上学历的，应当不低于药学专业技术人员总数的20%，三级综合医院药学部应不低于30%。二级综合医院药学专业技术人员中具有副高级职务任职资格的应当不低于药学专业技术人员总数6%；三级综合医院应当不低于13%，教学医院不低于15%。

### （二）人员的构成

医疗机构药剂科/药学部的人员包括行政管理人员、药学专业技术人员和辅助人员三部分。药剂科/药学部各类人员都必须接受过必要的教育或培训，取得与所从事业务相应的资格。

**1. 行政管理人员** 主要指药剂科/药学部的正副主任、各专业科室的主管以及主任助理，全面负责本部门的行政和业务技术管理工作，制定本医疗机构药学发展规划和各项管理制度并组织实施，对所属各业务科室进行检查、指导、监督、考核和必要的奖惩。

**2. 药学专业技术人员** 是指按照《卫生技术人员职务试行条例》的规定取得药学专业技术职务任职资格人员，包括主任（中）药师、副主任（中）药师、主管（中）药师、（中）药师、（中）药士。这是医院药学工作的主体，承担着药剂科/药学部各项关键性专业技术工作。

**3. 辅助人员** 是药学部门非专业技术人员，如财会人员、制剂生产工人、勤杂人员等，在药学专业技术人员指导下完成各项具体工作。

## ▷ 第三节　调剂与处方管理

PPT

### 一、处方调剂

处方调剂，又称为处方调配，包括收方（含从患者处接受医生的处方和从病房医护人员处接受处方或请领单）、审查处方、调配药品、复核、发药并进行交代和答复询问的全过程。

处方调剂工作是药学技术服务的重要组成部分。依法经过资格认定的药师或者其他药学技术人员调配处方，应当严格执行《处方管理办法》，按照操作规程和医嘱、认真审查和核对，确保发出药品的准确、无误。发出药品应注明患者姓名、用法、用量，并交代注意事项，对处方所列药品不得擅自更改或者代用；对有配伍禁忌、超剂量的处方，药学专业技术人员应拒绝调配，必要时，经处方医师更正或者重新签字，方可调配。

#### （一）处方调剂的要求

**1. 调剂人员资格**　取得药学专业技术职务任职资格的人员方可从事处方调剂工作。药师在执业的医疗机构取得处方调剂资格。药师签名或者专用签章式样应当在本机构留样备查。具有药师以上专业技术职务任职资格的人员负责处方审核、评估、核对、发药以及安全用药指导；药士从事处方调配工作。

**2. 处方内容审查**　处方内容审核包括合法性审核、规范性审核和适宜性审核，药师应当认真逐项检查处方前记、正文和后记书写是否清晰、完整，确认处方的合法性；同时应当对处方规范性和用药适宜性进行审核。具体要求详见表 8 - 1。

表 8 - 1　处方审核的内容

| 审核类别 | 审核内容 |
|---|---|
| 合法性审核 | 1. 处方开具人是否根据《医师法》取得医师资格，并执业注册<br>2. 处方开具时，处方医师是否根据《处方管理办法》在执业地点取得处方权<br>3. 麻醉药品、第一类精神药品、医疗用毒性药品、放射性药品、抗菌药物等药品处方，是否由具有相应处方权的医师开具 |
| 规范性审核 | 1. 处方是否符合规定的标准和格式，处方医师签名或加盖的专用签章有无备案，电子处方是否有处方医师的电子签名<br>2. 处方前记、正文和后记是否符合《处方管理办法》等有关规定，文字是否正确、清晰、完整<br>3. 条目是否规范 |
| 适宜性审核 | 1. 规定必须做皮试的药品，处方医师是否注明过敏试验及结果的判定<br>2. 处方用药与临床诊断的相符性<br>3. 剂量、用法的正确性<br>4. 选用剂型与给药途径的合理性<br>5. 是否有重复给药现象<br>6. 是否有潜在临床意义的药物相互作用和配伍禁忌<br>7. 其他用药不适宜情况 |

医疗机构应当积极推进处方审核信息化，通过信息系统为处方审核提供必要的信息，如电子处方，以及医学相关检查、检验学资料、现病史、既往史、用药史、过敏史等电子病历信息。信息系统内置审方规则应当由医疗机构制定或经医疗机构审核确认，并有明确的临床用药依据来源，并应当制定信息系统相关的安全保密制度，防止药品、患者用药等信息泄露，做好相应的信息系统故障应急预案。

**3. 配方、复核和发药的要求**

（1）配方　调配处方应当严格遵守操作规程，仔细阅读处方，按处方有序调配，做到准确无误。

（2）复核　仔细查对姓名、年龄、药名、含量及用法用量，应当完全与处方要求一致，复核无误签字后发出。

（3）发药　发出药品应注明患者姓名、用法、用量，并交代注意事项，发药时呼叫患者姓名，确认无误后方可发给，同时详细交代服用方法及注意事项，例如"不得内服""用时摇匀""孕妇禁服"等。有些食物同药物会产生相互作用，饮酒（含醇饮料）等亦有影响，必要时要加以解释，对患者的询问要耐心解答。

**4. 药品调剂注意事项**

（1）凭处方调剂　药学专业技术人员须凭医师处方调剂处方药品，对于不规范处方或者不能判定其合法性的处方，不得调剂。

（2）疑似不适宜处方　经处方审核后，药师认为存在用药不适宜时，应当告知处方医师，请其确认或者重新开具处方；药师发现不合理用药或者用药错误时，应当拒绝调配。

（3）中药处方调剂注意"十八反"和"十九畏"　本草明言十八反，半蒌贝蔹芨攻乌，藻戟遂芫具战草，诸参辛芍叛藜芦。硫黄畏朴硝，水银畏砒霜，狼毒畏密陀僧，巴豆畏牵牛，丁香畏郁金，川乌、草乌畏犀角，牙硝畏三棱，官桂畏石脂，人参畏五灵脂。

（4）药师的"四查十对"　药师调剂处方时必须做到"四查十对"：即查处方，对科别、姓名、年龄；查药品，对药名、剂型、规格、数量；查配伍禁忌，对药品性状、用法、用量；查用药合理性，对临床诊断。

**（二）住院部调剂工作的组织及其工作方法**

住院部调剂与门诊调剂有所不同，既要准确无误，又要考虑有利于提高患者的依从性。目前我国医院大多采用以下方式。

**1. 凭方发药制**　医生给住院患者分别开出处方，药疗护士凭处方到住院调剂室取药，调剂室依据处方逐件配发。优点是能使药师直接了解患者的用药情况，便于及时纠正临床用药不当的现象，促进合理用药。缺点是增加药剂人员和医生的工作量。这种发药方式现在多用于麻醉药品、精神药品、医疗用毒性药品等少数的临时用药。

**2. 病区小药柜制**　病区使用药品请领单向住院调剂室领取协商规定数量的常用药品，存放在病区专设的小药柜内。每日医师查房后，治疗护士按医嘱取药发给患者服用。这种发药制度的优点是便于患者及时用药，减轻护士的工作量，有利于护理工作；同时也便于住院调剂室有计划地安排发药时间，减少忙乱现象。缺点是药师不易了解患者的用药情况，不便及时纠正。此外由于病区和科室分别都保存相当数量的药品，如果护士管理不善，而药师及护士长检查不严，容易造成积压、过期失效，甚至遗失和浪费，不利治疗。

**3. 摆药制**　根据病区治疗单或医嘱由药剂人员或护士在药房（或病区药房）将药品摆入患者的服用杯（盒）内，经病区治疗护士核对后发给患者服用。通常在病区的适中位置设立病区药房（摆药室），亦可在药学部门内设立摆药室。摆药室的人员多由药剂士和护士组成。药品的请领、保管和账目由药师负责。摆药方式大致有三种：①摆药、查对均由药剂人员负责；②护士摆药，药剂人员核对；③护士摆药并相互核对。

急救药品多按基数贮备存放在病区专门的急救药柜或急救药推车上。药品消耗后凭处方领取，补足基数。

# 二、处方管理

处方是指由执业医师和执业助理医师在诊疗活动中为患者开具的，由取得药学专业技术职务任职资格的药学专业技术人员审核、调配、核对，并作为患者用药凭证的医疗文书，处方包括医疗机构病区用药医嘱单。

处方具有一定的技术上、法律上及经济上的意义。①处方的技术意义在于，处方记录了医生对患者药物治疗方案的设计和对患者正确用药的指导，而且药学专业技术人员调剂活动自始至终按照处方进行；②处方的法律意义在于，处方反映了医、药、护各方在药物治疗活动中的法律权利与义务，也是追查医疗事故责任的原始证据；③处方的经济意义在于，处方是患者药费支出的详细清单，是药品消耗及药品经济收入的结账凭据和原始依据，同时可以作为调剂部门统计特殊管理药品和贵重药品消耗的单据。

### （一）处方标准

处方标准由国务院卫生健康主管部门统一规定，处方格式由省级卫生健康主管部门统一制定，处方由医疗机构按照规定的标准和格式印制。

**1. 处方内容** ①前记：包括医疗机构名称、费别、患者姓名、性别、年龄、门诊或住院病历号、科别或病区、床位号、临床诊断、开具日期等，可添列特殊要求的项目。麻醉药品和第一类精神药品处方还应当包括患者身份证号码，代办人姓名、身份证号码。②正文：以 Rp 或 R（拉丁文 Recipe"请取"的缩写）标示，分列药品名称、剂型、规格、数量、用法用量。③后记：医师签名或者加盖专用签章，药品金额以及审核、调配、核对发药药师签名或者加盖专用签章。

**2. 处方颜色** ①普通处方的印刷用纸为白色；②急诊处方印刷用纸为淡黄色，右上角标注"急诊"；③儿科处方印刷用纸为淡绿色，右上角标注"儿科"；④麻醉药品和第一类精神药品处方印刷用纸为淡红色，右上角标注"麻"或"精一"；⑤第二类精神药品处方印刷用纸为白色，右上角标注"精二"。

处方采用不同颜色用纸区分会更加醒目，有利于药师审核处方和调配药品，尽可能减少药品调剂错误和降低不合理用药风险，最大限度保证患者用药安全。

### （二）处方权限的规定

（1）经注册的执业医师在执业地点取得相应的处方权；经注册的执业助理医师在医疗机构开具的处方，应当经所在执业地点执业医师签名或加盖专用签章后方有效；经注册的执业助理医师在乡、民族乡、镇、村的医疗机构独立从事一般的执业活动，可以在注册的执业地点取得相应的处方权；进修医师由接收进修的医疗机构对其胜任本专业工作的实际情况进行认定后授予相应的处方权。

医师应当在注册的医疗机构签名留样或者专用签章备案后，方可开具处方。

（2）无处方权的进修、助理和实习医师须在执业医师的指导下开方，经审查同意后由指导医师在处方上签章后生效。

（3）处方必须由执业医师亲自填写。不得先签好空白处方，再由他人临时填上药品及数量等；严禁任何人模仿执业医师签字。

### （三）处方书写的规定

（1）患者一般情况、临床诊断填写清晰、完整，并与病历记载相一致。

（2）每张处方限于一名患者的用药。

（3）字迹清楚，不得涂改；如需修改，应当在修改处签名并注明修改日期。

（4）药品名称应当使用规范的中文名称，没有中文名称的可以使用规范的英文名称书写；医疗机构或者医师、药师不得自行编制药品缩写名称或者使用代号；书写药品名称、剂量、规格、用法、用量要准确规范，药品用法可用规范的中文、英文、拉丁文或者缩写体书写，但不得使用"遵医嘱""自用"等含糊不清字句。

（5）患者年龄应当填写实足年龄，新生儿、婴幼儿写日、月龄，必要时要注明体重。

（6）西药和中成药可以分别开具处方，也可以开具一张处方。中药饮片应当单独开具处方。

（7）开具西药、中成药处方，每一种药品应当另起一行，每张处方不得超过5种药品。

（8）中药饮片处方的书写，一般应当按照"君、臣、佐、使"的顺序排列；调剂、煎煮的特殊要求注明在药品右上方，并加括号，如布包、先煎、后下等；对饮片的产地、炮制有特殊要求的，应当在药品名称之前写明。

（9）药品用法用量应当按照药品说明书规定的常规用法用量使用，特殊情况需要超剂量使用时，应当注明原因并再次签名。

（10）除特殊情况外，应当注明临床诊断。

（11）处方医师的签名式样和专用签章应当与院内药学部门留样备查的式样相一致，不得任意改动，否则应当重新登记留样备案。

（12）医师利用计算机开具、传递普通处方时，应当同时打印出纸质处方，其格式与手写处方一致；打印的纸质处方经签名或者加盖签章后有效。药师核发药品时，应当核对打印的纸质处方，无误后发给药品，并将打印的纸质处方与计算机传递处方同时收存备查。

### （四）处方限量的规定

（1）处方一般不得超过7日用量；急诊处方一般不得超过3日用量；对于某些慢性病、老年病或特殊情况，处方用量可适当延长，但医师应当注明理由。

（2）为门（急）诊患者开具的麻醉药品注射剂，每张处方为一次常用量；控缓释制剂，每张处方不得超过7日常用量；其他剂型，每张处方不得超过3日常用量。

第一类精神药品注射剂，每张处方为一次常用量；控缓释制剂，每张处方不得超过7日常用量；其他剂型，每张处方不得超过3日常用量。哌醋甲酯用于治疗儿童多动症时，每张处方不得超过15日常用量。

第二类精神药品一般每张处方不得超过7日常用量；对于慢性病或某些特殊情况的患者，处方用量可以适当延长，医师应当注明理由。

为门（急）诊癌症疼痛患者和中、重度慢性疼痛患者开具的麻醉药品、第一类精神药品注射剂，每张处方不得超过3日常用量；控缓释制剂，每张处方不得超过15日常用量；其他剂型，每张处方不得超过7日常用量。

为住院患者开具的麻醉药品和第一类精神药品处方应当逐日开具，每张处方为1日常用量。对于需要特别加强管制的麻醉药品，盐酸二氢埃托啡处方为一次常用量，仅限于二级以上医院内使用；盐酸哌替啶处方为一次常用量，仅限于医疗机构内使用。

### （五）处方保管的规定

（1）每日处方应按普通药及控制药品分类装订成册，并加封面，妥善保存，便于查阅。

（2）普通处方、急诊处方、儿科处方保存期限为1年，医疗用毒性药品、第二类精神药品处方保存期限为2年，麻醉药品和第一类精神药品处方保存期限为3年。

（3）处方保存期满后，由医疗机构主要负责人批准、登记备案，方可销毁。

>>> **知识链接** ◦----------------------------------------------

#### 电子处方进入医疗机构

随着信息技术的飞速发展，医疗机构的医疗模式也在发生快速变化，越来越多的医院实行了电子处方。

　　采用电子处方后，每位医师可以在医院网络系统上直接开具处方，药品的数量、价格一目了然。药房维护的药品信息能及时到达医师的电脑上，所以药品信息正确、及时，医师开方过程是在电脑上作选择的过程，药品的剂量、规格一般不会出错，处方的正确率比手工处方有明显提高。与手工处方相比，电子处方上的用法用量清晰，避免了对医师和药师手写用法的误认，提高了患者用药方法的正确率。当收费处完成收费，处方药品信息已经传递到药房，药房即可以先行配方，缩短了患者取药等候时间。药师根据正规、清晰的配药单配药，配方速度快。因为有打印的用法清单交给患者，省却了粘贴用法的时间，又可以加快配方速度。

　　实行电子处方后，药品的消耗可以随时查询、统计；将药学专业技术人员的工号输入电脑，工作量情况可以一目了然；以往出现问题时就要查找手工处方，需要花费大量人力和时间，电子处方很好地解决了这个问题。这些在手工处方时代费时费力又难保证结果正确的统计，现在可以省时、方便、正确地完成。

PPT

## ≫ 第四节　医疗机构药品使用管理

　　医疗机构药学部门在日常的工作中，需要采购大量的药品，并且应当保证药品在有效期内质量合格，所以药品监督管理部门对于医疗机构购进药品、验收药品、储存药品、养护药品有着严格的要求，目的就是为保证患者的用药安全。

　　医疗机构应当建立覆盖药品采购、贮存、发放、调配、使用等全过程的监测系统，加强药品使用情况动态监测分析，对药品使用数量进行科学预估，并实现药品来源、去向可追溯。2023 年 9 月 27 日国家市场监督管理总局发布《药品经营和使用质量监督管理办法》，规范医疗机构药品使用质量的监督管理。

### 一、医疗机构药品购进

#### （一）医疗机构购进药品的法律规定

　　医疗机构应当根据《国家基本药物目录》《处方管理办法》《国家处方集》《药品采购供应质量管理规范》等制订本机构《药品处方集》和《基本用药供应目录》，编制药品采购计划，按规定购入药品。国家要求各地要加大力度促进基本药物优先配备使用，推动各级医疗机构形成以基本药物为主导的"1＋X"用药模式。"1"为国家基本药物目录；"X"为非基本药物。医疗机构应当制订本机构药品采购工作流程；建立健全药品成本核算和账务管理制度；严格执行药品购入检查、验收制度；不得购入和使用不符合规定的药品。医疗机构临床使用的药品应当由药学部门统一采购供应。经药事管理与药物治疗学委员会（组）审核同意，核医学科可以购用、调剂本专业所需的放射性药品。其他科室或者部门不得从事药品的采购、调剂活动，不得在临床使用非药学部门采购供应的药品。

#### （二）医疗机构药品集中招标采购

　　**1. 药品集中采购的概念**　药品集中招标采购是指医疗机构采用联合采购方式购买药品和伴随服务的行为，采购方式包括公开集中招标采购和竞价采购。

　　公开集中招标采购是指医疗机构以招标公告的方式，向所有潜在投标人进行公开采购，根据招标人的主观评审、投标人资质的客观评价以及投标人的报价等综合因素确定成交品种的交易方式。

集中竞价采购是指医疗机构以网上竞价公告的方式，邀请不特定的医药企业，对拟采购的药品进行公开的动态竞争性报价，并直接通过价格竞争或其他客观评分确定成交品种的采购方式。

药品集中采购对于保证基本医疗保险制度的顺利实施，从源头上治理医药购销中的不正之风，规范医疗机构药品购销工作，减轻国家和公众医药费用负担具有重要意义。

我国药品采购的相关法律法规和政策包括《中华人民共和国招标投标法》（2017 年 12 月）、《关于印发医疗机构药品集中招标采购试点工作若干规定的通知》（2000 年 7 月）、《关于进一步做好医疗机构药品集中招标采购工作的通知》（2001 年 7 月）、《医疗机构药品集中招标采购工作规范（试行）》（2001 年 11 月）、《医疗机构药品集中招标采购监督管理暂行办法》（2001 年 11 月）、《医疗机构药品集中招标采购和集中议价采购文件范本（试行）》（2001 年 11 月）、《关于进一步规范医疗机构药品集中招标采购的若干规定》（2004 年 10 月）、《进一步规范医疗机构药品集中采购工作的意见》（2009 年 1 月）、《医疗机构药品集中采购工作规范》（2010 年 7 月）、《国务院办公厅关于完善公立医院药品集中采购工作的指导意见》（2015 年 2 月）、《国务院办公厅关于进一步改革完善药品生产流通使用政策的若干意见》（2017 年 2 月）等。

**2. 药品招标管理** 医疗机构药事管理与药物治疗学委员会要按照集体决策、程序公开、阳光采购的要求，根据省级药品集中采购结果，确定药品生产企业或药品上市许可持有人，由生产企业或药品上市许可持有人确定配送企业。医疗机构药学部门负责本机构药品统一采购，严格执行药品购入检查、验收等制度。医疗机构应当坚持以临床需求为导向，坚持合理用药，严格执行通用名处方规定。医疗机构药品集中招标采购制度主要包括以下几个方面内容。

（1）**药品招标采购管理机构** 设在卫生健康主管部门，纠风、物价、医保、药监等相关部门可确定专人参加管理机构工作，其主要职责是制定规则、组织管理、监督检查。

（2）**药品采购工作机构** 原则上设在卫生健康主管部门，也可根据本地实际依托政府采购工作机构或医保部门负责，接受药品集中采购工作管理机构的领导，负责全省（区、市）药品集中采购工作的具体实施。其主要职责是具体操作、提供服务、维护平台。

（3）**药品集中采购招标平台** 是政府建立的非营利性药品集中采购、监督管理平台。政府拥有平台的所有权和使用权。采购平台要做到安全可靠、功能完善、数据齐全、监管严密。采购平台设置在药品集中采购工作机构内，不得单独设置。

（4）**招标采购程序** 药品集中采购主要按以下程序实施：制定药品集中采购实施细则和集中采购文件等，并公开征求意见；发布药品集中采购公告和集中采购文件；接受企业咨询，企业准备并提交相关资质证明文件，企业同时提供国务院药品监督管理部门为所申报药品赋予的编码；相关部门对企业递交的材料进行审核；公示审核结果，接受企业咨询和申诉，并及时回复；组织药品评价和遴选，确定入围企业及其产品；将集中采购结果报药品集中采购工作管理机构审核；对药品集中采购结果进行公示；受理企业申诉并及时处理；价格主管部门按照集中采购价格审核入围药品零售价格；公布入围品种、药品采购价格及零售价格；医疗机构确认纳入本单位药品购销合同的品种及采购数量；医疗机构与药品生产企业或受委托的药品经营企业签订药品购销合同并开展采购活动。

医院使用的所有药品（不含中药饮片）均应通过省级药品集中采购平台采购。鼓励省际跨区域、专科医院等联合采购。药品集中采购的周期原则上不少于 1 年。对在采购期内新上市的产品，可建立增补或备案采购流程，具体由各省（区、市）药品集中采购管理部门确定。

**3. 药品分类采购**

（1）对临床用量大、采购金额高、多家企业生产的基本药物和非专利药品，发挥省级集中批量采购优势，由省级药品采购机构采取双信封制公开招标采购，医院作为采购主体，按中标价采购药品。

医院按照不低于上年度药品实际使用量的 80% 制定采购计划和预算，并具体到品种、剂型和规格，每种药品采购的剂型原则上不超过 3 种，每种剂型对应的规格原则上不超过 2 种，兼顾成人和儿童用药需要。省级药品采购机构应根据医院用药需求汇总情况，编制公开招标采购的药品清单，合理确定每个竞价分组的药品采购数量，并向社会公布。

（2）对部分专利药品、独家生产药品，建立公开透明、多方参与的价格谈判机制。谈判结果在国家药品供应保障综合管理信息平台上公布，医院按谈判结果采购药品。

（3）对妇儿专科非专利药品、急（抢）救药品、基础输液、临床用量小的药品（上述药品的具体范围由各省区市确定）和常用低价药品，实行集中挂网，由医院直接采购。

（4）对临床必需、用量小、市场供应短缺的药品，由国家招标定点生产、议价采购。

（5）对麻醉药品、精神药品、防治传染病和寄生虫病的免费用药、国家免疫规划疫苗、计划生育药品及中药饮片，按国家现行规定采购，确保公开透明。

**4. 药款结算方式**　医院签订药品采购合同时应当明确采购品种、剂型、规格、价格、数量、配送批量和时限、结算方式和结算时间等内容。合同约定的采购数量应是采购计划申报的一个采购周期的全部采购量。

医院应将药品收支纳入预算管理，严格按照合同约定的时间支付货款，从交货验收合格到付款不得超过 30 天。

**5. 药品购进管理**　医疗机构购进药品，应当核实供货单位的药品生产许可证或者药品经营许可证、授权委托书以及药品批准证明文件、药品合格证明等有效证明文件。首次购进药品的，应当妥善保存加盖供货单位印章的上述材料复印件，保存期限不得少于 5 年。医疗机构购进药品时应当索取、留存合法票据，包括税票及详细清单，清单上应当载明供货单位名称、药品通用名称、药品上市许可持有人（中药饮片标明生产企业、产地）、批准文号、产品批号、剂型、规格、销售数量、销售价格等内容。票据保存不得少于 3 年，且不少于药品有效期满后 1 年。

**6. 药品配送管理**　药品上市许可持有人是保障药品质量和供应的第一责任人。药品可由中标企业直接配送或委托有配送能力的药品经营企业配送到指定医院。药品上市许可持有人委托的药品经营企业应在省级药品集中采购平台上备案，备案情况向社会公开。省级药品采购机构应及时公布每家医院的配送企业名单，接受社会监督。

对偏远、交通不便地区的药品配送，各级卫生健康主管部门要加强组织协调，按照远近结合、城乡联动的原则，提高采购、配送集中度，统筹做好医院与基层医疗卫生机构的药品供应配送管理工作。鼓励各地结合实际探索县乡村一体化配送。发挥邮政等物流行业服务网络优势，支持其在符合规定的条件下参与药品配送。

对因配送不及时影响临床用药或拒绝提供偏远地区配送服务的企业，省级药品采购机构应及时纠正，并督促其限期整改。对逾期不改的企业取消其中标资格，医院因此被迫使用其他企业药品替代的，超支费用由原中标企业承担。

## 二、医疗机构药品验收

医疗机构应当建立和执行药品购进验收制度，购进药品应当逐批验收，并建立真实、完整的药品验收记录。

药品购进验收记录应当注明药品的通用名称、药品上市许可持有人（中药饮片标明生产企业、产地）、批准文号、产品批号、剂型、规格、有效期、供货单位、购进数量、购进价格、购进日期。药品购进验收记录保存不得少于三年，且不少于药品有效期满后一年。

## 三、医疗机构药品储存与保管

医疗机构应当制定并执行药品储存、养护制度，配备专用场所和设施设备储存药品，做好储存、养护记录，确保药品储存符合药品说明书标明的条件。

### （一）药品的分类储存

医疗机构应当按照有关规定，根据药品属性和类别分库、分区、分垛储存药品，并实行色标管理。药品与非药品分开存放；中药饮片、中成药、化学药、生物制品分类存放；过期、变质、被污染等的药品应当放置在不合格库（区）；麻醉药品、精神药品、医疗用毒性药品、放射性药品、药品类易制毒化学品以及易燃、易爆、强腐蚀等危险性药品应当按照相关规定存放，并采取必要的安全措施。

### （二）在库药品的保管

医疗机构应当制定和执行药品养护管理制度，并采取必要的控温、防潮、避光、通风、防火、防虫、防鼠、防污染等措施，保证药品质量。

医疗机构应当配备药品养护人员，定期对储存药品进行检查和养护，监测和记录储存区域的温湿度，维护储存设施设备，并建立相应的养护档案。

>>> 知识链接 o-------------------------------------------------------------

#### 医疗机构药品质量管理

医疗机构应当定期对库存药品进行养护与质量检查。建立药品效期管理制度。药品发放应当遵循"近效期先出"的原则，避免出现过期药品。

医疗机构应当加强对使用药品的质量监测。发现假药、劣药的，应当立即停止使用、就地封存并妥善保管，及时向所在地药品监督管理部门报告。在药品监督管理部门作出决定之前，医疗机构不得擅自处理。

医疗机构发现存在安全隐患的药品，应当立即停止使用，并通知药品生产企业或者供货商，及时向所在地药品监督管理部门报告。需要召回的，医疗机构应当协助药品生产企业履行药品召回义务。

医疗机构应当逐步建立覆盖药品购进、储存、调配、使用全过程质量控制的电子管理系统，实现药品来源可追、去向可查。

--------------------------------------------------------------------o

## ◎ 第五节 医疗机构制剂管理

PPT

医疗机构制剂，是指医疗机构根据本单位临床需要经过批准而配制、自用的固定处方制剂。所谓"固定处方制剂"，是指制剂处方固定不变，配制工艺成熟，并且可在临床上长期使用于某一病症的制剂。

### 一、医疗机构制剂许可制度

医疗机构配制制剂，须经所在地省、自治区、直辖市卫生健康主管部门审核同意，由省、自治区、直辖市药品监督管理部门批准，发给医疗机构制剂许可证。无医疗机构制剂许可证的，不得配制制剂。

### 二、医疗机构制剂品种审批制度

医疗机构配制的制剂，应当是本单位临床需要而市场上没有供应的品种。医疗机构配制制剂，必须按照国务院药品监督管理部门的规定报送有关资料和样品，经所在地省、自治区、直辖市药品监督管理部门批准，并发给制剂批准文号后，方可配制。

有下列情形之一的，不得作为医疗机构制剂申报：①市场上已有供应的品种；②含有未经国务院药品监督管理部门批准的活性成分的品种；③除变态反应原外的生物制品；④中药注射剂；⑤中药、化学药组成的复方制剂；⑥麻醉药品、精神药品、医疗用毒性药品、放射性药品；⑦其他不符合国家有关规定的制剂。

此外，原国家食品药品监督管理总局《关于对医疗机构应用传统工艺配制中药制剂实施备案管理的公告》规定，医疗机构应用传统工艺配制中药制剂实施备案管理。传统中药制剂备案品种包括：①由中药饮片经粉碎或仅经水或油提取制成的固体（丸剂、散剂、丹剂、锭剂等）、半固体（膏滋、膏药等）和液体（汤剂等）传统剂型；②由中药饮片经水提取制成的颗粒剂以及由中药饮片经粉碎后制成的胶囊剂；③由中药饮片用传统方法提取制成的酒剂、酊剂。不得作为传统中药制剂备案的品种包括：①《医疗机构制剂注册管理办法（试行）》中规定的不得作为医疗机构制剂申报的情形；②与市场上已有供应品种相同处方的不同剂型品种；③中药配方颗粒；④其他不符合国家有关规定的制剂。

医疗机构制剂批准文号的格式为：X 药制字 H（Z）+4 位年号 +4 位流水号；其中，X 表示省（区、市）简称，H 表示化学制剂，Z 表示中药制剂。医疗机构制剂批准文号的有效期为 3 年。有效期届满需要继续配制的，申请人应当在有效期届满前 3 个月按照申请配制程序提出再注册申请，报送有关资料。

## 三、医疗机构制剂配制的规定

医疗机构制剂配制应当遵守《医疗机构制剂配制质量管理规范（试行）》的规定。

**1. 机构与人员** 医疗机构制剂配制应在药学部门设制剂室、药检室和质量管理组织。机构与岗位人员的职责应明确，并配备具有相应素质及相应数量的专业技术人员。制剂室和药检室的负责人不得互相兼任。

**2. 房屋与设施** 制剂室要远离各种污染源，并应有防止污染、昆虫和其他动物进入的有效设施。制剂室的房屋和面积必须与所配制的制剂剂型和规模相适应。各工作间应按制剂工序和空气洁净度级别要求合理布局，即一般区和洁净区分开；配制、分装与贴签、包装分开；内服制剂与外用制剂分开；无菌制剂与其他制剂分开。中药材的前处理、提取、浓缩等必须与其后续工序严格分开，并应有有效的除尘、排风设施。洁净室（区）的建筑结构、装备及其使用均具有减少该区域内污染源的介入、产生和滞留的功能，有足够照度，主要工作间的照度宜为 300 勒克斯。洁净室（区）应维持一定的正压，并送入一定比例的新风。实验动物房应远离制剂室。

**3. 设备** 设备的选型、安装应符合制剂配制要求，易于清洗、消毒或灭菌，便于操作、维修和保养，并能防止差错和减少污染。纯化水、注射用水的制备、储存和分配应能防止微生物的滋生和污染。储罐和输送管道所用材料应无毒、耐腐蚀，管道的设计和安装应避免死角、盲管。与药品直接接触的设备表面应光洁、平整、易清洗或消毒、耐腐蚀；不与药品发生化学反应和吸附药品。用于制剂配制和检验的仪器、仪表、量具、衡器等其适用范围和精密度应符合制剂配制和检验的要求，应定期校验，并有合格标志，校验记录应至少保存 1 年。

**4. 物料** 配制制剂所用物料的购入、储存、发放与使用等应制定管理制度。所用的物料应符合药用要求，不得对制剂质量产生不良影响。各种物料要严格管理，合格物料、待验物料及不合格物料应分别存放，并有易于识别的明显标志；不合格的物料，应及时处理；对温度、湿度等有特殊要求的物料应按规定条件储存；挥发性物料的存放，应注意避免污染其他物料。

**5. 卫生**　制剂室应制定卫生管理制度，并有防止污染的措施，由专人负责。配制间内不得存放与配制无关的个人物品和杂物。洁净室应定期消毒，使用的消毒剂不得对设备、物料和成品产生污染。消毒剂品种应定期更换，防止产生耐药菌株。洁净室仅限于在该室的配制人员和批准的人员进入。洁净室工作服的质地应光滑、不产生静电、不脱落纤维和颗粒性物质。无菌工作服必须包盖全部头发、胡须及脚部，并能阻留人体脱落物。不同洁净级别房间使用的工作服（鞋、帽、口罩）应定期分别清洗、整理，必要时消毒或灭菌。配制人员不得化妆和佩戴饰品，不得裸手直接接触药品。制剂人员应有健康档案，并每年至少体检1次。传染病、皮肤病和体表有伤口者不得从事制剂的配制和分装工作。

**6. 文件**

（1）制剂室应有下列文件　①医疗机构制剂许可证及申报文件、验收、整改记录；②制剂品种申报及批准文件；③制剂室年检、抽验及监督检查文件及记录。

（2）医疗机构制剂室应有配制管理、质量管理的各项制度和记录。

（3）制剂室还应有制剂配制的相关管理文件。

**7. 配制管理**　为防止制剂被污染和混淆，配制操作应采取下述措施：①每次配制后应清场，并填写清场记录，每次配制前应确认无上次遗留物。②不同制剂的配制操作不得在同一操作间同时进行。如确实无法避免时，必须在不同的操作台配制，并应采取防止污染和混淆的措施。③在配制过程中应防止称量过筛、粉碎等可能造成粉末飞散而引起的交叉污染。

根据制剂配制规程选用工艺用水，工艺用水应符合质量标准并定期检验。新制剂的配制工艺及主要设备应按验证方案进行验证。当影响制剂质量的主要因素如配制工艺或质量控制方法、主要原辅料、主要配制设备等发生改变时，以及配制一定周期后，应进行再验证。

在同一配制周期中制备出来的一定数量常规配制的制剂为一批，一批制剂在规定限度内具有同一性质和质量。每批制剂均应编制制剂批号。每批制剂均应有一份能反映配制各个环节的完整记录。记录应保持整洁，不得撕毁和任意涂改。需要更改时，更改人应在更改处签字，并需使被更改部分可以辨认。

**8. 质量管理与自检**　质量管理组织负责制剂配制全过程的质量管理，其主要职责是：①制定质量管理组织任务、职责；②决定物料和中间品能否使用；③研究处理制剂重大质量问题；④制剂经检验合格后，由质量管理负责人审查配制全过程记录并决定是否发放使用；⑤审核不合格品的处理程序及监督实施。药检室负责制剂配制全过程的检验。医疗机构制剂质量管理组织应定期组织自检。

**9. 使用管理**　医疗机构制剂应按药品监督管理部门制定的原则并结合剂型特点、原料药的稳定性和制剂稳定性试验结果规定使用期限。制剂配发必须有完整的记录或凭据。制剂使用过程中发现的不良反应，应按《药品不良反应监测管理办法》的规定予以记录，填表上报。保留病历和有关检验、检查报告单等原始记录至少1年备查。

## 四、医疗机构制剂检验、使用规定

医疗机构配制的制剂必须按照规定进行质量检验；合格的，凭医师处方在本医疗机构使用。医疗机构配制的制剂，不得在市场销售或者变相销售，不得发布医疗机构制剂广告。经国务院或省、自治区、直辖市药品监督管理部门批准，医疗机构配制的制剂可以在指定的医疗机构之间调剂使用。国务院药品监督管理部门规定的特殊制剂的调剂使用以及省、自治区、直辖市之间医疗机构制剂的调剂使用，必须经过国务院药品监督管理部门批准。

📑 **案例8-1**

### 诊所未经许可配制制剂

某药品监督管理部门在某住宅小区巡查时发现，陈某席地摆放六种用输液瓶盛装的标注治疗脚气和治疗皮肤病的自配制剂，现场进行宣传和免费试用。陈某自称其为某个体诊所聘用人员，摆放的制剂为某个体诊所负责人张某自行配制，现场未发现销售活动。后对张某诊所检查核实，其为内科个体诊所，现场发现并查扣与在小区查扣的制剂包装、标识名称、适应症和外观性状相似的制剂，张某承认二者为同一物品，均由其自行配制，配制成分主要为中药材或中药饮片加医用乙醇浸渍后，取浸渍液并配伍以马来酸氯苯那敏等化学药品制成，系中医经验方，给患者使用过几次。

思考讨论

（1）本案中有哪些违反医疗机构制剂管理规定的行为？

（2）违法主体有哪些？

PPT

## ⟫ 第六节 临床药学与药物临床应用管理

临床药学是药师联系临床，探讨药物应用规律，促进临床用药合理化的一门新兴综合性交叉学科，其研究对象是个体化的患者，任务是保证患者用药的安全、经济、有效。临床药学的核心是合理用药。合理用药最基本的要求是：将适当的药物，以适当的剂量，在适当的时间，经适当的途径，给适当的患者使用适当的疗程，达到适当的治疗目标。合理用药的基本原则是安全、有效、经济、适当。

### 一、临床药师与临床药学服务

**1. 临床药师的配备要求** 医疗机构应当根据本机构性质、任务、规模配备适当数量临床药师，三级医院临床药师不少于5名，二级医院临床药师不少于3名。临床药师应当具有高等学校临床药学专业或者药学专业本科毕业以上学历，并应当经过规范化培训。

**2. 临床药师的工作职责**

（1）负责药品采购供应、处方或者用药医嘱审核、药品调剂、静脉用药集中调配和医院制剂配制，指导病房（区）护士请领、使用与管理药品。

（2）参与临床药物治疗，进行个体化药物治疗方案的设计与实施，开展药学查房，为患者提供药学专业技术服务。

（3）参加查房、会诊、病例讨论和疑难、危重患者的医疗救治，协同医师做好药物使用遴选，对临床药物治疗提出意见或调整建议，与医师共同对药物治疗负责。

（4）开展抗菌药物临床应用监测，实施处方点评与超常预警，促进药物合理使用。

（5）开展药品质量监测，药品严重不良反应和药品损害的收集、整理、报告等工作。

（6）掌握与临床用药相关的药物信息，提供用药信息与药学咨询服务，向公众宣传合理用药知识。

（7）结合临床药物治疗实践，进行药学临床应用研究；开展药物利用评价和药物临床应用研究；参与新药临床试验和新药上市后安全性与有效性监测。

**3. 临床药师开展临床药学服务的主要内容**

（1）收集整理患者信息，制定、设计、修正治疗计划 临床药师首先要认真收集整理患者的相关信息，参与制定、设计治疗用药计划。在治疗监测过程中还要密切关注患者的病情变化，及时更改、修正用药方案。

（2）深入临床，参与药物治疗　这是临床药学服务最重要的工作。临床药师深入临床第一线，参与查房、会诊、病案讨论等，发挥自己的专业特长，指导合理用药，提供咨询服务。如对患者进行用药指导，建立药历，对药物治疗的全过程进行监护和处理，解答医护人员提出的有关药物治疗、相互作用、配伍禁忌以及药物不良反应等方面的问题等。

（3）治疗药物监测　是指导药物个体化治疗、提高医疗服务质量的有效途径，对临床药物的合理应用起至关重要的指导作用。药师利用现代分析测试手段，对一些重点药物和重点患者进行血药浓度测定，并根据测定结果，运用药动学理论调整用药剂量或给药间隔，设计个体化给药方案，做到合理用药。

（4）药品不良反应监测　医疗机构是药品不良反应监测的重要场所，药品不良反应监测应列为其常规工作，药师通过药物不良反应监测报告，把分散的不良反应病例资料汇集起来，并进行因果关系的分析和评价。

（5）处方分析　是临床药学服务的常规任务之一。临床药师通过处方调查和分析，可以掌握本单位或本地区的用药情况，了解药品的动态消耗规律；可进行不同时期和不同单位之间的比较，评价药物使用的合理性，并发现和查找存在问题，为今后合理用药提供依据。

（6）药物利用研究　临床药师从经济学的角度出发，结合临床疗效，可针对某一类药物，或具有某些特性的药物，或某一疾病的药物治疗方案进行对照和评价，探讨其使用的合理性，对节约卫生资源、药品使用的社会和经济效益进行综合评估。

（7）药学信息服务　正确的药学信息服务是医疗机构开展临床药学工作和实施临床药学管理必不可少的基础性工作，是药师工作的重要组成部分。在药学服务领域，按信息产生的来源大致可将药学信息分为三类：历史积累的药学知识、医药研究机构及企业的最新信息、临床的药物治疗信息。

## 二、药物临床应用管理

### （一）药物临床应用管理的概念与基本要求

药物临床应用管理是对医疗机构临床诊断、预防和治疗疾病的用药全过程实施监督管理，其基本出发点和归宿是合理用药。药物临床应用管理基本要求包括以下几方面。

（1）医疗机构应当建立由医师、临床药师和护士等组成的临床治疗团队，开展临床合理用药工作。落实处方点评、中医药辨证施治等规定，重点监控抗生素、辅助性药品、营养性药品的使用，对不合理用药的处方医生进行公示，并建立约谈制度。严格对临时采购药品行为的管理。

（2）医疗机构应当依据国家基本药物制度、抗菌药物临床应用指导原则和中成药临床应用指导原则，制定本机构基本药物临床应用管理办法，建立并落实抗菌药物临床应用分级管理制度。公立医院要全面配备、优先使用基本药物。

（3）医疗机构应当遵循有关药物临床应用指导原则、临床路径、临床诊疗指南和药品说明书等合理使用药物。

（4）医疗机构应当建立临床用药监测、评价和超常预警制度，对药物临床使用安全性、有效性和经济性进行监测、分析、评估，实施处方和用药医嘱点评与干预。医务人员如发现可能与用药有关的严重不良反应，在做好观察与记录的同时，应及时报告本机构药学部门和医疗管理部门，并按规定上报药品监督管理部门和卫生健康主管部门。

（5）医疗机构开展新药临床研究必须严格执行国家卫生健康主管部门和国务院药品监督管理部门的有关规定。未经批准，任何医疗机构和个人不得擅自进行新药临床研究。

（6）做好处方和病历用药调查统计，及时总结临床用药的经验与教训，把握临床药品使用的规律和发展趋势，发现医生的不良处方和医嘱行为，以便针对问题，采取有力措施，不断提高合理用药水平。

（7）积极发挥药师作用。落实药师权利和责任，充分发挥药师在合理用药方面的作用。

### （二）抗菌药物临床应用管理

为加强医疗机构抗菌药物临床应用管理，规范抗菌药物临床应用行为，提高抗菌药物临床应用水平，促进临床合理应用抗菌药物，控制细菌耐药，保障医疗质量和医疗安全，2012 年 4 月卫生部发布《抗菌药物临床应用管理办法》，自 2012 年 8 月 1 日起施行。

**1. 抗菌药物分级管理**  抗菌药物临床应用实行分级管理。根据安全性、疗效、细菌耐药性、价格等因素，将抗菌药物分为三级，即非限制使用级、限制使用级与特殊使用级。分级标准见表 8 - 2。

表 8 - 2  抗菌药物分级标准及使用和调剂资格

| 分级 | 划分标准 | 使用资格 | 调剂资格 |
| --- | --- | --- | --- |
| 非限制使用级 | 经长期临床应用证明安全、有效，对细菌耐药性影响较小，价格相对较低的抗菌药物 | 1. 初级专业技术职务任职资格的医师<br>2. 在乡、民族乡、镇、村的医疗机构独立从事一般执业活动的执业助理医师以及乡村医生 | 1. 药师经培训并考核合格后，方可获得抗菌药物调剂资格<br>2. 其他医疗机构从事处方调剂工作的药师，由县级以上地方卫生健康主管部门组织相关培训、考核。经考核合格的，授予抗菌药物调剂资格 |
| 限制使用级 | 经长期临床应用证明安全、有效，对细菌耐药性影响较大，或者价格相对较高的抗菌药物 | 中级以上专业技术职务任职资格的医师 | |
| 特殊使用级 | 具有以下情形之一的抗菌药物：①具有明显或者严重不良反应，不宜随意使用的抗菌药物；②需要严格控制使用，避免细菌过快产生耐药的抗菌药物；③疗效、安全性方面的临床资料较少的抗菌药物；④价格昂贵的抗菌药物 | 具有高级专业技术职务任职资格的医师 | |

**2. 抗菌药物的采购管理**

（1）医疗机构采购抗菌药物的品种  医疗机构应当按照省级卫生健康主管部门制定的抗菌药物分级管理目录，制定本机构抗菌药物供应目录，并向核发其医疗机构执业许可证的卫生健康主管部门备案。未经备案的抗菌药物品种、品规，医疗机构不得采购。

医疗机构应当严格控制本机构抗菌药物供应目录的品种数量。同一通用名称抗菌药物品种，注射剂型和口服剂型各不得超过 2 种。具有相似或者相同药理学特征的抗菌药物不得重复列入供应目录。

医疗机构确因临床工作需要，抗菌药物品种和品规数量超过规定的，应当向核发其医疗机构执业许可证的卫生健康主管部门详细说明原因和理由；说明不充分或者理由不成立的，卫生健康主管部门不得接受其抗菌药物品种和品规数量的备案。

医疗机构应当定期调整抗菌药物供应目录品种结构，并于每次调整后 15 个工作日内向核发其医疗机构执业许可证的卫生健康主管部门备案。调整周期原则上为 2 年，最短不得少于 1 年。

医疗机构应当按照国务院药品监督管理部门批准并公布的药品通用名称购进抗菌药物，优先选用《国家基本药物目录》《国家处方集》和《国家基本医疗保险、工伤保险和生育保险药品目录》收录的抗菌药物品种。

基层医疗卫生机构只能选用基本药物（包括各省区市增补品种）中的抗菌药物品种。

（2）医疗机构采购抗菌药物的渠道  医疗机构抗菌药物应当由药学部门统一采购供应，其他科室或者部门不得从事抗菌药物的采购、调剂活动。临床上不得使用非药学部门采购供应的抗菌药物。

因特殊治疗需要，医疗机构需使用本机构抗菌药物供应目录以外抗菌药物的，可以启动临时采购程序。临时采购应当由临床科室提出申请，说明申请购入抗菌药物名称、剂型、规格、数量、使用对象和使用理由，经本机构抗菌药物管理工作组审核同意后，由药学部门临时一次性购入使用。

医疗机构应当严格控制临时采购抗菌药物品种和数量，同一通用名抗菌药物品种启动临时采购程序原则上每年不得超过5例次。如果超过5例次，应当讨论是否列入本机构抗菌药物供应目录。调整后的抗菌药物供应目录总品种数不得增加。

医疗机构应当每半年将抗菌药物临时采购情况向核发其医疗机构执业许可证的卫生健康主管部门备案。

**3. 抗菌药物遴选和定期评估制度**　医疗机构遴选和新引进抗菌药物品种，应当由临床科室提交申请报告，经药学部门提出意见后，由抗菌药物管理工作组审议。

抗菌药物管理工作组三分之二以上成员审议同意，并经药事管理与药物治疗学委员会三分之二以上委员审核同意后方可列入采购供应目录。

抗菌药物品种或者品规存在安全隐患、疗效不确定、耐药率高、性价比差或者违规使用等情况的，临床科室、药学部门、抗菌药物管理工作组可以提出清退或者更换意见。清退意见经抗菌药物管理工作组二分之一以上成员同意后执行，并报药事管理与药物治疗学委员会备案；更换意见经药事管理与药物治疗学委员会讨论通过后执行。

清退或者更换的抗菌药物品种或者品规原则上12个月内不得重新进入本机构抗菌药物供应目录。

**4. 处方及调剂抗菌药物的要求**

（1）处方权和调剂资格　使用和调剂抗菌药物的医师资格和药师资格见表8-2。

（2）处方抗菌药物的限制　医疗机构和医务人员应当严格掌握使用抗菌药物预防感染的指证。预防感染、治疗轻度或者局部感染应当首选非限制使用级抗菌药物；严重感染、免疫功能低下合并感染或者病原菌只对限制使用级抗菌药物敏感时，方可选用限制使用级抗菌药物。

特殊使用级抗菌药物不得在门诊使用。临床应用特殊使用级抗菌药物应当严格掌握用药指证，经抗菌药物管理工作组指定的专业技术人员会诊同意后，由具有相应处方权医师开具处方。

特殊使用级抗菌药物会诊人员由具有抗菌药物临床应用经验的感染性疾病科、呼吸科、重症医学科、微生物检验科、药学部门等具有高级专业技术职务任职资格的医师、药师或具有高级专业技术职务任职资格的抗菌药物专业临床药师担任。

因抢救生命垂危的患者等紧急情况，医师可以越级使用抗菌药物。越级使用抗菌药物应当详细记录用药指证，并应当于24小时内补办越级使用抗菌药物的必要手续。

**5. 抗菌药物的临床应用监测**　医疗机构应当开展抗菌药物临床应用监测工作，分析本机构及临床各专业科室抗菌药物使用情况，评估抗菌药物使用适宜性；对抗菌药物使用趋势进行分析，对抗菌药物不合理使用情况应当及时采取有效干预措施与预警机制。

（1）主要目标细菌耐药率超过30%的抗菌药物，应当及时将预警信息通报本机构医务人员。

（2）主要目标细菌耐药率超过40%的抗菌药物，应当慎重经验用药。

（3）主要目标细菌耐药率超过50%的抗菌药物，应当参照药敏试验结果选用。

（4）主要目标细菌耐药率超过75%的抗菌药物，应当暂停针对此目标细菌的临床应用，根据追踪细菌耐药监测结果，再决定是否恢复临床应用。

医疗机构应当建立本机构抗菌药物临床应用情况排名、内部公示和报告制度。对临床科室和医务人员抗菌药物使用量、使用率和使用强度等情况进行排名并予以内部公示；对排名后位或者发现严重问题的医师进行批评教育，情况严重的予以通报。医疗机构应当按照要求对临床科室和医务人员抗菌药物临床应用情况进行汇总，并向核发其医疗机构执业许可证的卫生健康主管部门报告。非限制使用级抗菌药物临床应用情况，每年报告 1 次；限制使用级和特殊使用级抗菌药物临床应用情况，每半年报告 1 次。

## 三、医疗机构药学服务规范

药学服务是医疗机构诊疗活动的组成部分，对于促进合理用药、提高医疗质量、保证患者用药安全具有重要意义。

2021 年 10 月 9 日，为进一步规范发展药学服务，提升药学服务水平，促进合理用药，国家卫生健康委员会组织制定了医疗机构药学门诊服务规范、医疗机构药物重整服务规范、医疗机构用药教育服务规范、医疗机构药学监护服务规范和居家药学服务规范等 5 个药学服务规范，界定了不同药学服务的定义，明确了适用医疗机构的范围，规定了提供相应药学服务应当符合的基本要求，以及服务对象、工作内容、质量管理与评价改进等。各类医疗机构药学服务的定义如下。

**1. 医疗机构药学门诊服务** 是指药师在门诊为患者提供的一系列专业化服务，从事药学门诊服务的药师条件要求相对较高，药学门诊纳入医疗机构门诊进行统一管理。

**2. 医疗机构用药教育服务** 是最为常见的药学服务，是指药师对患者提供合理用药指导、普及合理用药知识等服务的过程，服务形式灵活多样，服务场所不受限制。

**3. 医疗机构药物重整服务** 是在患者入院、转科或出院等重要环节，经药师评估比较后，给出用药方案调整建议等。

**4. 医疗机构药学监护服务** 是贯穿于住院患者的药物治疗全过程，提供的药学服务更加全面、连贯。

**5. 居家药学服务** 主要是药师提供的上门药学服务，对象为居家药物治疗的患者，包括普及健康知识、开展用药评估教育、管理家庭药箱等。

### 执业药师考点

1. 医疗机构药事管理的相关概念。
2. 医疗机构药事管理机构和职责。
3. 医疗机构药学部门的设置条件和职责。
4. 医疗机构药品配备和采购管理。
5. 医疗机构药品库存管理。
6. 处方开具、调剂和审核。
7. 医疗机构配制制剂许可管理。
8. 医疗机构制剂注册管理。
9. 抗菌药物临床应用管理。
10. 重点监控合理用药药品管理。

目标检测

答案解析

### 一、A 型题（最佳选择题）

1. 担任医疗机构药事管理与药物治疗学委员会（组）主任委员的是（　）。

　　A. 医疗机构负责人　　　　　　　　B. 药学部门负责人

　　C. 医务部门负责人　　　　　　　　D. 护理部门负责人

二、X 型题（多项选择题）

2. 医疗机构药学部门的职责是（　　）。

    A. 负责药品管理

    B. 提供药学专业技术服务

    C. 组织药师参与临床药物治疗

    D. 开展以患者为中心，以合理用药为核心的临床药学工作

三、综合问答题

3. 医疗机构药师处方审核的具体内容有哪些？

4. 医疗机构应如何防止用药错误的发生？

5. 医疗机构购进药品有哪些具体规定？

书网融合……

      思政导航            本章小结            题库

（俞双燕　李小羿　邓伟生）

# 第九章　药品上市后安全监管

药品具有两重性，在预防、诊断、治疗人的疾病的同时，也存在着用药安全性风险。贯彻药品风险管理理念，对药品研发、生产、流通、使用全程尤其是上市后阶段进行严格的安全监管，是减少药品风险、保证用药安全的重要手段。

## 第一节　概　述

PPT

### 一、药品风险管理与药物警戒

**（一）药品风险**

**1. 药品风险的涵义**　药品风险是指药品整个生命周期中存在或产生的可能影响用药者安全的潜在或显的危害。由于医药技术水平的制约和上市前临床试验的局限性，任何上市的药品都可能存在已知或尚未发现的不良反应风险；药品在生产、流通、使用过程中，也可能由于各种人为或客观因素，产生影响药品质量或使用安全的风险。

**2. 药品风险的来源**　药品风险可以分为天然风险和人为风险。天然风险包括已知的药品不良反应、毒副作用、不良相互作用、适应症、禁忌等，以及未及时发现的不良反应、特殊人群用药风险等，药品天然风险主要是由于医药科技水平、管理水平和研究的局限性产生，是客观存在、不可避免的，只能通过药品不良反应报告等上市后监测手段进行警戒和预防；人为风险包括由于药品的设计缺陷、生产缺陷、标识缺陷等，导致药品在质量标准、处方工艺、原辅料、生产过程、适应症、说明书等方面存在可能影响安全药品使用的隐患，以及假劣药品、用药差错、药品不合理使用甚至滥用所导致的风险，人为风险可以通过规范药品研发、生产、流通、使用等环节的行为，加强各环节监督管理予以控制和减少。

**（二）药品风险管理**

**1. 药品风险管理的概念**　药品风险管理是发现、识别和监测药品相关风险，并对药品风险和效益进行综合评估，以采取适当的干预策略与方法，降低药品风险，实现风险效益最优化的管理过程。药品风险管理贯穿于药品生命周期的全过程，药品风险管理的实施者，既可以是药品监督管理部门，也可以是具体药品研发、生产、流通、使用机构。前者通过制定相关法规、规范、指南或实施相应的监督管理措施控制药品风险，保障药品安全；后者则通过具体技术或管理方案的实施，减少产品的风险。

**2. 药品风险管理的主要内容**　药品风险管理分为药品上市前风险管理和上市后的风险管理。

（1）药品上市前风险管理　任何一个药品在上市前都需要经过一系列临床前和临床研究，获得足够的安全性、有效性证据并进行充分的利益/风险分析后方可被批准上市。药品上市前的风险管理主要依赖于药品上市前规范的临床前研究和临床研究及严格的评价和审批管理。

（2）药品上市后风险管理　药品上市后风险管理涵盖药品上市后的每个环节，包括对已批准上市药品的有效性、安全性、经济性以及用药方案的再评价，药品质量抽查检验及质量公告，药品不良反应监测与报告，药品暂停生产、销售和使用，药品召回、撤市，药品淘汰等。药品上市后风险管理是药品风险管理的重要部分。

## （三）药物警戒

**1. 药物警戒的定义与发展**　"药物警戒"一词最早于1974年由法国医药学家提出，其意为"监视、守卫，时刻准备应付可能来自药物的危害"。2002年世界卫生组织（WHO）将药物警戒定义为：有关不良反应或任何其他可能与药物相关问题的发现、评估、理解与防范的科学与活动。

2021年国家药品监督管理局发布《药物警戒质量管理规范》，明确药物警戒活动是指对药品不良反应及其他与用药有关的有害反应进行监测、识别、评估和控制的活动。

早期的药物警戒活动主要围绕药品不良反应监测展开，以规范药品不良反应和不良事件的信息收集，促进国家间报告的交流和传输等为工作重点。2004年，人用药品注册技术国际协调会（the International Council for Harmonisation of Technical Requirements for Pharmaceuticals for Human Use，ICH）在其发布的《药物警戒计划指南》中，正式将上市前药品安全评估与上市后监测整合到药物警戒活动范围中。目前药物警戒的范围包括：①药品不良反应；②药物误用或用药差错；③药物滥用；④假药和劣药；⑤药物和器械（材）的用法错误；⑥过期药品；⑦用药剂量不当（过量或不足）；⑧无足够依据扩展适应症；⑨不良的药物相互作用或药-食相互作用；⑩与药品相关的死亡率等。药物警戒的工作内容也从最初药品不良反应的被动监测，发展为主动、系统、持续地进行风险管理的一种活动和理念，即在药品生命周期的全过程中，主动地运用科学手段发现、评估、沟通风险信息，实现药品风险最小化，并通过广泛的社会合作和恰当的沟通，将药品安全信息正确地传播给公众。

**2. 药物警戒与药品风险**　药物警戒与药品风险管理均贯穿于药品生命周期全过程，以降低药品风险、保障用药安全为最终目标。两者在药品整个生命周期中的作用既相互交叉、相互补充又相互独立、各具特点。

药品风险管理强调通过风险识别、评估、干预和沟通，进行药品风险的控制和管理，提高用药的安全性，关注于通过政府干预或企业行为的规范，促进科学决策，完善相关法律法规，促进药品安全、合理使用。因此，在技术层面，各国药品监管部门通常采取的药品风险管理措施主要包括沟通、信息对外发布、实施重点监测、修改说明书、暂停、召回、撤市等管理措施。

药物警戒致力于药物的效益、危害、有效性和风险的评估，鼓励安全、合理和更有效（包括成本、效益）地用药，促进与用药有关的公众健康和安全，提高药品安全性，促进对药物警戒的认识教育和临床训练以及与公众有效的交流。药物警戒在确保药品安全性、有效性、经济性的同时，更有意识地向大众广泛普及与渗透药物信息，如警戒信息的普及教育、警戒知识与实践的培训、公众信息交流等。药物警戒不仅强调安全性，也强调预警能力的提高。

**案例9-1**

### 含关木通的"龙胆泻肝丸"事件

2003 年，国内多名患者经医院检查被确诊为马兜铃酸肾损害，其中大部分人有龙胆泻肝丸的用药史。2004 年 2 月，长期服用龙胆泻肝丸致病的 28 名患者集体起诉该药生产企业。但由于我国当时药品不良反应报告监测制度、药品召回制度及其他相关救济制度的不健全，大部分的索赔诉求以败诉告终。

龙胆泻肝丸是个历史悠久的古方，原配方的药味中有"木通"，是木通科的白木通或毛茛科的川木通，这两类木通均不含马兜铃酸。20 世纪 30 年代，东北关木通逐渐取代白木通被全国广泛应用。1990 年的《中国药典》将龙胆泻肝丸组方中木通类药材改为关木通。服用"龙胆泻肝丸"导致尿毒症的主要原因是该复方制剂中的关木通含有的马兜铃酸成份可造成肾损害。

2003 年 4 月 1 日，国家药品监督管理局印发《关于取消关木通药用标准的通知》，决定取消关木通的药用标准，责令该类制剂的生产限期用木通科木通替换关木通。2005 年版《中国药典》已不再收载关木通、广防己、青木香三个品种（均含马兜铃酸）。

思考讨论

1. 该案例反映了引起药品风险的哪种药品缺陷？

2. 依据相关法律法规，分析若当前发生类似事件，国家相关部门、相关企业及机构可采取哪些药品风险管理措施？

## 二、我国药品上市后风险管理制度

我国尚未建立正式的药品风险管理制度，但药品风险管理在药品研发、生产、流通、使用各个环节的管理规定中均有体现。《药品管理法》第七章"药品上市后管理"规定了药品上市许可持有人在药品上市后的风险管理责任，包括制定上市后风险管理计划，对附条件批准的药品采取相应风险管理措施，开展药品上市后不良反应监测，主动收集、跟踪分析疑似药品不良反应信息，对已识别风险的药品及时采取风险控制措施等。药品上市前的风险管理主要体现在上市前的临床研究及注册审批制度（详见本书第五章），药品上市后的风险管理主要包括以下几个方面。

### （一）药品生产和流通质量风险管理

《药品生产质量管理规范》和《药品经营质量管理规范》是药品生产和流通过程中保证药品质量，预防和控制药品质量风险的重要制度。

《药品生产质量管理规范》第二章第四节规定了药品生产全过程的质量风险管理，具体内容详见本书第六章。《药品经营质量管理规范》第 10 条明确规定企业应当采用前瞻或者回顾的方式，对药品流通过程中的质量风险进行评估、控制、沟通和审核，具体内容详见本书第七章。

### （二）药品上市后监测

药品上市后监测是通过对上市后药品的质量抽查检验和不良反应监测，对药品进行上市后日常监督管理，从而及时发现药品安全风险，控制药品质量，发挥早期预警作用，保障人们用药安全。药品上市后监测是药品上市后再评价的主要依据和手段。

**1. 药品质量抽查检验** 是上市后药品质量监督管理的重要手段。《药品管理法》规定，药品监督管理部门根据监督检查的需要，可以对药品质量进行抽查检验。药品质量抽查检验的概念和类型在本书第三章已有详述。根据《药品管理法》的规定，2019 年 8 月 19 日国家药品监督管理局发布实施了《药品质量抽查检验管理办法》。

**2. 药品安全性监测**　药品不良反应报告与监测是上市后药品安全性监测的主要内容。2011年7月1日实施的《药品不良反应报告和监测管理办法》详见本章第三节。《药品管理法》明确提出，国家建立药物警戒制度，对药品不良反应及其他与用药有关的有害反应进行监测、识别、评估和控制。2021年5月，国家药品监督管理局颁布了《药物警戒质量管理规范》，自2021年12月1日施行；该规范对药品上市许可持有人和获准开展药物临床试验的药品注册申请人开展的药物警戒活动作出了相关规定。

### （三）药品上市后再评价

**1. 药品上市后再评价的概念和意义**　药品上市后再评价是指根据医药科学最新水平，从药学、临床医学、药物流行病学、药物经济学及监督管理等方面，对已批准上市的药品在人群中的疗效（有效性）、不良反应（安全性）、用药方案、稳定性及经济性等是否符合合理用药原则做出科学评估的过程。

药品上市后再评价通过对药品安全性、有效性的评估和再确认，不仅可以弥补药品上市前研究的局限性，而且为决定药品继续上市还是淘汰以及药品目录遴选（如国家基本药物目录、国家医保药品目录、非处方药目录）提供了重要依据。

**2. 药品上市后再评价的主要内容**　《药品管理法》明确了药品上市后再评价的法定依据，即药品上市许可持有人应当对已上市药品的安全性、有效性和质量可控性定期开展上市后评价；必要时，国务院药品监督管理部门可以责令药品上市许可持有人开展上市后评价或者直接组织开展上市后评价；经评价，对疗效不确切、不良反应大或者因其他原因危害人体健康的药品，应当注销药品注册证书。

2021年12月国家药品监督管理局印发《"十四五"国家药品安全及促进高质量发展规划》，明确提出继续推进仿制药质量和疗效一致性评价。目前我国开展的药品上市后再评价工作主要包括新药上市后的Ⅳ期临床评价、药品安全性评价、药品上市后的质量评价以及药物经济学评价。

（1）**Ⅳ期临床试验**　根据《药品注册管理办法》及《化学药品注册分类及申报资料要求》《中药注册分类及申报资料要求》，化学药品中属注册分类创新药、改良型新药的，应当进行Ⅳ期临床试验；中药注册中属中药创新药、中药改良型新药的，应当进行Ⅳ期临床试验。

Ⅳ期临床试验以观察药品有效性和长期安全为主要目的，注重对不良反应、禁忌、长期疗效和使用时注意事项的考察，以及对特殊人群（如老人、儿童、孕妇、肝肾功能不全者等）及临床药物相互作用的研究。另外，还将进一步考察药物对患者的经济与生活质量的影响。

（2）**药品安全性评价**　是药品上市后再评价的重要内容，也是对上市后药品进行淘汰、整顿或采取修改说明书等管理措施的重要依据。药品安全性评价一般依据药品安全性监测的信息和结果常规开展，也可以针对具体品种开展系统的评价工作。如2009年国家食品药品监督管理局发出《关于开展中药注射剂安全性再评价工作的通知》，在全国范围内开展中药注射剂安全性再评价工作。2017年10月中共中央办公厅、国务院办公厅印发《关于深化审评审批制度改革鼓励药品医疗器械创新的意见》，提出根据药品科学进步情况，对已上市药品注射剂进行再评价，力争用5至10年左右时间基本完成；上市许可持有人须将批准上市时的研究情况、上市后持续研究情况等进行综合分析，开展产品成份、作用机理和临床疗效研究，评估其安全性、有效性和质量可控性。

2019年5月，国家药品监督管理局发布《上市药品临床安全性文献评价指导原则（试行）》，规范了药品上市许可持有人开展临床安全性文献系统评价的方法等。

（3）**药品上市后质量和疗效评价**　2012年国务院发布的《国家药品安全"十二五"规划》，提出开展仿制药质量一致性评价的要求，开始最早的药品上市后质量评价。2013年7月，国家食品药品监督管理总局下达《2013年度仿制药质量一致性评价方法研究任务》，确定了首批开展仿制药一致性评价共75个品种。2015年8月国务院发布的《国务院关于改革药品医疗器械审评审批制度的意见》明确提出，对已经批准上市的仿制药，按与原研药品质量和疗效一致的原则，分期分批进行质量一致性评价。

2016 年 2 月，国务院办公厅印发《关于开展仿制药质量和疗效一致性评价的意见》。2017 年 3 月，国家食品药品监督管理总局发布《仿制药质量和疗效一致性评价品种分类指导意见》。2017 年 10 月，中共中央办公厅、国务院办公厅印发的《关于深化审评审批制度改革鼓励药品医疗器械创新的意见》，明确新批准上市或通过仿制药质量和疗效一致性评价的药品载入《中国上市药品目录集》，注明创新药、改良型新药及与原研药品质量和疗效一致的仿制药等属性，以及有效成份、剂型、规格、上市许可持有人、取得的专利权、试验数据保护期等信息。

开展仿制药质量和疗效一致性评价工作，要求已经批准上市的仿制药品，要在质量和疗效上与原研药品能够一致，临床上与原研药品可以相互替代。

①评价对象和时限：化学药品新注册分类实施前批准上市的仿制药，凡未按照与原研药品质量和疗效一致原则审批的，均须开展一致性评价；自首家品种通过一致性评价后，其他药品生产企业的相同品种原则上应在 3 年内完成一致性评价；逾期未完成的，不予再注册。

②评价方法和参比制剂遴选原则：药品生产企业原则上应采用体内生物等效性试验的方法进行一致性评价。参比制剂原则上首选原研药品，也可以选用国际公认的同种药品。药品生产企业可自行选择参比制剂，报国务院药品监督管理部门备案。行业协会可组织同品种药品生产企业提出参比制剂选择意见，报国务院药品监督管理部门审核确定。国务院药品监督管理部门负责及时公布参比制剂信息，药品生产企业原则上应选择公布的参比制剂开展一致性评价工作。

③评价品种分类：原研进口上市品种，无需开展一致性评价，经国务院药品监督管理部门审核确定发布后，可选择为参比制剂；进口仿制品种以及国内仿制品种，上市前未按照与原研药品质量和疗效一致原则申报和审评的，需按有关规定开展一致性评价；改规格、改剂型、改盐基的仿制品种，需按照国务院药品监督管理部门发布的相关指导原则开展一致性评价。

④评价主体：药品生产企业是一致性评价工作的主体，应主动选购参比制剂开展相关研究，确保药品质量和疗效与参比制剂一致。完成一致性评价后，可将评价结果及调整处方、工艺的资料，按照药品注册补充申请程序，一并提交药品监督管理部门。

（4）药物经济学评价　上市后药品的药物经济学评价主要从成本－结果角度，评价上市后药品的经济性，为综合衡量药品的成本效益，制定药品价格，优选药物治疗方案，遴选药品目录提供循证依据。目前很多国家已经将药物经济学评价作为药品注册审批、医疗保险报销决策的重要依据之一，并制定了相应的药物经济学评价指南。我国近年医药体制改革相关文件中，明确提出应用药物经济学原则或参考药物经济性评价结果指导药品价格制定，遴选医疗保险药品目录，调整国家基本药物目录。2011 年《中国药物经济学评价指南（2011）》正式发布，2020 年经国内外专家学者修订和更新，《中国药物经济学评价指南（2020 中英双语版）》发布。

**（四）上市后药品的强制管理措施**

依据《药品管理法》的相关规定，国务院药品监督管理部门对已批准生产、销售的药品进行再评价，根据药品再评价结果，可以采取责令修改药品说明书，暂停生产、销售和使用的措施；对不良反应大或者其他原因危害人体健康的药品，应当撤销该药品批准证明文件。目前我国药品上市后管理的强制措施，包括信息公开，暂停生产、销售、使用、修改说明书，药品召回以及撤市和淘汰等。

**1. 信息公开**　对药品上市后监测与再评价的结果，通过药品监督管理部门予以通报和公开，是使公众参与和了解药品安全状况，实行药品安全预警，开展社会监督，促使涉药机构规范药品生产、经营、使用行为的有效手段。目前我国建立的相关药品信息公开制度包括药品不良反应信息通报及药品安全警示、药品质量公告、药品安全"黑名单"制度等。

**2. 暂停生产、销售、使用**　暂停药品生产、销售、使用是发生药品紧急事件或发现药品安全隐患时，为减少危害后果或防止伤害扩大，由药品监督管理部门采取的一种紧急控制措施。《药品管理法》规定，对已确认发生严重不良反应的药品，国务院或者省级药品监督管理部门可根据实际情况采取停止生产、销售、使用的紧急控制措施。并应当在 5 日内组织鉴定，自鉴定结论作出之日起 15 日内依法作出行政处理决定。

**3. 修改说明书**　对经评估药品存在一定安全风险，但未达到需要召回或撤销批准证明文件的情形，可通过责令修改说明书的方式进行安全警示，提高临床使用的安全性。药品生产企业应根据药品上市后的安全性、有效性情况及时修改说明书，国务院药品监督管理部门也可以根据药品不良反应监测、药品再评价结果等信息要求药品生产企业修改药品说明书。

**4. 药品召回**　我国自 2007 年起实施药品召回管理制度，对于存在质量问题或者其他安全隐患的药品，由药品上市许可持有人根据情形确定召回等级，实施召回。

**5. 撤市和淘汰**　《药品管理法》规定，对疗效不确切、不良反应大或者因其他原因危害人体健康的药品，应当注销药品注册证书。已被注销药品注册证书的药品，不得生产或者进口、销售和使用。已被注销药品注册证书、超过有效期等的药品，应当由药品监督管理部门监督销毁或者依法采取其他无害化处理等措施。

# ⟫ 第二节　药品不良反应报告与监测管理

PPT

## 一、药品不良反应监测的概念与方法

### （一）药品不良反应相关概念

2011 年 5 月，卫生部颁布的《药品不良反应报告和监测管理办法》对与药品不良反应监测相关的概念进行了界定。

**1. 药品不良反应（adverse drug reaction，ADR）**　指合格药品在正常用法用量下出现的与用药目的无关的有害反应。

**2. 新的药品不良反应**　指药品说明书中未载明的不良反应。说明书中已有描述，但不良反应发生的性质、程度、后果或者频率与说明书描述不一致或者更严重的，按照新的药品不良反应处理。

**3. 严重药品不良反应**　指因使用药品引起以下损害情形之一的药品不良反应：①导致死亡；②危及生命；③致癌、致畸、致出生缺陷；④导致显著的或者永久的人体伤残或者器官功能损伤；⑤导致住院或者住院时间延长；⑥导致其他重要医学事件，如不进行治疗可能出现上述所列情况的。

**4. 药品不良事件**　指药品治疗过程中所发生的任何不良医疗事件，该事件不一定与药品治疗有因果关系。WHO 药物警戒监测的范围以药品不良事件为主，它不仅包括药品不良反应，也包括因果关系尚未确定的反应，及可能由药品其他原因（如不合格药品或非正常使用）引起的事件。

**5. 药品群体不良事件**　指同一药品在使用过程中，在相对集中的时间、区域内，对一定数量人群的身体健康或者生命安全造成损害或者威胁，需要予以紧急处置的事件。同一药品是指同一生产企业生产的同一药品名称、同一剂型、同一规格的药品。

### （二）药品不良反应监测

**1. 药品不良反应报告和监测定义**　指药品不良反应的发现、报告、评价和控制的过程。其中药品重点监测是指为进一步了解药品的临床使用和不良反应发生情况，研究不良反应的发生特征、严重程度、发生率等，开展的药品安全性监测活动。

**2. 药品不良反应监测的主要方法**　国际上药品不良反应监测的主要方法，包括以下几种。

（1）自发呈报　指医务人员、患者或其他人员，自发地将在医疗或用药实践过程中发现的可疑药品不良反应报告给生产企业、经营企业、不良反应监测机构或药品管理部门。自发呈报是药品不良反应报告与监测最简单和最常用的形式，是国际上很多国家采用的方式之一，如最早开始药品不良反应监测的英国黄卡系统（yellow card system），以及美国的 Medwatch 系统等。

（2）强制报告　即通过强制性规定，要求医疗机构、制药企业等在规定时间和范围内监测、收集和报告其发现的药品不良反应信息。目前很多国家同时采用自愿报告和强制报告两种方式开展药品不良反应监测。

（3）处方事件的监测　是对上市药品的一种重点监测制度，它通过收集药品的若干个处方，并向处方医生发出调查表，征询暴露于该药后患者的结果，回收调查表进行资料分析，从而实现对新上市药品的重点监测，弥补自愿报告制度的不足。国际比较典型的处方事件监测系统是最早于英国实施的绿表制度（因调查表单为绿色而得名）。

（4）医院集中监测　指在一定的时间（数月或数年）、一定的范围内对某一医院或某一地区内所发生的 ADR 及药物利用详细记录，以探讨 ADR 的发生规律。

（5）药物流行病学研究　常用方法包括病例对照研究、队列研究等，运用药物流行病学可以判断出药品和 ADR 之间的关联强度，计算出 ADR 的发生率。

# 二、我国药品不良反应报告与监测制度

## （一）我国药品不良反应监测制度的建立与发展

我国药品不良反应报告与监测工作始于 20 世纪 80 年代。1984 年我国颁布《药品管理法》对药品不良反应监测作出明确规定，药品生产企业、药品经营企业和医疗单位，应当经常考察本单位所生产、经营、使用的药品质量、疗效和不良反应。1988 年，卫生部药政局和医政司先后在北京、上海、广东、湖北等地区 14 个医疗单位进行了药品不良反应报告试点工作。1998 年 3 月，我国正式加入 WHO 国际药品监测合作中心，成为第 68 个成员国。1998 年国家药品监督管理局、卫生部颁布了《药品不良反应监测管理办法》标志着我国药品不良反应监测制度正式建立。

2001 年我国修订颁布的《药品管理法》规定，国家实行药品不良反应报告制度。2004 年 3 月，国家食品药品监督管理局和卫生部共同颁布《药品不良反应报告和监测管理办法》。2010 年 12 月 13 日卫生部修订发布了《药品不良反应报告和监测管理办法》，自 2011 年 7 月 1 日起施行。

为进一步完善药品不良反应监测制度，落实药品上市许可持有人不良反应报告主体责任，2018 年 10 月 10 日，国家药品监督管理局发布《关于药品上市许可持有人直接报告不良反应事宜的公告》，明确持有人应当健全药品不良反应监测体系，及时报告药品不良反应，加强不良反应监测数据的分析评价并主动采取有效的风险控制措施。2019 年《疫苗管理法》颁布，明确疫苗不良反应报告责任主体为接种单位、医疗机构等，报告对象为疾病预防控制机构。

## （二）我国药品不良反应监测制度的特点

我国药品不良反应监测实行强制性报告为主、自发报告为辅的报告制度。药品生产企业（包括进口药品的境外制药厂商）、药品经营企业、医疗机构应当按照规定报告所发现的药品不良反应。同时国家也鼓励公民、法人和其他组织报告药品不良反应。

## （三）我国药品不良反应监测管理体制

**1. 管理部门**　国务院药品监督管理部门负责全国药品不良反应报告和监测的管理工作，省、自治区、直辖市药品监督管理部门负责本行政区域内药品不良反应报告和监测的管理工作。国务院和省级药品监督管理部门负责通报本行政区域内药品不良反应报告和监测情况；对已确认发生严重药品不良反应或者药品群体不良事件的药品依法采取紧急控制措施，作出行政处理决定，并向社会公布；与同级卫生健康主管部门联合组织开展本行政区域内发生的药品群体不良事件的调查和处理，并发布相关信息。

设区的市级、县级药品监督管理部门负责本行政区域内药品不良反应报告和监测的管理工作；与同级卫生健康主管部门联合组织开展本行政区域内发生的药品群体不良事件的调查，并采取必要控制措施；组织开展本行政区域内药品不良反应报告和监测的宣传、培训工作。

县级以上卫生健康主管部门应当加强对医疗机构临床用药的监督管理，在职责范围内依法对已确认的严重药品不良反应或者药品群体不良事件采取相关的紧急控制措施。

**2. 药品不良反应监测机构** 国家药品不良反应监测中心负责全国药品不良反应报告和监测的技术工作，承担国家药品不良反应报告和监测资料的收集、评价、反馈和上报，以及全国药品不良反应监测信息网络的建设和维护；制定药品不良反应报告和监测的技术标准和规范，对地方各级药品不良反应监测机构进行技术指导；组织开展严重药品不良反应的调查和评价，协助有关部门开展药品群体不良事件的调查；发布药品不良反应警示信息；承担药品不良反应报告和监测的宣传、培训、研究和国际交流工作。地方各级药品监督管理部门应当建立健全药品不良反应监测机构，负责本行政区域内药品不良反应报告和监测的技术工作。目前，我国已经形成 1 个国家中心、34 个省级中心、300 余个地市级中心构成的监测技术体系。

**3. 药品不良反应监测信息网络** 为保证及时、有效的药品不良反应信息传递，国务院药品监督管理部门建立了国家药品不良反应监测信息网络，并于 2012 年正式投入使用。药品不良反应监测体系分安全信息收集、数据处理、统计分析三大模块，涵盖数据管理、数据规整、数据共享、统计分析、风险预警等功能。药品生产、经营企业和医疗机构获知或者发现可能与用药有关的不良反应，应当通过国家药品不良反应监测信息网络报告；不具备在线报告条件的，应当通过纸质报表报所在地药品不良反应监测机构，由所在地药品不良反应监测机构代为在线报告。

目前我国药品不良反应监测信息网络已覆盖全国，实现了药品不良反应信息的电子报告和在线实时报告。已有 30 余万个医疗机构、药品生产经营企业注册为药品不良反应监测网络用户。1999～2022 年，全国药品不良反应监测网络累计收到药品不良反应/事件报告表 2085.6 万份。同时，通过药品不良反应监测信息网络与世界卫生组织国际药品监测合作中心数据库的直接联网，世界范围内有关药品不良反应的数据和资料也可及时获得，从而得以广泛开展国际信息交流与技术合作。

**（四）药品不良反应的报告和处置**

**1. 药品不良反应报告范围及重点监测**

（1）药品不良反应报告范围 新药监测期内的国产药品应当报告该药品的所有不良反应；其他国产药品，报告新的和严重的不良反应。进口药品自首次获准进口之日起 5 年内，报告该进口药品的所有不良反应；满 5 年的，报告新的和严重的不良反应。

（2）药品重点监测 药品上市许可持有人应当经常考察本企业生产药品的安全性，对新药监测期内的药品和首次进口 5 年内的药品，应当开展重点监测，并按要求对监测数据进行汇总、分析、评价和报告；对本企业生产的其他药品，应当根据安全性情况主动开展重点监测。省级以上药品监督管理部门根据药品临床使用和不良反应监测情况，可以要求企业对特定药品进行重点监测；也可以直接组织药品不良反应监测机构、医疗机构和科研单位开展药品重点监测。

**2. 药品不良反应报告程序**

（1）个例药品不良反应报告程序 根据药品不良反应的情形，分别按规定程序和时限，由药品上市许可持有人、药品生产企业、经营企业、医疗机构或个人，依次向县级、设区的市、省级及国家药品不良反应监测中心报告并作出评价。报告程序和时限要求见图9-1。

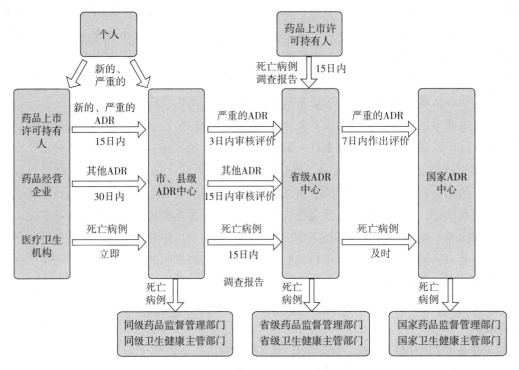

图9-1 个例不良反应报告程序和要求

（2）药品群体不良反应报告程序 除立即按规定程序和时限报告外，还应采取相关救治措施及必要的控制措施，如暂停生产、销售，召回等。报告程序和时限要求见图9-2。

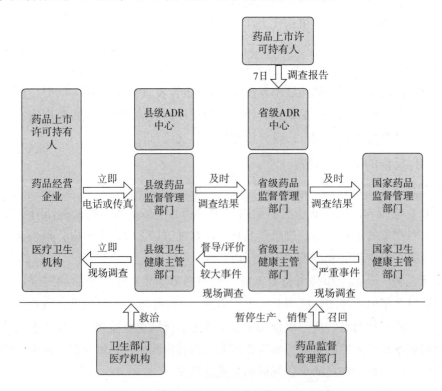

图9-2 药品群体不良反应报告程序和要求

（3）境外严重药品不良反应报告程序　进口药品和国产药品在境外发生的严重药品不良反应（包括自发报告系统收集的、上市后临床研究发现的、文献报道的），药品上市许可持有人应当填写境外发生的药品不良反应/事件报告表，自获知之日起30日内报送国家药品不良反应监测中心。国家药品不良反应监测中心对收到的药品不良反应报告进行分析、评价，每半年向国务院药品监督管理部门和卫生健康主管部门报告，发现提示药品可能存在安全隐患的信息应当及时报告，进口药品和国产药品在境外因药品不良反应被暂停销售、使用或者撤市的，上市许可持有人应当在获知后24小时内书面报国务院药品监督管理部门和国家药品不良反应监测中心。

### （五）药品不良反应信息管理

**1. 药品不良反应信息分析与反馈**　各级药品不良反应监测机构对收到的药品不良反应报告和监测资料进行统计和分析，并以适当形式反馈。国家药品不良反应监测中心根据对药品不良反应报告和监测资料的综合分析和评价结果，及时发布药品不良反应警示信息，如《药品不良反应信息通报》。

我国于2001年11月启动了药品不良反应信息通报制度。《药品不良反应信息通报》由国家药品不良反应监测中心不定期发布，是及时反馈有关药品新的、严重的安全隐患的技术通报，主要目的是提醒药品上市许可持有人、生产企业、经营企业、医疗机构注意被通报的药品品种的安全隐患，为药品监督管理部门、卫生健康主管部门的监督管理和医疗机构临床用药提供参考。至2020年12月，我国药品不良反应信息通报已发布77期，为推动我国药品不良反应监测工作，保障广大公众用药安全起到了积极的作用。

**2. 药品不良反应信息发布**　省级以上药品监督管理部门定期发布药品不良反应报告和监测情况。对于影响较大并造成严重后果的药品群体不良事件，以及其他重要的药品不良反应信息和认为需要统一发布的信息，由国务院药品监督管理部门和国务院卫生健康主管部门统一发布或授权省级药品监督管理部门、卫生健康主管部门发布。

自2009年起，国务院药品监督管理部门以年度报告的形式，对每年我国药品不良反应监测工作进展、药品不良反应/事件报告情况、数据分析及用药安全提示、药品风险控制等进行通报，对实现药品不良反应监测情况的公开和共享，引导药品安全监管方向起到重要作用。

**3. 药品信息的保密、共享与利用**　在药品不良反应报告和监测过程中获取的商业秘密、个人隐私、患者和报告者信息，涉及的相关机构和个人均应当予以保密。鼓励上市许可持有人、医疗机构、药品经营企业之间共享药品不良反应信息。

## 第三节　药物警戒质量管理

《药品管理法》规定，国家建立药物警戒制度，对药品不良反应及其他与用药有关的有害反应进行监测、识别、评估和控制；并对药品上市许可持有人实施药物警戒提出了要求，包括开展上市后研究、制定药品风险管理计划等。2021年5月，国家药品监督管理局发布《药物警戒质量管理规范》（Good Pharmacovigilance Practice，GVP），共9章132条，这是首个出台的与药物警戒相关的配套文件。

### 一、药物警戒相关概念与质量管理

#### （一）药物警戒相关概念

**1. 药物警戒活动**　是指对药品不良反应及其他与用药有关的有害反应进行监测、识别、评估和控制的活动。药品上市许可持有人（以下简称"持有人"）和获准开展药物临床试验的药品注册申请人

（以下简称"申办者"）应当建立药物警戒体系，通过体系的有效运行和维护，监测、识别、评估和控制药品不良反应及其他与用药有关的有害反应。

**2. 药品不良反应聚集性事件** 是指同一批号（或相邻批号）的同一药品在短期内集中出现多例临床表现相似的疑似不良反应，呈现聚集性特点，且怀疑与质量相关或可能存在其他安全风险的事件。

**3. 已识别风险和潜在风险** 已识别风险是有充分的证据表明与关注药品有关的风险；潜在风险是有依据怀疑与关注药品有关，但这种相关性尚未得到证实的风险。

**4. 信号** 是指来自一个或多个来源的，提示药品与事件之间可能存在新的关联性或已知关联性出现变化，且有必要开展进一步评估的信息。

### （二）药物警戒质量管理

持有人应当制定药物警戒质量目标，建立质量保证系统，对药物警戒体系及活动进行质量管理，不断提升药物警戒体系运行效能，确保药物警戒活动持续符合相关法律法规要求。

**1. 基本要求** 持有人应当以防控风险为目的，将药物警戒的关键活动纳入质量保证系统中，重点考虑以下内容：①设置合理的组织机构；②配备满足药物警戒活动所需的人员、设备和资源；③制定符合法律法规要求的管理制度；④制定全面、清晰、可操作的操作规程；⑤建立有效、畅通的疑似药品不良反应信息收集途径；⑥开展符合法律法规要求的报告与处置活动；⑦开展有效的风险信号识别和评估活动；⑧对已识别的风险采取有效的控制措施；⑨确保药物警戒相关文件和记录可获取、可查阅、可追溯。

**2. 内部审核** 持有人应当定期开展内部审核，审核各项制度、规程及其执行情况，评估药物警戒体系的适宜性、充分性、有效性。当药物警戒体系出现重大变化时，应当及时开展内审。开展内审前应当制订审核方案。内审应当有记录，包括审核的基本情况、内容和结果等，并形成书面报告。

**3. 委托管理** 持有人委托开展药物警戒相关工作的，双方应当签订委托协议，保证药物警戒活动全过程信息真实、准确、完整和可追溯，且符合相关法律法规要求。持有人是药物警戒的责任主体，根据工作需要委托开展药物警戒相关工作的，相应法律责任由持有人承担。

## 二、机构、人员与资源

### （一）药品安全委员会和药物警戒部门

持有人应当建立药品安全委员会，设置专门的药物警戒部门，明确药物警戒部门与其他相关部门的职责，建立良好的沟通和协调机制，保障药物警戒活动的顺利开展。药品安全委员会一般由持有人的法定代表人或主要负责人、药物警戒负责人、药物警戒部门及相关部门负责人等组成。药品安全委员会负责重大风险研判、重大或紧急药品事件处置、风险控制决策以及其他与药物警戒有关的重大事项。

药物警戒部门主要职责包括：①疑似药品不良反应信息的收集、处置与报告；②识别和评估药品风险，提出风险管理建议，组织或参与开展风险控制、风险沟通等活动；③组织撰写药物警戒体系主文件、定期安全性更新报告、药物警戒计划等；④组织或参与开展药品上市后安全性研究；⑤组织或协助开展药物警戒相关的交流、教育和培训；⑥其他与药物警戒相关的工作。

### （二）人员与培训

**1. 人员** 主要包括主要负责人和专职人员。

（1）**药物警戒负责人** 应当是具备一定职务的管理人员，应当具有医学、药学、流行病学或相关专业背景，本科及以上学历或中级及以上专业技术职称，3年以上从事药物警戒相关工作经历。药物警戒负责人负责药物警戒体系的运行和持续改进，确保药物警戒体系符合相关法律法规和本规范的要求，其主要职责为：①确保药品不良反应监测与报告的合规性；②监督开展药品安全风险识别、评估与控制，确保风险控制措施的有效执行；③负责药品安全性信息沟通的管理，确保沟通及时有效；④确保持有人内部以及与药品监督管理部门和药品不良反应监测机构沟通渠道顺畅；⑤负责重要药物警戒文件的审核或签发。

（2）专职人员　药物警戒部门应当配备足够数量并具备适当资质的专职人员。专职人员应当具有医学、药学、流行病学或相关专业知识，接受过与药物警戒相关的培训，熟悉我国药物警戒相关法律法规和技术指导原则，具备开展药物警戒活动所需知识和技能。

**2. 培训**　持有人应当开展药物警戒培训，根据岗位需求与人员能力制定适宜的药物警戒培训计划，参与药物警戒活动的人员均应当接受培训。培训内容应当包括药物警戒基础知识和法规、岗位知识和技能等。

### （三）设备与资源

持有人应当配备满足药物警戒活动所需的设备与资源，包括办公区域和设施、安全稳定的网络环境、纸质和电子资料存储空间和设备、文献资源、医学词典、信息化工具或系统等。信息化系统应当具备完善的数据安全及保密功能，确保电子数据不损坏、不丢失、不泄露。

## 三、监测与报告

持有人应当主动开展药品上市后监测，建立并不断完善信息收集途径，主动、全面、有效地收集药品使用过程中的疑似药品不良反应信息。

对于创新药、改良型新药、省级及以上药品监督管理部门或药品不良反应监测机构要求关注的品种，持有人应当根据品种安全性特征加强药品上市后监测，在上市早期通过在药品说明书、包装、标签中进行标识等药物警戒活动，强化医疗机构、药品生产企业、药品经营企业和患者对疑似药品不良反应信息的报告意识。

### （一）报告的评价与处置

持有人在首次获知疑似药品不良反应信息时，应当尽可能全面收集患者、报告者、怀疑药品以及不良反应发生情况等。收集过程与内容应当有记录，原始记录应当真实、准确、客观。持有人应当对药品不良反应监测机构反馈的疑似不良反应报告进行分析评价，并按要求上报。

**1. 原始记录传递**　持有人应保持信息的真实、准确、完整、可追溯，为确保个例药品不良反应报告的及时性，持有人应对传递时限进行要求；持有人应当对收集到信息的真实性和准确性进行评估。

**2. 预期性与严重性评价**　药品不良反应的性质、严重程度、特征或结果与持有人药品说明书中的表述不符时，应当判定为非预期不良反应。持有人应当对药品不良反应的严重性进行评价。符合以下情形之一的，应当评价为严重的药品不良反应：①导致死亡；②危及生命（指发生药品不良反应的当时，患者存在死亡风险，并不是指药品不良反应进一步恶化才可能出现死亡）；③导致住院或住院时间延长；④导致永久或显著的残疾或功能丧失；⑤导致先天性异常或出生缺陷；⑥导致其他重要医学事件。

### （二）报告提交

持有人向国家药品不良反应监测系统提交的个例药品不良反应报告，应当至少包含可识别的患者、可识别的报告者、怀疑药品和药品不良反应的相关信息。

**1. 报告要求**　持有人应当报告患者使用药品出现的怀疑与药品存在相关性的有害反应，其中包括可能因药品质量问题引起的或可能与超适应症用药、超剂量用药等相关的有害反应。个例药品不良反应报告的填写应当真实、准确、完整、规范，符合相关填写要求。

2. **报告时限** 个例药品不良反应报告应当按规定时限要求提交。严重不良反应尽快报告，不迟于获知信息后的 15 日，非严重不良反应不迟于获知信息后的 30 日。因药品不良反应原因被境外药品监督管理部门要求暂停销售、使用或撤市的，持有人应当在获知相关信息后 24 小时内报告国务院药品监督管理部门和药品不良反应监测机构。

3. **疑似信息处理** 未按照个例药品不良反应报告提交的疑似药品不良反应信息，持有人应当记录不提交的原因，并保存原始记录，不得随意删除。

# 四、风险识别与评估

持有人应当对各种途径收集的疑似药品不良反应信息开展信号检测，及时发现新的药品安全风险。

## （一）信号检测

1. **信号检测方法** 包括个例药品不良反应报告审阅、病例系列评价、病例报告汇总分析等人工检测方法和数据挖掘等计算机辅助检测方法。

2. **信号检测频率** 新上市的创新药、改良型新药、省级及以上药品监督管理部门或药品不良反应监测机构要求关注的其他品种等，应当增加信号检测频率；其他根据药品上市时间、药品特点、风险特征等相关因素合理确定。

3. **重点关注信号** 持有人在开展信号检测时，应当重点关注以下信号：①药品说明书中未提及的药品不良反应，特别是严重的药品不良反应；②药品说明书中已提及的药品不良反应，但发生频率、严重程度等明显增加的；③疑似新的药品与药品、药品与器械、药品与食品间相互作用导致的药品不良反应；④疑似新的特殊人群用药或已知特殊人群用药的变化；⑤疑似不良反应呈现聚集性特点，不能排除与药品质量存在相关性的。

4. **信号优先级** 持有人应当对信号进行优先级判定。对于其中可能会影响产品的获益－风险平衡，或对公众健康产生影响的信号予以优先评价。信号优先级判定可考虑以下因素：①药品不良反应的严重性、严重程度、转归、可逆性及可预防性；②患者暴露情况及药品不良反应的预期发生频率；③高风险人群及不同用药模式人群中的患者暴露情况；④中断治疗对患者的影响，以及其他治疗方案的可及性；⑤预期可能采取的风险控制措施；⑥适用于其他同类药品的信号。

## （二）风险评估与上市后安全性研究

持有人应当及时对新的药品安全风险开展评估，分析影响因素，描述风险特征，判定风险类型，评估是否需要采取风险控制措施等。

1. **风险分析** 持有人应当分析可能引起药品安全风险、增加风险发生频率或严重程度的原因或影响因素，如患者的生理特征、基础疾病、并用药品，或药物的溶媒、储存条件、使用方式等，为药物警戒计划的制定和更新提供科学依据。中药、民族药持有人应当根据中医药、民族医药相关理论，分析处方特点（如炮制方式、配伍等）、临床使用（如功能主治、剂量、疗程、禁忌等）、患者机体等影响因素。

2. **风险特征描述** 对药品风险特征的描述可包括风险发生机制、频率、严重程度、可预防性、可控性、对患者或公众健康的影响范围，以及风险证据的强度和局限性等。风险类型分为已识别风险和潜在风险。对于可能会影响产品的获益－风险平衡，或对公众健康产生不利影响的风险，应当作为重要风险予以优先评估。持有人还应当对可能构成风险的重要缺失信息进行评估。

3. **上市后安全性研究的目的** 开展药品上市后安全性研究的目的包括但不限于：①量化并分析潜在的或已识别的风险及其影响因素（描述发生率、严重程度、风险因素等）；②评估药品在安全信息有限或缺失人群中使用的安全性（孕妇、特定年龄段、肾功能不全、肝功能不全等人群）；③评估长期用药的安全性；④评估风险控制措施的有效性；⑤提供药品不存在相关风险的证据；⑥评估药物使用模式（超适应症使用、超剂量使用、合并用药或用药错误）；⑦评估可能与药品使用有关的其他安全性问题。

**4. 安全性报告更新周期**　创新药和改良型新药应当自取得批准证明文件之日起每满 1 年提交一次定期安全性更新报告，直至首次再注册，之后每 5 年报告一次；其他类别的药品，一般应当自取得批准证明文件之日起每 5 年报告一次。

## 五、风险控制

对于已识别的安全风险，持有人应当综合考虑药品风险特征、药品的可替代性、社会经济因素等，采取适宜的风险控制措施。

### （一）常规风险控制措施与紧急风险控制措施

常规风险控制措施包括修订药品说明书、标签、包装，改变药品包装规格，改变药品管理状态等；特殊风险控制措施包括开展医务人员和患者的沟通和教育、药品使用环节的限制、患者登记等。

紧急控制措施可采取暂停药品生产、销售及召回产品；当评估认为药品风险大于获益的，持有人应当主动申请注销药品注册证书。

### （二）风险沟通

**1. 风险沟通对象**　持有人应当向医务人员、患者、公众传递药品安全性信息，沟通药品风险。

**2. 风险沟通方式**　包括发送致医务人员的函、患者安全用药提示以及发布公告、召开发布会等。患者安全用药提示可随药品发送至患者，或通过大众媒体进行发布，其内容应当简洁、清晰、通俗易懂。

**3. 紧急沟通情形**　出现下列情况，应当紧急开展沟通工作：①药品存在需要紧急告知医务人员和患者的安全风险，但正在流通的产品不能及时更新说明书的；②存在无法通过修订说明书纠正的不合理用药行为，且可能导致严重后果的；③其他可能对患者或公众健康造成重大影响的情况。

### （三）药物警戒计划

药物警戒计划是描述上市后药品安全性特征以及如何管理药品安全风险的书面文件。药物警戒计划包括药品安全性概述、药物警戒活动，并对拟采取的风险控制措施、实施时间周期等进行描述。

持有人应当根据风险评估结果，对发现存在重要风险的已上市药品，制定并实施药物警戒计划，并根据风险认知的变化及时更新。

## 六、临床试验期间的药物警戒

申办者应当建立药物警戒体系，全面收集安全性信息并开展风险监测、识别、评估和控制，及时发现存在的安全性问题，主动采取必要的风险控制措施，并评估风险控制措施的有效性，确保风险最小化，切实保护好受试者安全。开展临床试验，申办者可以建立独立的数据监查委员会（数据和安全监查委员会）。对于药物临床试验期间出现的安全性问题，申办者应当及时将相关风险及风险控制措施报告国家药品审评机构。

### （一）风险监测

临床试验期间，申办者应当在规定时限内及时向国家药品审评机构提交可疑且非预期严重不良反应个例报告。对于致死或危及生命的可疑且非预期严重不良反应，申办者应当在首次获知后尽快报告，不得超过 7 日。对于死亡或危及生命之外的其他可疑且非预期严重不良反应，应当在首次获知后尽快报告，不得超过 15 日。

### （二）风险识别评估

临床试验期间，申办者应当对报告周期内收集到的与药物相关的安全性信息进行全面深入的年度回顾、汇总和评估，按时提交研发期间安全性更新报告，研发期间安全性更新报告及其附件应当严格按照《研发期间安全性更新报告管理规范》完整撰写，并应包含与所有剂型和规格、所有适应症以及研究中接受试验药物的受试人群相关的数据。

### （三）风险控制

申办者经评估认为临床试验存在一定安全风险的，应当采取修改临床试验方案、修改研究者手册、修改知情同意书等风险控制措施；评估认为临床试验存在较大安全风险的，应当主动暂停临床试验；评估认为临床试验存在重大安全风险的，应当主动终止临床试验。

>>> 知识链接 ○------------------------------------------------------------

#### WHO 国际药品监测合作计划

20 世纪 60 年代爆发的震惊世界的"反应停"事件，引起国际社会对用药安全问题的重视。1968 年，WHO 制订了一项有 10 个国家参加的国际药物监测合作试验计划，设立了 WHO 协作组，收集和交流药品不良反应报告，并对药品不良反应术语、报表进行了定义和规范。在该合作计划成功开展的基础上，1970 年，WHO 大会通过决议，在日内瓦设立了永久性 WHO 药物监测中心（WHO Drug Monitoring Centre）。1978 年该中心迁至瑞典的乌普沙拉，名称为世界卫生组织国际药物监测合作中心（WHO Collabroating Centre for International Drug Monitoring），1997 年 WHO 国际药物监测合作中心更名为乌普沙拉监测中心（Uppsala Monitoring Centoring Certre，UMC）。至 2011 年，WHO 国际药物监测计划的正式成员国已达到 100 个，中国于 1998 年成为该中心成员国。

各成员国的国家药物警戒中心作为 WHO 国际药物监测计划的一部分，定期向 UMC 报送不良反应数据。据报道，40 个多成员国家使用 UMC 的 Vigiflow 系统收集上报药品安全性个例报告，其他成员国使用自行开发的系统收集报告，定期发送至 UMC。UMC 通过编写和发布《药品不良反应信号》《乌普沙拉报告》等出版物，实现与成员国国家中心、生产企业、科研机构、公众等进行信息交流与反馈。

--------------------------------------------------------------------•

## ◈ 第四节　药品召回管理

PPT

### 一、药品召回管理制度概述

对通过上市后药品再评价或药品不良反应监测发现存在问题的药品采取暂停销售、召回、撤市和淘汰等措施，是上市后药品监督管理的主要内容，其中缺陷药品的召回是其中比较重要的制度之一，对可能存在质量问题或者其他安全隐患的药品，通过药品召回方式快速、有效地撤回，可以最大程度地减少对消费者健康的危害，保障消费者用药安全，同时也是发挥药品上市许可持有人产品质量第一责任人作用，督促药品上市许可持有人自觉严格地按照 GMP 要求组织生产，提高药品上市许可持有人对药品风险的预警意识，维护药品上市许可持有人利益的有效手段。

美国是最早实行药品召回制度的国家。1966 年，美国国会通过立法确立了缺陷汽车的产品召回制度，随后缺陷产品召回范围逐渐扩大到可能严重影响消费者人身安全的其他产品，20世纪70年代初期被引入药品安全监管领域，成为对缺陷药品风险控制的有效手段。

我国对缺陷药品的召回管理起步较晚，2003年，因关木通的毒副作用，国家药品监督管理局取消关木通的药用标准，但由于缺失有效手段，已生产上市的含关木通的龙胆泻肝丸并未及时退出市场，对患者继续造成危害，此事件引发了对建立药品召回制度的思考。2004年默沙东制药公司实施了包括中国在内的"万络"（罗非昔布）全球召回行动，为药品召回树立了很好的典型。2004年11月，在武汉市药品监督管理局的倡导下，该市20家药品生产企业联名向社会倡议并公开承诺主动召回可能存在安全隐患的药品，并承担全部损失。2006年5月1日，武汉市食品药品监督管理局发布了《关于限期召回违法药品的暂行规定》，尝试推行违法药品强制召回制度，一定程度上为我国药品召回制度的出台提供了参考。

2007年12月6日，国家食品药品监督管理局发布实施《药品召回管理办法》，由此正式建立了我国药品召回管理制度。《药品召回管理办法》的公布和实施，使药品召回具有了可操作性，填补了这一环节监督管理的空白，标志着我国对缺陷药品的管理步入了规范化轨道。为进一步加强药品质量监管，强化药品风险管理，落实持有人主体责任，保障公众用药安全，2022年10月，国家药品监督管理局发布新修订《药品召回管理办法》，自2022年11月1日起施行。

## 二、药品召回的定义、分级与分类

### （一）药品召回的定义

药品召回，是指药品上市许可持有人按照规定的程序收回已上市的存在质量问题或者其他安全隐患药品，并采取相应措施，及时控制风险、消除隐患的活动。

持有人是控制风险和消除隐患的责任主体，应当建立并完善药品召回制度，收集药品质量和安全的相关信息，对可能存在的质量问题或者其他安全隐患进行调查、评估，及时召回存在质量问题或者其他安全隐患的药品。

### （二）药品召回的分级

根据药品质量问题或者其他安全隐患的严重程度，药品召回分为三级。

**1. 一级召回**　针对使用该药品可能或者已经引起严重健康危害的情形。

**2. 二级召回**　针对使用该药品可能或者已经引起暂时或者可逆的健康危害的情形。

**3. 三级召回**　针对使用该药品一般不会引起健康危害，但由于其他原因需要收回的情形。

### （三）药品召回的分类

《药品召回管理办法》将药品召回分为主动召回和责令召回。

**1. 主动召回**　是指药品上市许可持有人经调查评估后，确定药品存在质量问题或者其他安全隐患的，应当立即决定并实施的召回，同时通过企业官方网站或者药品相关行业媒体向社会发布召回信息。

**2. 责令召回**　是指药品监督管理部门经过调查评估，认为药品上市许可持有人应当召回药品而未召回的或者对药品上市许可持有人主动召回结果审查，认为药品上市许可持有人召回药品不彻底的，责令药品上市许可持有人召回药品。

## 三、药品召回调查与评估

持有人应当主动收集、记录药品的质量问题、药品不良反应/事件、其他安全风险信息，对可能存在的质量问题或者其他安全隐患进行调查和评估。

**1. 调查内容**　对可能存在质量问题或者其他安全隐患的药品进行调查，应当根据实际情况确定调查内容，主要包括：①已发生药品不良反应/事件的种类、范围及原因；②药品处方、生产工艺等是否符合相应药品标准、核准的生产工艺要求，药品生产过程是否符合药品生产质量管理规范；③生产过程中的变更是否符合药品注册管理和相关变更技术指导原则等规定；④药品储存、运输等是否符合药品经营质量管理规范；⑤药品使用是否符合药品临床应用指导原则、临床诊疗指南和药品说明书、标签规定等；⑥药品主要使用人群的构成及比例；⑦可能存在质量问题或者其他安全隐患的药品批次、数量及流通区域和范围；⑧其他可能影响药品质量和安全的因素。

**2. 评估内容**　对存在质量问题或者其他安全隐患药品评估的主要内容包括：①该药品引发危害的可能性，以及是否已经对人体健康造成了危害；②对主要使用人群的危害影响；③对特殊人群，尤其是高危人群的危害影响，如老年人、儿童、孕妇、肝肾功能不全者、外科手术患者等；④危害的严重与紧急程度；⑤危害导致的后果。

# 四、药品召回的主体和管理部门

## （一）药品召回的主体

药品上市许可持有人是药品安全第一责任人，是药品召回的主体。药品上市许可持有人是控制风险和消除隐患的责任主体，应当建立并完善药品召回制度，收集药品质量和安全的相关信息，对可能存在的质量问题或者其他安全隐患进行调查、评估，及时召回存在质量问题或者其他安全隐患的药品。境外生产药品涉及在境内实施召回的，由境外持有人指定的中国境内履行药品上市许可持有人义务的企业法人组织实施召回，并履行相应的报告要求。

## （二）药品召回的协助机构

药品生产企业、药品经营企业、药品使用单位应当积极协助药品上市许可持有人对可能存在质量问题或者其他安全隐患的药品进行调查、评估，主动配合药品上市许可持有人履行召回义务，按照召回计划及时传达、反馈药品召回信息，控制和收回存在质量问题或者其他安全隐患的药品。药品生产企业、药品经营企业、药品使用单位发现其生产、销售或者使用的药品可能存在质量问题或者其他安全隐患的，应当及时通知药品上市许可持有人，必要时应当暂停生产、放行、销售、使用，并向所在地省、自治区、直辖市药品监督管理部门报告。另外，无论是药品上市许可持有人、药品生产企业、药品经营企业、药品使用单位都应当按规定建立并实施药品追溯制度，保存完整的购销记录，保证上市药品的可溯源。

## （三）药品召回的管理机构

国家药品监督管理局负责指导全国药品召回的管理工作。省、自治区、直辖市药品监督管理部门负责本行政区域内药品召回的监督管理工作。市县级地方人民政府药品监督管理部门负责配合、协助做好药品召回的有关工作，负责行政区域内药品经营企业、药品使用单位协助召回情况的监督管理工作。国家药品监督管理局和省、自治区、直辖市人民政府药品监督管理部门应当按照药品信息公开有关制度，采取有效途径向社会公布存在质量问题或者其他安全隐患的药品信息和召回信息，必要时向同级卫生健康主管部门通报相关信息。药品上市许可持有人应当制定药品召回信息公开制度，依法主动公布药品召回信息。

## 五、召回程序和要求

### （一）主动召回的程序和要求

**1. 召回通知和计划** 持有人作出药品召回决定的，一级召回在1日内，二级召回在3日内，三级召回在7日内，应当发出召回通知，通知到药品生产企业、药品经营企业、药品使用单位等，同时向所在地省、自治区、直辖市药品监督管理部门备案调查评估报告、召回计划和召回通知。

（1）调查评估报告内容包括 ①召回药品的具体情况，包括名称、规格、批次等基本信息；②实施召回的原因；③调查评估结果；④召回分级。

（2）召回计划内容包括 ①药品生产销售情况及拟召回的数量；②召回措施具体内容，包括实施的组织、范围和时限等；③召回信息的公布途径和范围；④召回的预期效果；⑤药品召回后的处理措施；⑥联系人的姓名及联系方式。

（3）召回通知内容包括 ①召回药品的具体情况，包括名称、规格、批次等基本信息。②召回的原因。③召回等级。④召回要求，如立即暂停生产、放行、销售、使用；转发召回通知等。⑤召回处理措施，如召回药品外包装标识、隔离存放措施、储运条件、监督销毁等。

**2. 召回报告** 持有人在实施召回过程中，一级召回每日，二级召回每3日，三级召回每7日，向所在地省、自治区、直辖市人民政府药品监督管理部门报告药品召回进展情况。

召回过程中，持有人应当及时评估召回效果，发现召回不彻底的，应当变更召回计划，扩大召回范围或者重新召回。持有人对召回药品的处理应当有详细的记录，记录应当保存5年且不得少于药品有效期后1年。

持有人应当在召回完成后10个工作日内，将药品召回和处理情况向所在地省、自治区、直辖市人民政府药品监督管理部门和卫生健康主管部门报告。持有人应当在药品年度报告中说明报告期内药品召回情况。

**3. 境外生产药品在境内实施召回** 境外持有人指定的在中国境内履行持有人义务的企业法人（以下称境内代理人）应当按照本办法组织实施召回，并向其所在地省、自治区、直辖市人民政府药品监督管理部门和卫生健康主管部门报告药品召回和处理情况。

境外持有人在境外实施药品召回，经综合评估认为属于下列情形的，其境内代理人应当于境外召回启动后10个工作日内，向所在地省、自治区、直辖市人民政府药品监督管理部门报告召回药品的名称、规格、批次、召回原因等信息：①与境内上市药品为同一品种，但不涉及境内药品规格、批次或者剂型的；②与境内上市药品共用生产线的；③其他需要向药品监督管理部门报告的。

### （二）责令召回程序与要求

**1. 责令召回的情形** 有以下情形之一的，省、自治区、直辖市人民政府药品监督管理部门应当责令持有人召回药品：①药品监督管理部门经过调查评估，认为持有人应当召回药品而未召回的；②药品监督管理部门经对持有人主动召回结果审查，认为持有人召回药品不彻底的。

**2. 时限要求** 药品上市许可持有人在完成召回和处理后10个工作日内向所在地省、自治区、直辖市人民政府药品监督管理部门和卫生健康主管部门提交药品召回的总结报告。省、自治区、直辖市人民政府药品监督管理部门应当自收到总结报告之日起10个工作日内进行审查，并对召回效果进行评价，必要时组织专家进行审查和评价。认为召回尚未有效控制风险或者消除隐患的，应当书面要求持有人重新召回。

PPT

# 第五节 其他药品上市后监督管理制度

## 一、药品质量公告制度

### （一）药品质量公告制度的建立和意义

药品质量抽查检验是上市后药品质量监管的重要手段，而药品质量公告则是与药品质量抽验工作密切相关的一项重要制度，是使公众及时了解药品质量状况，进而督促各机构规范生产、经营、使用行为，接受公众的监督，保证药品质量的必要措施。

《药品管理法》规定，国务院和省、自治区、直辖市药品监督管理部门应当定期公告药品质量抽查检验结果。2019 年国家药品监督管理局颁布的《药品质量抽查检验管理办法》中，对药品质量抽查检验结果公开作了具体规定。

### （二）药品质量公告的主体和程序

根据《药品管理法》规定，行使药品质量公告职权的主体是国务院和省、自治区、直辖市药品监督管理部门。

组织抽查检验的国务院药品监督管理部门和省级药品监督管理部门应当按照有关规定公开药品质量抽查检验结果。对可能产生重大影响的药品质量抽查检验信息，组织抽查检验的药品监督管理部门应当进行评估研判，并按照《中华人民共和国政府信息公开条例》等有关规定执行。

### （三）药品质量公告的内容

药品质量抽查检验结果公开内容应当包括抽查检验药品的品名、检品来源、标示生产企业、生产批号、药品规格、检验机构、检验依据、检验结果、不符合规定项目等。有证据证实药品质量不符合规定原因的，可以适当方式备注说明。

## 二、药品安全信用管理制度

为改善药品安全信用环境，培育药品安全信用意识，规范药品企业生产经营行为和药品市场秩序，2004 年 9 月，国家食品药品监督管理局制定《药品安全信用分类管理暂行规定》，通过评定信用等级、实行分级监管，达到对涉药单位有效监管，引导并推动药品市场信用体系建设发展。

药品安全信用分类管理单位包括药品生产、经营企业和研制单位。药品安全信用分类管理工作包括，建立药品、医疗器械生产经营企业和研制单位的信用信息档案，根据信用等级标准划分信用等级，并按照信用等级给予相应的奖惩。国务院药品监督管理部门对各级药品监督管理部门开展信用分类管理工作进行指导和监督。县级以上药品监督管理部门依据法定职责和工作权限，负责本辖区内的药品安全信用分类管理工作。

药品安全信用信息档案的主要内容包括药品、医疗器械生产企业、经营企业和研制单位登记注册信息及对其的日常监管信息。药品安全信用等级分为守信、警示、失信、严重失信等四级。确定药品安全信用等级的原则以是否有因违反药品监督管理法律、法规和规章等而被处以刑事或者行政处罚作为信用等级划分的主要标准，以违法行为情节的轻重和主观过错的大小作为信用等级划分的辅助标准。

药品安全信用等级采用动态认定的方法。药品监督管理部门应当按照药品安全信用等级划分标准，对已经达到某一信用等级的药品、医疗器械生产、经营企业和研制单位，作出相应的认定。对被认定为守信等级的，药品监督管理部门给予政策支持；对被认定为警示、失信或者严重失信等级的，采取防范、提示、加强日常和专项监管等措施予以惩戒。

## 三、药品安全"黑名单"管理制度

为进一步加强药品和医疗器械安全监督管理，推进诚信体系建设，完善行业禁入和退出机制，督促和警示生产经营者全面履行质量安全责任，依据《药品管理法》《行政许可法》《医疗器械监督管理条例》《政府信息公开条例》以及其他相关法律、行政法规，2012 年 8 月，国家食品药品监督管理局颁布《药品安全"黑名单"管理规定（试行）》。

### （一）药品安全"黑名单"的含义

省级以上药品监督管理部门应当按照要求建立药品安全"黑名单"，将因严重违反药品、医疗器械管理法律、法规、规章受到行政处罚的生产经营者及其直接负责的主管人员和其他直接责任人员（以下简称"责任人员"）的有关信息，通过政务网站公布，接受社会监督。

符合下列情形之一、受到行政处罚的严重违法生产经营者，应当纳入药品安全"黑名单"：①生产销售假药、劣药被撤销药品批准证明文件或者被吊销药品生产许可证、药品经营许可证或医疗机构制剂许可证的；②未取得医疗器械产品注册证书生产医疗器械，或者生产不符合国家标准、行业标准的医疗器械情节严重，或者其他生产、销售不符合法定要求医疗器械造成严重后果，被吊销医疗器械产品注册证书、医疗器械生产企业许可证、医疗器械经营企业许可证的；③在申请相关行政许可过程中隐瞒有关情况、提供虚假材料的；④提供虚假的证明、文件资料样品或者采取其他欺骗、贿赂等不正当手段，取得相关行政许可、批准证明文件或者其他资格的；⑤在行政处罚案件查办过程中，伪造或者故意破坏现场，转移、隐匿、伪造或者销毁有关证据资料，以及拒绝、逃避监督检查或者拒绝提供有关情况和资料，擅自动用查封扣押物品的；⑥因药品、医疗器械违法犯罪行为受到刑事处罚的；⑦其他因违反法定条件、要求生产销售药品、医疗器械，导致发生重大质量安全事件的，或者具有主观故意、情节恶劣、危害严重的药品、医疗器械违法行为。生产销售假药及生产销售劣药情节严重、受到 10 年内不得从事药品生产、经营活动处罚的责任人员，也应当纳入药品安全"黑名单"。

### （二）管理部门及公布范围

国务院药品监督管理部门负责全国药品安全"黑名单"管理工作，各省级药品监督管理部门负责本行政区域内药品安全"黑名单"管理工作。

药品安全"黑名单"应当按照依法公开、客观及时、公平公正的原则予以公布。省级以上药品监督管理部门应当在其政务网站主页的醒目位置设置"药品安全'黑名单'专栏"，并由专人管理、及时更新。

国务院药品监督管理部门依照规定将其查办的重大行政处罚案件涉及的生产经营者、责任人员在"药品安全'黑名单'专栏"中予以公布。

各省、自治区、直辖市药品监督管理部门在其政务网站"药品安全'黑名单'专栏"中公布本行政区域内纳入药品安全"黑名单"的生产经营者、责任人员，并报国务院药品监督管理部门。国务院药品监督管理部门"药品安全'黑名单'专栏"转载各省、自治区、直辖市药品监督管理部门公布的药品安全"黑名单"。

### （三）公布内容、时限及其他行政处罚措施

药品安全"黑名单"公布事项包括违法生产经营者的名称、营业地址、法定代表人或者负责人等的姓名、职务、身份证号码（隐去部分号码）、违法事由、行政处罚决定、公布起止日期等信息。

在公布药品安全"黑名单"时，对具有不同具体情形的生产经营者，应当按照行政处罚决定一并公布禁止其从事相关活动的期限。在"药品安全'黑名单'专栏"中公布违法生产经营者、责任人员的期限，应当与其被采取行为限制措施的期限一致。法律、行政法规未规定行为限制措施的，公布期限为2年。期限从作出行政处罚决定之日起计算。

公布期限届满，"药品安全'黑名单'专栏"中的信息转入"药品安全'黑名单'数据库"，供社会查询。药品监督管理部门在办理药品、医疗器械相关行政许可事项时，应当对照"药品安全'黑名单'专栏"中的信息进行审查，对申请人具有禁止其从事相关活动期限所列情形的不予许可。对"药品安全'黑名单'专栏"中公布的违法生产经营者，药品监督管理部门应当记入监管档案，并采取增加检查和抽验频次、责令定期报告质量管理情况等措施，实施重点监管。

## 执业药师考点

1. 药物警戒的界定和意义。
2. 药物警戒体系的建立。
3. 药物警戒的信号和工作内容。
4. 药物警戒与药物不良反应监测的区别。
5. 药品不良反应分类。
6. 药品不良反应的影响因素和预防原则。
7. 药品不良反应监测与报告。
8. 药品召回和药品质量问题或者其他安全隐患的界定。
9. 药品召回的分类与分级及监管职责分工。
10. 药品上市许可持有人及相关主体药品召回的义务。
11. 调查评估、主动召回和责令召回的实施要求。
12. 药品上市许可持有人、生产、经营和使用单位不履行与召回相关义务的法律责任。
13. 药品质量公告。

答案解析

## 目标检测

一、A 型题（最佳选择题）

1. 个例药品不良反应的收集和报告是药品不良反应监测工作的基础，也是药品上市许可持有人应履行的基本法律责任。关于个例药品不良反应收集和报告的说法，错误的是（　　）。

　　A. 医疗机构及个人发现或获知药品不良反应后，应当先向药品上市许可持有人报告，再通过药品不良反应监测系统提交报告

　　B. 设区的市级、县级药品不良反应监测机构应当对收到的药品不良反应报告的真实性、完整性和准确性进行审核

　　C. 个例药品不良反应的收集和报告是药品不良反应监测工作的基础，也是药品上市许可持有人应履行的基本法律责任

　　D. 药品上市许可持有人应当按照可疑即报原则，报告获知的所有药品不良反应信息

2. 根据《药品召回管理办法》，一级召回适用于（　　）。

　　A. 使用该药品可能引起严重健康危害的

B. 使用该药品可能引起暂时的健康危害的

C. 使用该药品可能引起可逆的健康危害的

D. 使用该药品一般不会引起健康危害，但由于其他原因需要收回的

3. 根据《药品召回管理办法》规定，药品责令召回程序中，作出责令召回决定的部门或单位是
（　　）。

  A. 药品监督管理部门    B. 药品检验部门

  C. 药品生产企业     D. 药品经营企业

4. 根据《药品召回管理办法》，对可能存在质量问题和安全隐患的药品进行调查评估的主体是
（　　）。

  A. 药品生产企业     B. 药品上市许可持有人

  C. 医疗机构      D. 药品经营企业

5. 根据《药品不良反应报告和监测管理办法》，以下不属于严重药品不良反应情形的是（　　）。

  A. 导致住院或者住院时间延长  B. 危及生命

  C. 致癌、致畸、致出生缺陷   D. 难以忍受，被迫停药或减药

二、B 型题（配伍选择题）

[6~7 题共用备选答案]

  A. 备案管理      B. 年度报告管理

  C. 审批管理      D. 认证管理

6. 药品监督管理部门对创新药上市申请实行（　　）。

7. 药品监督管理部门对药品上市许可持有人的药品生产、销售、上市后研究、风险管理等情况实
行（　　）。

[8~10 题共用备选答案]

  A. 药品上市许可持有人

  B. 药品生产企业、药品经营企业和使用单位

  C. 境外制药厂商

  D. 国家药品监督管理部门

  E. 省级药品监督管理部门

8. 建立和完善药品召回制度的部门或单位是（　　）。

9. 应当协助药品上市许可持有人履行召回义务的是（　　）。

10. 负责监督全国药品召回的管理工作的是（　　）。

三、X 型题（多项选择题）

11. 根据《药品不良反应报告和监测管理办法》，属于严重药品不良反应的有（　　）。

  A. 因正常使用药品导致显著的器官功能损伤

  B. 因正常使用药品导致住院或者住院时间延长

  C. 因正常使用药品导致死亡

  D. 因正常使用药品致癌、致畸、致出生缺陷

12. 对可能存在质量问题或者其他安全隐患的药品进行调查，应当根据实际情况确定调查内容，可
以包括（　　）。

  A. 已发生药品不良反应/事件的种类、范围及原因

  B. 药品处方、生产工艺等是否符合相应药品标准、核准的生产工艺要求

  C. 药品储存、运输等是否符合药品经营质量管理规范

  D. 药品主要使用人群的构成及比例

**四、综合问答题**

13. 解释药物警戒活动。

14. 解释药品召回。

15. 简述在药物警戒活动中应重点关注的药物安全风险信号。

16. 简述存在质量问题或者其他安全隐患药品评估的主要内容。

---

**书网融合……**

  思政导航    本章小结    题库

（杨宇峰 林津晶）

# 第十章　特殊管理药品的监督管理

◎ **学习目标**

**知识目标**

**1. 掌握**　麻醉药品、精神药品、医疗用毒性药品、疫苗的概念，麻醉药品和精神药品使用管理的规定，疫苗生产和批签发管理规定，药品类易制毒化学品的概念与分类。

**2. 熟悉**　麻醉药品、精神药品、疫苗的分类，麻醉药品和精神药品经营管理的规定，医疗用毒性药品的分类与品种，医疗用毒性药品的生产、经营和使用管理规定，疫苗流通和上市后管理规定，疫苗接种异常反应监测与处理规定，药品类易制毒化学品管理的主要规定。

**3. 了解**　麻醉药品和精神药品定点生产和经营企业应当具备的条件，违反麻醉药品和精神药品管理规定、疫苗管理规定的法律责任，放射性药品的概念和生产、经营、使用管理规定，疫苗接种管理规定，兴奋剂管理的主要规定。

**能力目标**　通过本章的学习，能够使学生具备特殊管理药品监督管理的基本素养，并能够在特殊管理药品生产、经营、使用实践中运用相关法律法规解决实际问题，具备严格依法管理的能力。

## 第一节　概　述

PPT

### 一、特殊管理药品的相关概念

**（一）特殊管理药品的概念及其特殊性**

所谓特殊管理药品，是指有别于其他一般管理药品，国家采取更为严格和专门的管理制度进行特殊管理的药品。目前我国对麻醉药品、精神药品、医疗用毒性药品、放射性药品、疫苗、血液制品、药品类易制毒化学品制定了专门的法律规定，实行特殊管理。特殊管理药品之所以被实施特殊的管制，源于这些药品虽然本身有着重要的医疗价值，在防病治病及维护公众健康方面有着积极作用的同时，也存在着很强的不易掌控的毒副作用，如果不加以严格管控，极易危害公众的身心健康甚至危害社会，国家因此出台一系列相应的管理办法和措施，对这些特殊管理的药品进行严格的管制。

### 二、我国特殊管理药品监督管理历程

**（一）我国特殊管理药品管理的开端**

我国特殊管理药品的监管历史可以追溯到 19 世纪中叶，西方殖民主义者强行向中国输入鸦片，1839 年，以林则徐"虎门销烟"为代表的第一次禁烟运动；第二次禁毒运动是 1909 年上海万国禁烟会，标志着将中国禁毒纳入世界联合反毒体系的开端。第三次禁毒运动始于南京国民政府 1935 年推出

"六年禁烟""两年禁毒"计划，包括抗战胜利后进行的"两年断禁"工作。这"三次禁毒运动"为中华人民共和国成立后的禁毒立法奠定了基础。

### （二）中华人民共和国成立后我国特殊管理药品监督管理的法治化进程

**1. 禁毒与麻醉药品和精神药品管理** 中华人民共和国成立后，政府采取坚决措施，在全国范围内开展了禁毒运动，收缴毒品，禁种罂粟，封闭烟馆，严厉惩办制贩毒品活动，中央人民政府出台一系列政策、通知、指示，主要有 1950 年 9 月内务部《关于贯彻严禁烟毒工作的指示》；1951 年 2 月卫生部公布《麻醉药品临时登记处理办法》《管理麻醉药品暂行条例》和《管理麻醉药品暂行条例实施细则》；1952 年 4 月中央批转公安部《关于开展全国规模的禁毒运动的报告》；1952 年 12 月政务院《关于推行戒烟、禁种鸦片和收缴农村存毒的工作指示》等。1953 年我国基本禁绝了为患百年的烟毒，并宣布为无毒国，创造了举世公认的奇迹。

此后，我国进一步巩固禁毒成果，又先后颁布了《关于加强去氧麻黄素等剧毒药品管理的报告》（1963 年 2 月）、《关于严禁鸦片、吗啡毒害的通知》（1963 年 5 月）和《关于严禁私种罂粟和贩卖、吸食鸦片等毒品的通知》（1973 年 1 月）等。

改革开放后，我国进一步对麻醉药品和精神药品实行严格的管理，禁止滥用该类药品。1984 年 9 月通过的《中华人民共和国药品管理法》（以下简称《药品管理法》）规定，国家对麻醉药品、精神药品实行特殊管理办法。为此，国务院先后发布《麻醉药品管理条例》（1978 年 9 月）、《麻醉药品管理办法》（1987 年 11 月）和《精神药品管理办法》（1988 年 12 月），分别对麻醉药品和精神药品的生产、供应、运输、使用、进出口的管理作出了明确规定。

为加强对麻醉药品和精神药品的管理，保证麻醉药品和精神药品的合法、安全、合理使用，防止流入非法渠道，2005 年 8 月，国务院发布了新的《麻醉药品和精神药品管理条例》。同年，国家食品药品监督管理局依据《麻醉药品和精神药品管理条例》，颁布了《麻醉药品和精神药品生产管理办法（试行）》《麻醉药品和精神药品经营管理办法（试行）》《医疗机构麻醉药品、第一类精神药品管理规定》《麻醉药品和精神药品邮寄管理办法》等多个配套规范。此后，2013 年 12 月和 2016 年 2 月，国务院两次修订了《麻醉药品和精神药品管理条例》。

我国《刑法》规定，毒品指鸦片、海洛因、甲基苯丙胺（冰毒）、吗啡、大麻、可卡因以及国家规定管制的其他能够使人形成瘾癖的麻醉药品和精神药品。因此，当麻醉药品、精神药品等被滥用时，就成为毒品。特殊药品的管理也与禁毒工作有着紧密联系。2007 年 12 月，全国人大常委会通过了《中华人民共和国禁毒法》，规定了禁毒教育、毒品管制、戒毒和国际合作以及相关法律责任。

**2. 易制毒化学品和药品类易制毒化学品管理** 我国政府对易制毒化学品和麻黄素也实行严格的管制，不断健全管制易制毒化学品的规定。1988 年 10 月对醋酸酐、乙醚、三氯甲烷三类可供制造海洛因等毒品的化学品实行出口管制。1993 年 1 月，中国对《联合国禁止非法贩运麻醉药品和精神药物公约》所列举的 22 种易制毒化学品实行出口许可证管理。1996 年 6 月，又规定对上述 22 种易制毒化学品实行进口许可证管理。2005 年 8 月 26 日，国务院发布《易制毒化学品管理条例》，并于 2014 年 7 月、2016 年 2 月、2018 年 9 月进行了三次修订。2006 年 9 月 21 日，商务部发布《易制毒化学品进出口管理规定》，自公布之日起 30 日后起施行。2010 年 3 月 18 日，卫生部发布了《药品类易制毒化学品管理办法》，对药品类易制毒化学品的生产、经营、购买、运输和进出口管理进行了规定。

1998 年 3 月，国务院发出《关于进一步加强麻黄素管理的通知》，规定对麻黄素的生产、经营、运输、使用、出口实行专项管理。1998 年 12 月，有关部门联合下发《关于加强麻黄素类产品出口管理有关问题的通知》，对麻黄素各种盐类、粗品、衍生物和单方制剂等 12 个品种全部实行出口管制。

**3. 其他特殊管理药品的管理** ①为加强反兴奋剂的监督管理，2004 年 1 月，国务院发布《反兴奋剂条例》，并分别于 2011 年 1 月、2014 年 7 月和 2018 年 9 月进行了三次修订。②为加强疫苗管理，2019 年 6 月，全国人大通过《中华人民共和国疫苗管理法》（以下简称《疫苗管理法》），对疫苗的研制、注册、生产、流通、接种、异常反应的监测处理、上市后管理等做出了规定。2022 年 7 月，国家药监局发布《疫苗生产流通管理规定》，进一步规范疫苗的生产、流通及其监督管理等活动。

### 三、国际特殊管理药品管制合作

#### （一）国际麻醉药品和精神药品管制机构

国际上专门组建了管制机构，对世界范围内的麻醉药品和精神药品等特殊管理的药品进行全面管制。这些机构包括了联合国经济与社会理事会（Economic and Social Council，ECOSOC）设立的麻醉药品委员会（Commission on Narcotic Drugs，CND）、联合国麻醉药品司（Division of Narcotic Drugs，CND）、国际麻醉品管制局（International Narcotic Control Board，INCB）、联合国控制药物滥用基金（United Nations Fund of Drug Abuse Control，UNFDA）、联合国国际药物管制规划署（United Nations International Drug Control Programme，UNDCP）、世界卫生组织（World Health Organization，WHO）、国际刑警组织（International Criminal Police Organization，Interpol）等。

其中，联合国大会 1990 年 12 月成立联合国国际药物管制规划署（药管署），统一了联合国药物滥用管制结构，使联合国能够加强其作为国际统一行动主要联络点的作用。药管署包括了原国际麻醉品管制局秘书处、麻醉药品司以及联合国药物滥用管制基金的任务，是整个国际药物管制系统的一个重要组成部分。

#### （二）中国特殊管理药品管制国际合作

中国政府积极参与国际麻醉药品与精神药品的管制事务，1985 年 6 月，中国批准加入经 1972 年议定书修正的联合国《1961 年麻醉品单一公约》《1971 年精神药物公约》。1989 年 9 月，中国批准加入《联合国禁止非法贩运麻醉药品和精神药物公约》。1992 年 6 月，中国、缅甸和联合国禁毒署在缅甸仰光签署《中国、缅甸和联合国禁毒署三方禁毒合作项目》。1993 年 10 月，中国、缅甸、泰国、老挝和联合国禁毒署签署《禁毒谅解备忘录》，确定在次区域禁毒合作中保持高级别接触。1995 年 5 月，中国、越南、老挝、泰国、缅甸、柬埔寨及联合国禁毒署在北京召开第一次次区域禁毒合作部长级会议，通过《北京宣言》，并签署《次区域禁毒行动计划》。

中国也开展与俄罗斯、哈萨克斯坦、吉尔吉斯斯坦、塔吉克斯坦等在禁毒领域的合作。1996 年 4 月，中俄两国签署《关于禁止非法贩运和滥用麻醉药品及精神药物的合作协议》。1998 年，中、哈、吉、俄、塔五国元首共同签署联合声明，把打击毒品犯罪和跨国犯罪作为五国合作的一条重要内容。此外，中国政府还与墨西哥、印度、巴基斯坦、哥伦比亚、塔吉克斯坦等国签署了双边禁毒合作协议。

## ▷ 第二节 疫苗监督管理

PPT

为了加强疫苗管理，保证疫苗质量和供应，规范预防接种，促进疫苗行业发展，保障公众健康，维护公共卫生安全，2019 年 6 月 29 日全国人民代表大会常务委员会颁布《中华人民共和国疫苗管理法》（以下简称《疫苗管理法》），自 2019 年 12 月 1 日起施行。2022 年 7 月 8 日国家药品监督管理局发布施行《疫苗生产流通管理规定》，对疫苗的持有人主体责任、生产管理、流通管理、变更管理及监督管理等方面进行详细的规定，形成了我国疫苗安全管理质量保证体系。

# 一、疫苗管理概述

## （一）疫苗的定义

疫苗是指为预防、控制疾病的发生、流行，用于人体免疫接种的预防性生物制品，包括免疫规划疫苗和非免疫规划疫苗。

疫苗是将病原微生物（如细菌、立克次氏体、病毒等）及其代谢产物，经过人工减毒、灭活或利用基因工程等方法制成，用于预防传染病的自动免疫制剂。疫苗保留了病原体刺激机体免疫系统的特性，当机体接触到这种不具伤害力的病原体后，免疫系统便会产生一定的保护物质，如免疫激素、活性生理物质、特殊抗体等。接种疫苗是预防和控制传染病的手段之一，通过接种疫苗可以使人群免疫力提高，筑起一道免疫屏障，使传染病不易发生，从而降低发病率、减少死亡，以达到控制流行，最终达到消除或消灭传染病的目的。

## （二）疫苗分类

《疫苗管理法》将疫苗分为免疫规划疫苗和非免疫规划疫苗两类。

**1. 免疫规划疫苗**　指居民应当按照政府的规定接种的疫苗，包括国家免疫规划确定的疫苗，省、自治区、直辖市人民政府在执行国家免疫规划时增加的疫苗，以及县级以上人民政府或者其卫生健康主管部门组织的应急接种或者群体性预防接种所使用的疫苗。包括乙肝疫苗、卡介苗、脊髓灰质炎疫苗、百白破疫苗、麻腮风疫苗、白破疫苗、甲肝疫苗、流脑疫苗、乙脑疫苗，以及在重点地区对重点人群接种的出血热疫苗、炭疽疫苗和钩端螺旋体疫苗。

**2. 非免疫规划疫苗**　指由居民自愿接种的其他疫苗。常见的非免疫规划疫苗有：口服轮状病毒疫苗、甲肝疫苗、B型流感嗜血杆菌（HIB）结合疫苗、流感疫苗、狂犬病疫苗、肺炎疫苗、水痘疫苗、人乳头状瘤病毒（HPV）疫苗等。

# 二、疫苗监督管理部门及其职责

国务院药品监督管理部门负责全国疫苗监督管理工作。国务院卫生健康主管部门负责全国预防接种监督管理工作。国务院其他有关部门在各自职责范围内负责与疫苗有关的监督管理工作。

省、自治区、直辖市人民政府药品监督管理部门负责本行政区域疫苗监督管理工作。设区的市级、县级人民政府承担药品监督管理职责的部门负责本行政区域疫苗监督管理工作。县级以上地方人民政府卫生健康主管部门负责本行政区域预防接种监督管理工作。县级以上地方人民政府其他有关部门在各自职责范围内负责与疫苗有关的监督管理工作。

>>> **知识链接** o--------------------------------------

### 中国疫苗国家监管体系

疫苗是可作用于健康人体的预防性生物制品，其自身的特殊性使得国务院药品监督管理部门一直将其作为高风险药品进行监管。2010年12月，世界卫生组织对我国疫苗国家监管体系进行了评估，我国疫苗疑似预防接种异常反应（adverse event following immunization，AEFI）监测职能8项指标通过率为100%，25项亚指标通过率为96%。2011年3月世界卫生组织宣布，经评估验证，中国疫苗监管系统符合国际标准。我国疫苗监管体系于2011年、2014年先后两次通过评估后，2022年7月又迎来了WHO升级评估标准后的新一轮全面评估。2022年8月23日WHO宣布我国通过疫苗国家监管体系评估。我国自首次通过疫苗国家监管体系评估以来，有国产乙型脑炎减毒活疫苗，Ⅰ型、Ⅲ型脊髓灰质炎减毒活疫苗，甲型肝炎灭活疫苗等多个疫苗通过 WHO 的疫苗预认证，进入国际采购清单。新型冠状病毒感染疫情发生以来，我国有 3 个新型冠状病毒疫苗被列入 WHO 紧急使用清单，助力全球抗疫。

## 三、疫苗研制与生产管理

国家根据疾病流行情况、人群免疫状况等因素，制定相关研制规划，安排必要资金，支持多联多价等新型疫苗的研制。国家组织疫苗上市许可持有人、科研单位、医疗卫生机构联合攻关，研制疾病预防、控制急需的疫苗。国家鼓励疫苗上市许可持有人加大研制和创新资金投入，优化生产工艺，提升质量控制水平，推动疫苗技术进步。

（一）疫苗临床试验和上市许可

**1. 疫苗临床试验要求**　开展疫苗临床试验，应当经国务院药品监督管理部门依法批准。疫苗临床试验应当由符合国务院药品监督管理部门和国务院卫生健康主管部门规定条件的三级医疗机构或者省级以上疾病预防控制机构实施或者组织实施。

疫苗临床试验申办者应当制定临床试验方案，建立临床试验安全监测与评价制度，审慎选择受试者，合理设置受试者群体和年龄组，并根据风险程度采取有效措施，保护受试者合法权益。开展疫苗临床试验，应当取得受试者的书面知情同意；受试者为无民事行为能力人的，应当取得其监护人的书面知情同意；受试者为限制民事行为能力人的，应当取得本人及其监护人的书面知情同意。

**2. 疫苗上市许可**　在中国境内上市的疫苗应当经国务院药品监督管理部门批准，取得药品注册证书；申请疫苗注册，应当提供真实、充分、可靠的数据、资料和样品。

（1）优先审评审批　对疾病预防、控制急需的疫苗和创新疫苗，国务院药品监督管理部门应当予以优先审评审批。

（2）附条件审批　应对重大突发公共卫生事件急需的疫苗或者国务院卫生健康主管部门认定急需的其他疫苗，经评估获益大于风险的，国务院药品监督管理部门可以附条件批准疫苗注册申请。

（3）紧急使用　出现特别重大突发公共卫生事件或者其他严重威胁公众健康的紧急事件，国务院卫生健康主管部门根据传染病预防、控制需要提出紧急使用疫苗的建议，经国务院药品监督管理部门组织论证同意后可以在一定范围和期限内紧急使用。

（4）关联审批　国务院药品监督管理部门在批准疫苗注册申请时，对疫苗的生产工艺、质量控制标准和说明书、标签予以核准。

（二）疫苗生产和批签发

国家对疫苗生产实行严格准入制度。从事疫苗生产活动，应当经省级以上药品监督管理部门批准，取得药品生产许可证。疫苗上市许可持有人的法定代表人、主要负责人应当具有良好的信用记录，生产管理负责人、质量管理负责人、质量受权人等关键岗位人员应当具有相关专业背景和从业经历。

**1. 疫苗生产的要求**　从事疫苗生产活动，除符合《药品管理法》规定的从事药品生产活动的条件外，还应当具备以下条件：①适度规模和足够的产能储备；②保证生物安全的制度和设施、设备；③符合疾病预防、控制需要。

**2. 疫苗生产质量管理**　疫苗应当按照经核准的生产工艺和质量控制标准进行生产和检验，生产全过程应当符合药品生产质量管理规范的要求。疫苗上市许可持有人应当按规定对疫苗生产全过程和疫苗质量进行审核、检验，并建立完整的生产质量管理体系，持续加强偏差管理，采用信息化手段如实记录生产、检验过程中形成的所有数据，确保生产全过程持续符合法定要求。

**3. 疫苗批签发制度**　国家实行疫苗批签发制度，每批疫苗销售前或者进口时，应当经国务院药品监督管理部门指定的批签发机构按照相关技术要求进行审核、检验。

（1）批签发的申请　申请疫苗批签发应当按照规定向批签发机构提供批生产及检验记录摘要等资料和同批号产品等样品。进口疫苗还应当提供原产地证明、批签发证明；在原产地免予批签发的，应当提供免予批签发证明。预防、控制传染病疫情或者应对突发事件急需的疫苗，经国务院药品监督管理部门批准，免予批签发。

（2）批签发的审核　疫苗批签发应当逐批进行资料审核和抽样检验。疫苗批签发检验项目和检验频次应当根据疫苗质量风险评估情况进行动态调整。

（3）批签发的结果　经过审核检验符合要求的，发给批签发证明；不符合要求的，发给不予批签发通知书。不予批签发的疫苗不得销售，并应当由省级药品监督管理部门监督销毁；不予批签发的进口疫苗应当由口岸所在地药品监督管理部门监督销毁。

**4. 疫苗委托生产**　超出持有人疫苗生产能力确需委托生产的，受托方应当为取得疫苗生产范围的药品生产企业。有以下情形之一的，持有人可提出疫苗委托生产申请：①国务院工业和信息化管理部门提出储备需要，且认为持有人现有生产能力无法满足需求的；②国务院卫生健康主管部门提出疾病预防、控制急需，且认为持有人现有生产能力无法满足需求的；③生产多联多价疫苗的。

申请疫苗委托生产的，委托方和受托方应当按照相关技术指导原则要求进行研究、评估和必要的验证，并在完成相应药品生产许可证生产范围变更后，由委托方向国家药品监督管理局受理和举报中心提出申请。

**5. 重大偏差报告**　持有人在生产、流通管理过程中，发现可能会影响疫苗产品质量的重大偏差或重大质量问题的，应当立即向所在地省级药品监督管理部门报告。进口疫苗在流通管理过程中，发现可能影响疫苗产品质量的重大偏差或重大质量问题的，由境外疫苗持有人指定的境内代理人向进口口岸所在地省级药品监督管理部门报告。报告内容应包括：①重大偏差或质量问题的详细情况；②涉及产品的名称、批号、规格、数量、流向等信息；③已经或可能产生的不良影响；④已采取的紧急控制或处置措施；⑤拟进一步采取的措施；⑥应当说明的其他情况。

（三）疫苗的包装标识

凡纳入国家免疫计划的疫苗制品最小外包装上，须注明"免费"字样以及"免疫规划"专用标识。"免费"字样应当标注在疫苗最小外包装的显著位置，字样颜色为红色，宋体字，大小与疫苗通用名称相同。

# 四、疫苗流通

（一）疫苗采购、配送和储存

**1. 疫苗采购**　国家免疫规划疫苗由国务院卫生健康主管部门会同国务院财政部门等组织集中招标或者统一谈判，形成并公布中标价格或者成交价格，各省、自治区、直辖市实行统一采购。国家免疫规划疫苗以外的其他免疫规划疫苗、非免疫规划疫苗由各省、自治区、直辖市通过省级公共资源交易平台组织采购。

**2. 疫苗配送**　疫苗上市许可持有人应当按照采购合同约定，向疾病预防控制机构或者疾病预防控制机构指定的接种单位配送疫苗。疫苗上市许可持有人、疾病预防控制机构自行配送疫苗应当具备疫苗冷链储存、运输条件，也可以委托符合条件的疫苗配送单位配送疫苗。

持有人可委托符合药品经营质量管理规范冷藏冷冻药品运输、储存条件的企业配送、区域仓储疫苗。持有人应当对疫苗配送企业的配送能力进行评估，严格控制配送企业数量，保证配送过程持续符合法定要求。持有人在同一省级行政区域内选取疫苗区域配送企业原则上不得超过2家。疾病预防控制机构签订的采购合同中应当明确实施配送的单位、配送方式、配送时限和收货地点；自行配送疫苗时，应当具备疫苗冷链储存、运输条件，符合疫苗储存和运输管理规范的有关要求，并对配送的疫苗质量依法承担责任。

**3. 疫苗销售**　持有人在销售疫苗时，应当同时提供加盖其印章的批签发证明复印件或者电子文件；销售进口疫苗的，还应当提供加盖其印章的进口药品通关单复印件或者电子文件。持有人应当按照规定，建立真实、准确、完整的销售记录，销售记录应当至少包含产品通用名称、批准文号、批号、规格、有效期、购货单位、销售数量、单价、金额、销售日期和持有人信息等，委托储存、运输的，还应当包括受托储存、运输企业信息，并保存至疫苗有效期满后不少于5年备查。

**（二）疫苗全程冷链储运管理**

疾病预防控制机构、接种单位、疫苗生产企业、疫苗配送企业、疫苗仓储企业应当装备保障疫苗质量的储存、运输冷链设施设备。冷链是指为保证疫苗从疫苗生产企业到接种单位转运过程中的质量而装备的储存、运输冷藏设施、设备。

疾病预防控制机构、接种单位的疫苗储存、运输设施设备管理和维护应满足以下要求：①用于疫苗储存的冷库容积应当与储存需求相适应，应当配有自动监测、调控、显示、记录温度状况以及报警的设备，备用制冷机组、备用发电机组或安装双路电路。②冷藏车能自动调控、显示和记录温度状况。③冰箱的补充、更新应当选用具备医疗器械注册证的医用冰箱。④冷藏车、冰箱、冷藏箱（包）在储存、运输疫苗前应当达到相应的温度要求。⑤自动温度监测设备，温度测量精度要求在±0.5℃范围内；冰箱监测用温度计，温度测量精度要求在±1℃范围内。

# 五、疫苗的预防接种

**1. 国家免疫规划**　国务院卫生健康主管部门制定国家免疫规划，国家免疫规划疫苗种类由国务院卫生健康主管部门会同国务院财政部门拟订，报国务院批准后公布。

国务院卫生健康主管部门建立国家免疫规划专家咨询委员会，并会同国务院财政部门建立国家免疫规划疫苗种类动态调整机制。

省、自治区、直辖市人民政府在执行国家免疫规划时，可以根据本行政区域疾病预防、控制需要，增加免疫规划疫苗种类，报国务院卫生健康主管部门备案并公布。

**2. 免疫接种的要求**　各级疾病预防控制机构应当按照各自职责，开展与预防接种相关的宣传、培训、技术指导、监测、评价、流行病学调查、应急处置等工作。

接种单位应当具备下列条件：①取得医疗机构执业许可证；②具有经过县级人民政府卫生健康主管部门组织的预防接种专业培训并考核合格的医师、护士或者乡村医生；③具有符合疫苗储存、运输管理规范的冷藏设施、设备和冷藏保管制度。

各级疾病预防控制机构应当加强对接种单位预防接种工作的技术指导和疫苗使用的管理。医疗卫生人员实施接种，应当告知受种者或者其监护人所接种疫苗的品种、作用、禁忌、不良反应以及现场留观等注意事项，询问受种者的健康状况以及是否有接种禁忌等情况，并如实记录告知和询问情况。医疗卫生人员在实施接种前，应当按照预防接种工作规范的要求，检查受种者健康状况、核查接种禁忌，查对预防接种证，检查疫苗、注射器的外观、批号、有效期，核对受种者的姓名、年龄和疫苗的品名、规格、剂量、接种部位、接种途径，做到受种者、预防接种证和疫苗信息相一致，确认无误后方可实施接种。

国家对儿童实行预防接种证制度。在儿童出生后 1 个月内，其监护人应当到儿童居住地承担预防接种工作的接种单位或者出生医院为其办理预防接种证。预防接种实行居住地管理，儿童离开原居住地期间，由现居住地承担预防接种工作的接种单位负责对其实施接种。

**3. 群体性预防接种** 县级以上地方人民政府卫生健康主管部门根据传染病监测和预警信息，为预防、控制传染病暴发、流行，报经本级人民政府决定，并报省级以上人民政府卫生健康主管部门备案，可以在本行政区域进行群体性预防接种。

需要在全国范围或者跨省、自治区、直辖市范围内进行群体性预防接种的，应当由国务院卫生健康主管部门决定。

作出群体性预防接种决定的县级以上地方人民政府或者国务院卫生健康主管部门应当组织有关部门做好人员培训、宣传教育、物资调用等工作。

任何单位和个人不得擅自进行群体性预防接种。

## 六、疫苗上市后管理

疫苗上市许可持有人应当建立健全疫苗全生命周期质量管理体系，制定并实施疫苗上市后风险管理计划，开展疫苗上市后研究，对疫苗的安全性、有效性和质量可控性进行进一步确证。疫苗上市许可持有人应当对疫苗进行质量跟踪分析，持续提升质量控制标准，改进生产工艺，提高生产工艺稳定性。疫苗上市许可持有人应当根据疫苗上市后研究、预防接种异常反应等情况持续更新说明书、标签，并按照规定申请核准或者备案。

疫苗上市许可持有人应当建立疫苗质量回顾分析和风险报告制度，每年将疫苗生产流通、上市后研究、风险管理等情况按照规定如实向国务院药品监督管理部门报告。

国务院药品监督管理部门可以根据实际情况，责令疫苗上市许可持有人开展上市后评价或者直接组织开展上市后评价。对预防接种异常反应严重或者其他原因危害人体健康的疫苗，国务院药品监督管理部门应当注销该疫苗的药品注册证书。

国务院药品监督管理部门可以根据疾病预防、控制需要和疫苗行业发展情况，组织对疫苗品种开展上市后评价，发现该疫苗品种的产品设计、生产工艺、安全性、有效性或者质量可控性明显劣于预防、控制同种疾病的其他疫苗品种的，应当注销该品种所有疫苗的药品注册证书并废止相应的国家药品标准。

## 七、接种异常反应监测和处理

### （一）疫苗接种异常反应的概念

预防接种异常反应是指合格的疫苗在实施规范接种过程中或者实施规范接种后造成受种者机体组织器官、功能损害，相关各方均无过错的药品不良反应。

### （二）不属于疫苗接种异常反应的情形

以下情形不属于疫苗接种异常反应：①因疫苗本身特性引起的接种后一般反应；②因疫苗质量问题给受种者造成的损害；③因接种单位违反预防接种工作规范、免疫程序、疫苗使用指导原则、接种方案给受种者造成的损害；④受种者在接种时正处于某种疾病的潜伏期或者前驱期，接种后偶合发病；⑤受种者有疫苗说明书规定的接种禁忌，在接种前受种者或者其监护人未如实提供受种者的健康状况和接种禁忌等情况，接种后受种者原有疾病急性复发或者病情加重；⑥因心理因素发生的个体或者群体的心因性反应。

### （三）疫苗接种异常反应的监测与补偿

**1. 预防接种异常反应的监测**　接种单位、医疗机构等发现疑似预防接种异常反应的，应当按照规定向疾病预防控制机构报告。疫苗上市许可持有人应当设立专门机构，配备专职人员，主动收集、跟踪分析疑似预防接种异常反应，及时采取风险控制措施，将疑似预防接种异常反应向疾病预防控制机构报告，将质量分析报告提交省、自治区、直辖市人民政府药品监督管理部门。对疑似预防接种异常反应，疾病预防控制机构应当按照规定及时报告，组织调查、诊断，并将调查、诊断结论告知受种者或者其监护人。

**2. 预防接种异常反应的补偿**　国家实行预防接种异常反应补偿制度。实施接种过程中或者实施接种后出现受种者死亡、严重残疾、器官组织损伤等损害，属于预防接种异常反应或者不能排除的，应当给予补偿。补偿范围实行目录管理，并根据实际情况进行动态调整。接种免疫规划疫苗所需的补偿费用，由省、自治区、直辖市人民政府财政部门在预防接种经费中安排；接种非免疫规划疫苗所需的补偿费用，由相关疫苗上市许可持有人承担。国家鼓励通过商业保险等多种形式对预防接种异常反应受种者予以补偿。预防接种异常反应补偿应当及时、便民、合理。

# 八、法律责任

违反《疫苗管理法》的法律责任具体内容见表 10 - 1。

表 10 - 1　违反疫苗管理法的法律责任

| 违法行为人及违法行为 | 法律责任 |
| --- | --- |
| 生产、销售的疫苗属于假药的 | 1. 没收违法所得和违法生产、销售的疫苗以及专门用于违法生产疫苗的原料、辅料、包装材料、设备等物品<br>2. 责令停产停业整顿<br>3. 吊销药品注册证书，直至吊销药品生产许可证等<br>4. 并处违法生产、销售疫苗货值金额十五倍以上五十倍以下的罚款，货值金额不足五十万元的，按五十万元计算 |
| 生产、销售的疫苗属于劣药的 | 1. 没收违法所得和违法生产、销售的疫苗以及专门用于违法生产疫苗的原料、辅料、包装材料、设备等物品<br>2. 责令停产停业整顿<br>3. 并处违法生产、销售疫苗货值金额十倍以上三十倍以下的罚款，货值金额不足五十万元的，按五十万元计算<br>4. 情节严重的，吊销药品注册证书，直至吊销药品生产许可证等 |
| 1. 未按照规定建立疫苗电子追溯系统<br>2. 法定代表人、主要负责人和生产管理负责人、质量管理负责人、质量受权人等关键岗位人员不符合规定条件或者未按照规定对其进行培训、考核<br>3. 未按照规定报告或者备案<br>4. 未按照规定开展上市后研究，或者未按照规定设立机构、配备人员主动收集、跟踪分析疑似预防接种异常反应<br>5. 未按照规定投保疫苗责任强制保险<br>6. 未按照规定建立信息公开制度 | 1. 责令改正，给予警告<br>2. 拒不改正的，处二十万元以上五十万元以下的罚款<br>3. 情节严重的，责令停产停业整顿，并处五十万元以上二百万元以下的罚款 |

续表

| 违法行为人及违法行为 | 法律责任 |
|---|---|
| 1. 未按照规定提供追溯信息<br>2. 接收或者购进疫苗时未按照规定索取并保存相关证明文件、温度监测记录<br>3. 未按照规定建立并保存疫苗接收、购进、储存、配送、供应、接种、处置记录<br>4. 未按照规定告知、询问受种者或者其监护人有关情况 | 1. 责令改正，给予警告<br>2. 情节严重的，对主要负责人、直接负责的主管人员和其他直接责任人员依法给予警告直至撤职处分，责令负有责任的医疗卫生人员暂停六个月以上一年以下执业活动<br>3. 造成严重后果的，对主要负责人、直接负责的主管人员和其他直接责任人员依法给予开除处分，由原发证部门吊销负有责任的医疗卫生人员的执业证书 |
| 疾病预防控制机构、接种单位违反本法规定收取费用的 | 将违法收取的费用退还给原缴费的单位或者个人，并由县级以上人民政府市场监督管理部门依法给予处罚 |
| 未经县级以上地方人民政府卫生健康主管部门指定擅自从事免疫规划疫苗接种工作、从事非免疫规划疫苗接种工作不符合条件或者未备案的 | 1. 责令改正，给予警告<br>2. 没收违法所得和违法持有的疫苗，责令停业整顿<br>3. 并处十万元以上一百万元以下的罚款<br>4. 对主要负责人、直接负责的主管人员和其他直接责任人员依法给予处分 |
| 县级以上地方人民政府在疫苗监督管理工作中有下列情形之一的：<br>（1）履行职责不力，造成严重不良影响或者重大损失<br>（2）瞒报、谎报、缓报、漏报疫苗安全事件<br>（3）干扰、阻碍对疫苗违法行为或者疫苗安全事件的调查<br>（4）本行政区域发生特别重大疫苗安全事故，或者连续发生重大疫苗安全事故 | 1. 对直接负责的主管人员和其他直接责任人员依法给予降级或者撤职处分<br>2. 情节严重的，依法给予开除处分<br>3. 造成严重后果的，其主要负责人应当引咎辞职 |

# ◈ 第三节 麻醉药品和精神药品监督管理

PPT

## 一、麻醉药品和精神药品的概念及分类

### （一）麻醉药品的概念及分类

**1. 麻醉药品的概念** 麻醉药品，是指对中枢神经有麻醉作用，具有依赖性潜力，连续使用、滥用或者不合理使用，易产生身体依赖性和精神依赖性，能成瘾癖的药品、药用原植物或其他物质。

**2. 麻醉药品的分类及品种** 我国规定麻醉药品主要包括阿片类、可卡因类、大麻类、合成麻醉药类及国务院药品监督管理部门指定的其他易成瘾癖的药品、药用原植物及其制剂。

2013 年 11 月 11 日，国家食品药品监督管理总局、公安部、国家卫生和计划生育委员会联合公布《麻醉药品品种目录（2013 年版）》和《精神药品品种目录（2013 年版）》，自 2014 年 1 月 1 日起施行，共包括麻醉药品共 121 种，其中我国生产及使用的有 22 种，即可卡因、罂粟浓缩物、二氢埃托啡、地芬诺酯、芬太尼、氢可酮、氢吗啡酮、美沙酮、吗啡、阿片、羟考酮、哌替啶、瑞芬太尼、舒芬太尼、蒂巴因、可待因、右丙氧芬、双氢可待因、乙基吗啡、福尔可定、布桂嗪、罂粟壳。

### （二）精神药品的概念及分类

**1. 精神药品的概念** 精神药品是指直接作用中枢神经系统，使之兴奋或抑制，连续使用能产生药物依赖性的药品或其他物质。

**2. 精神药品的分类及品种** 精神药品根据对人体产生依赖性的程度不同，分为第一类精神药品和第二类精神药品。其中第一类精神药品比第二类精神药品更易产生依赖性，其毒性和成瘾性更强，因此

对其管理更加严格。

根据《精神药品品种目录（2013 年版）》及 2015 年 5 月国家食品药品监督管理总局、公安部和国家卫生计生委联合发布的《关于将含可待因复方口服液体制剂列入第二类精神药品管理的公告》，目前我国共有精神药品 150 种，包括第一类精神药品 68 种，第二类精神药品 82 种，其中我国生产和使用的第一类精神药品有 7 种，即哌醋甲酯、司可巴比妥、丁丙诺啡、γ-羟丁酸、氯胺酮、马吲哚、三唑仑；我国生产和使用的第二类精神药品有 27 种，即异戊巴比妥、格鲁米特、喷他佐辛、戊巴比妥、阿普唑仑、巴比妥、氯硝西泮、地西泮、艾司唑仑、氟西泮、劳拉西泮、甲丙氨酯、咪达唑仑、硝西泮、奥沙西泮、匹莫林、苯巴比妥、唑吡坦、丁丙诺啡透皮贴剂、布托啡诺及其注射剂、咖啡因、安钠咖、地佐辛及其注射剂、麦角胺咖啡因片、氨酚氢可酮片、曲马多、扎来普隆、可待因复方口服液体制剂（包括口服溶液剂和糖浆剂）。

**（三）其他相关概念**

**1. 药物滥用**　指非医疗目的反复、大量地使用具有依赖特性的药物（或物质），使用者对此类药物产生依赖（瘾癖），强迫和无止境地追求药物的特殊精神效应，由此带来严重的个人健康与公共卫生和社会问题。

药物滥用行为有三方面特征：一是以非医疗目的反复、无节制地用药；二是对用药的个体造成精神和身体的危害大；三是引发严重的公共卫生问题和社会危害。国际公约中确定的药物滥用的范围主要有：①麻醉性药品，阿片类、可卡因类、大麻类；②精神药品，镇静催眠药、抗焦虑药、中枢兴奋药、致幻剂；③其他，挥发性有机溶剂、烟草、酒精。

**2. 药物耐受性**　指人体在重复用药情况下形成的一种对药物的反应性逐渐减弱、药学效价降低的状态。

**3. 药物依赖性**　又称药物成瘾性，是指药物与机体相互作用造成的一种精神状态，有时也包括身体状态，它表现出一种强迫的连续或定期的用药行为和其他反应。目的是感受它的精神效应，或是避免由于断药所引起的不舒适，可以发生或不发生药物耐受性。同一人可以对一种以上药物产生依赖性。

能引起依赖性的药物常兼有精神依赖性和身体依赖性，阿片类和催眠镇痛药在反复用药过程中，先产生精神依赖性，后产生身体依赖性。可卡因、苯丙胺类中枢兴奋药主要引起精神依赖性，但大剂量使用也会产生身体依赖性。少数药物如致幻剂只产生精神依赖性而无身体依赖性。

## 二、麻醉药品和精神药品监督管理部门及其职责

我国麻醉药品和精神药品的监督管理部门及其职责见表 10 - 2。

表 10 - 2　麻醉药品和精神药品监督管理部门及其职责

| 监管部门 | 职责 |
| --- | --- |
| 国务院药品监督管理部门 | 负责全国麻醉药品和精神药品的监督管理工作，并会同国务院农业主管部门对麻醉药品药用原植物实施监督管理，根据麻醉药品年度生产计划制定麻醉药品药用原植物年度种植计划 |
| 省级药品监督管理部门 | 负责本行政区域内麻醉药品和精神药品的监督管理工作 |
| 国务院农业主管部门 | 会同国务院药品监督管理部门对麻醉药品药用原植物实施监督管理 |
| 国务院公安部门 | 负责对造成麻醉药品药用原植物、麻醉药品和精神药品流入非法渠道的行为进行查处 |
| 县级以上地方公安机关 | |
| 国务院其他有关部门 | 在各自职责范围内负责与麻醉药品和精神药品有关的管理工作 |
| 县级以上地方人民政府其他有关主管部门 | |

## 三、麻醉药品和精神药品的种植、实验研究和生产管理

### （一）麻醉药品药用原植物的种植管理

国务院药品监督管理部门和农业主管部门根据麻醉药品年度生产计划，制定麻醉药品药用原植物年度种植计划。麻醉药品药用原植物种植企业应当向国务院药品监督管理部门和农业主管部门定期报告种植情况。麻醉药品药用原植物种植企业由国务院药品监督管理部门和农业主管部门共同确定，其他单位和个人不得种植麻醉药品药用原植物。

### （二）麻醉药品和精神药品的实验研究管理

开展麻醉药品和精神药品实验研究活动应当具备以下条件，并经国务院药品监督管理部门批准：①以医疗、科学研究或者教学为目的；②有保证实验所需麻醉药品和精神药品安全的措施和管理制度；③单位及其工作人员 2 年内没有违反有关禁毒的法律、行政法规规定的行为。

申请人开展麻醉药品和精神药品实验研究应当填写麻醉药品和精神药品实验研究立项申请表，连同相关资料报所在地省级药品监督管理部门。经省级药品监督管理部门初审后报国务院药品监督管理部门审查，必要时国务院药品监督管理部门可以要求申请人补充技术资料。符合规定的，由国务院药品监督管理部门发给麻醉药品和精神药品实验研究立项批件，该立项批件不得转让。

麻醉药品和第一类精神药品的临床试验，不得以健康人为受试对象。

药品研究单位在普通药品的实验研究过程中，若产生规定的管制品种，应当立即停止实验研究活动，并向国务院药品监督管理部门报告。国务院药品监督管理部门应当根据情况，及时作出是否同意其继续实验研究的决定。

### （三）麻醉药品和精神药品的生产管理

国家对麻醉药品和精神药品实行定点生产制度。由国务院药品监督管理部门根据麻醉药品和精神药品的需求总量，制定年度生产计划；按照合理布局、总量控制的原则，确定麻醉药品和精神药品定点生产企业的数量和布局，并进行调整、公布。定点生产企业应当严格按照麻醉药品和精神药品年度生产计划安排生产，并依照规定向所在地省、自治区、直辖市人民政府药品监督管理部门报告生产情况。

麻醉药品和精神药品的定点生产企业应当具备下列条件：

（1）有药品生产许可证。

（2）有麻醉药品和精神药品实验研究批准文件。

（3）有符合规定的麻醉药品和精神药品生产设施、储存条件和相应的安全管理设施。

（4）有通过网络实施企业安全生产管理和向药品监督管理部门报告生产信息的能力。

（5）有保证麻醉药品和精神药品安全生产的管理制度。

（6）有与麻醉药品和精神药品安全生产要求相适应的管理水平和经营规模。

（7）麻醉药品和精神药品生产管理、质量管理部门的人员应当熟悉麻醉药品和精神药品管理以及有关禁毒的法律、行政法规。

（8）没有生产、销售假药、劣药或者违反有关禁毒的法律、行政法规规定的行为。

（9）符合国务院药品监督管理部门公布的麻醉药品和精神药品定点生产企业数量和布局的要求。

麻醉药品和精神药品的生产包装中必须有专有标识。

从事麻醉药品、精神药品生产的企业，应当经所在地省级药品监督管理部门批准。定点生产企业生产麻醉药品和精神药品，应当依照《药品管理法》的规定取得药品批准文号。未取得药品批准文号的，不得生产麻醉药品和精神药品。经批准定点生产的麻醉药品、第一类精神药品和第二类精神药品原料药

不得委托加工。第二类精神药品制剂可以委托加工。具体按照药品委托加工有关规定办理。

## 四、麻醉药品和精神药品的经营管理

### （一）经营制度

国家对麻醉药品和精神药品实行定点经营制度。国务院药品监督管理部门根据麻醉药品和第一类精神药品的需求总量，确定麻醉药品和第一类精神药品的定点批发企业布局，并根据年度需求总量对布局进行调整、公布。

药品经营企业不得经营麻醉药品原料药和第一类精神药品原料药。但是，供医疗、科学研究、教学使用的小包装的上述药品可以由国务院药品监督管理部门规定的药品批发企业经营。

麻醉药品和精神药品定点批发企业除应当具备《药品管理法》第五十二条规定的药品经营企业的开办条件外，还应当具备下列条件：

（1）有符合本条例规定的麻醉药品和精神药品储存条件。

（2）有通过网络实施企业安全管理和向药品监督管理部门报告经营信息的能力。

（3）单位及其工作人员2年内没有违反有关禁毒的法律、行政法规规定的行为。

（4）符合国务院药品监督管理部门公布的定点批发企业布局。

麻醉药品和第一类精神药品的定点批发企业，还应当具有保证供应责任区域内医疗机构所需麻醉药品和第一类精神药品的能力，并具有保证麻醉药品和第一类精神药品安全经营的管理制度。

### （二）企业审批

**1. 批发企业审批**　跨省、自治区、直辖市从事麻醉药品和第一类精神药品批发业务的企业（以下称全国性批发企业），应当经国务院药品监督管理部门批准；在本省、自治区、直辖市行政区域内从事麻醉药品和第一类精神药品批发业务的企业（以下称区域性批发企业），应当经所在地省级药品监督管理部门批准。专门从事第二类精神药品批发业务的企业，应当经所在地省级药品监督管理部门批准。

国务院药品监督管理部门在批准全国性批发企业以及省、自治区、直辖市药品监督管理部门在批准区域性批发企业时，应当综合各地区人口数量、交通、经济发展水平、医疗服务情况等因素，确定其所承担供药责任的区域。

**2. 零售（连锁）企业审批**　经所在地设区的市级药品监督管理部门批准，实行统一进货、统一配送、统一管理的药品零售连锁企业可以从事第二类精神药品零售业务。申请零售第二类精神药品的药品零售连锁企业，应当向所在地设区的市级药品监督管理机构提出申请，经批准后，方可从事经营活动。除经批准的药品零售连锁企业外，其他药品经营企业不得从事第二类精神药品零售活动。

### （三）购销管理

**1. 麻醉药品和第一类精神药品的购销**　全国性批发企业应当从定点生产企业购进麻醉药品和第一类精神药品。区域性批发企业可以从全国性批发企业购进麻醉药品和第一类精神药品；经所在地省级药品监督管理部门批准，也可以从定点生产企业购进麻醉药品和第一类精神药品。

全国性批发企业可以向区域性批发企业，或者经省级药品监督管理部门批准可以向取得麻醉药品和第一类精神药品使用资格的医疗机构以及经批准的其他单位销售麻醉药品和第一类精神药品；区域性批发企业可以向本省、自治区、直辖市行政区域内取得麻醉药品和第一类精神药品使用资格的医疗机构销售麻醉药品和第一类精神药品。

麻醉药品和第一类精神药品不得零售。

**2. 第二类精神药品的购销**　从事第二类精神药品批发业务的企业可以从第二类精神药品定点生产

企业、全国性批发企业、区域性批发企业、其他专门从事第二类精神药品批发业务的企业购进第二类精神药品。

从事第二类精神药品批发业务的企业可以将第二类精神药品销售给定点生产企业、全国性批发企业、区域性批发企业、其他专门从事第二类精神药品批发业务的企业、医疗机构和从事第二类精神药品零售的药品零售连锁企业。

第二类精神药品零售企业应当凭执业医师出具的处方，按规定剂量销售第二类精神药品，并将处方保存2年备查；禁止超剂量或者无处方销售第二类精神药品；不得向未成年人销售第二类精神药品。

全国性批发企业和区域性批发企业可以从事第二类精神药品批发业务。

**3. 麻醉药品和精神药品定价** 麻醉药品和精神药品实行政府定价，在制定出厂和批发价格的基础上，逐步实行全国统一零售价格。

---

📋 **案例10-1**

### 违法销售药品案

2022年3月，宁夏彭阳县市场监督管理局执法人员对该县某药店进行检查，发现该药店销售的复方地芬诺酯片没有实名登记购药人信息。经查，该药店从2020年9月开始，购进销售的复方地芬诺酯片未专柜存放和管理，未凭处方和身份证限量销售，也没有实名登记购药人信息。

经调查，购药人实际为当地养殖户，其将复方地芬诺酯片和治疗痢疾等消化道疾病的5、6种药物混合在一起自行配制装成小药包，销售给本地的一些养殖户供牲畜服用。查阅该药店计算机系统显示，2020年9月1日至2022年3月7日，共购销复方地芬诺酯片49563片，销售金额15237.10元，剩余复方地芬诺酯片794片，货值238.20元，涉案药品货值总计15475.30元。

**思考讨论**

1. 复方地芬诺酯片属于哪一类特殊管理的药品？
2. 本案例中有哪些违规行为及其触犯的法规条款？

---

## 五、麻醉药品和精神药品的使用管理

### （一）购用管理

**1. 药品生产企业** 需要以麻醉药品和第一类精神药品为原料生产普通药品的，应当向所在地省、自治区、直辖市药品监督管理部门报送年度需求计划，由省级药品监督管理部门汇总报国务院药品监督管理部门批准后，向定点生产企业购买。

药品生产企业需要以第二类精神药品为原料生产普通药品的，应当将年度需求计划报所在地省级药品监督管理部门，并向定点批发企业或者定点生产企业购买。

**2. 科研教学单位** 科学研究、教学单位需要使用麻醉药品和精神药品开展实验、教学活动的，应当经所在地省级药品监督管理部门批准，向定点批发企业或者定点生产企业购买。需要使用麻醉药品和精神药品的标准品、对照品的，应当经所在地省级药品监督管理部门批准，向国务院药品监督管理部门批准的单位购买。

**3. 医疗机构** 医疗机构需要使用麻醉药品和第一类精神药品的，应当经所在地设区的市级人民政府卫生主管部门批准，取得麻醉药品、第一类精神药品购用印鉴卡（以下称印鉴卡）。医疗机构应当凭印鉴卡向本省、自治区、直辖市行政区域内的定点批发企业购买麻醉药品和第一类精神药品。

医疗机构取得印鉴卡应当具备以下条件：①有专职的麻醉药品和第一类精神药品管理人员。②有获得麻醉药品和第一类精神药品处方资格的执业医师。③有保证麻醉药品和第一类精神药品安全储存的设施和管理制度。

省、自治区、直辖市人民政府卫生健康主管部门应当将取得印鉴卡的医疗机构名单向本行政区域内的定点批发企业通报。

（二）使用管理

**1. 处方权管理**　医疗机构应对本单位执业医师进行有关麻醉药品和精神药品使用知识的培训、考核，经考核合格的，授予麻醉药品和第一类精神药品处方资格。执业医师取得麻醉药品和第一类精神药品的处方资格后，方可在本医疗机构开具麻醉药品和第一类精神药品处方，但不得为自己开具该种处方。具有麻醉药品和第一类精神药品处方资格的执业医师，根据临床应用指导原则，对确需使用麻醉药品或者第一类精神药品的患者，应当满足其合理用药需求。

**2. 处方管理**　开具麻醉药品、精神药品要使用专用处方，并对处方进行专册登记。麻醉药品和第一类精神药品处方的印刷用纸为淡红色，处方右上角分别标注"麻"、"精一"；第二类精神药品处方的印刷用纸为白色，处方右上角标注"精二"。

麻醉药品及精神药品不得开具长期处方。麻醉药品、第一类精神药品注射剂处方为 1 次用量，其他剂型处方不得超过 3 日用量，控缓释制剂处方不得超过 7 日用量；第二类精神药品处方一般不得超过 7 日用量。

医疗机构应当对麻醉药品和精神药品处方进行专册登记，麻醉药品处方至少保存 3 年，精神药品处方至少保存 2 年。

**3. 制剂配制管理**　对临床需要而市场无供应的麻醉药品和精神药品，持有医疗机构制剂许可证和印鉴卡的医疗机构需要配制制剂的，应当经所在地省级药品监督管理部门批准，且只能在本医疗机构使用，不得对外销售。

**4. 其他管理**　医疗机构、戒毒机构以开展戒毒治疗为目的，可以使用美沙酮或者国家确定的其他用于戒毒治疗的麻醉药品和精神药品。具体管理办法由国务院药品监督管理部门、国务院公安部门和国务院卫生健康主管部门制定。

## 六、麻醉药品和精神药品的储存、运输和邮寄管理

（一）储存管理

麻醉药品药用原植物种植企业、定点生产企业、全国性批发企业和区域性批发企业和国家设立的麻醉药品储存单位，以及麻醉药品和第一类精神药品的使用单位应设置专库或专柜储存麻醉药品和第一类精神药品。专库应当设有防火防盗监控设施并安装报警装置；专柜应当使用保险柜。专库和专柜应当实行双人双锁管理，并配备专人负责管理工作，并建立麻醉药品和第一类精神药品储存专用账册。药品入库双人验收，出库双人复核，做到账物相符。专用账册的保存期限应当自药品有效期期满之日起不少于 5 年。

第二类精神药品经营企业应当在药品库房中设立独立的专库或者专柜储存第二类精神药品，并建立专用账册，实行专人管理。专用账册的保存期限应当自药品有效期期满之日起不少于 5 年。

（二）运输管理

托运人办理麻醉药品和第一类精神药品运输手续，应当向所在地省级药品监督管理部门申请领取运输证明，并将运输证明副本交付承运人。承运人应当查验、收存运输证明副本，并检查货物包装。没有

运输证明或者货物包装不符合规定的，承运人不得承运。承运人在运输过程中应当携带运输证明副本，以备查验。托运、承运和自行运输麻醉药品和精神药品的，应采取安全保障措施，防止麻醉药品和精神药品在运输过程中被盗、被抢和丢失。

通过铁路运输麻醉药品和第一类精神药品的，应当使用集装箱或者铁路行李车运输；没有铁路需要通过公路或者水路运输麻醉药品和第一类精神药品的，应当由专人负责押运。

运输证明有效期为1年，应当由专人保管，不得涂改、转让、转借。

定点生产企业、全国性批发企业和区域性批发企业之间运输麻醉药品、第一类精神药品，发货人在发货前应当向所在地省级药品监督管理部门报送本次运输的相关信息。属于跨省、自治区、直辖市运输的，收到信息的药品监督管理部门应当向收货人所在地的同级药品监督管理部门通报；属于在本省、自治区、直辖市行政区域内运输的，收到信息的药品监督管理部门应当向收货人所在地设区的市级药品监督管理部门通报。

（三）邮寄管理

邮寄麻醉药品和精神药品，寄件人应当提交所在地设区的市级药品监督管理部门出具的准予邮寄证明。邮政营业机构应当查验、收存准予邮寄证明；没有准予邮寄证明的，邮政营业机构不得收寄。

## 七、主要法律责任

依据《麻醉药品和精神药品管理条例》，相关责任人应承担相应的法律责任见10-3。

表10-3　违反《麻醉药品和精神药品管理条例》主要法律责任

| 违反条例的情形 | 处罚规定 |
| --- | --- |
| 药品监督管理部门、卫生主管部门有下列情形之一的：①对不符合条件的申请人准予行政许可或者超越法定职权作出准予行政许可决定的；②未到场监督销毁过期、损坏的麻醉药品和精神药品的；③未依法履行监督检查职责，应当发现而未发现违法行为、发现违法行为不及时查处，或者未依照本条例规定的程序实施监督检查的；④违反条例规定的其他失职、渎职行为 | 由其上级行政机关或者监察机关责令改正；情节严重的，对直接负责的主管人员和其他直接责任人员依法给予行政处分；构成犯罪的，依法追究刑事责任 |
| 第二类精神药品零售企业违反本条例的规定储存、销售或者销毁第二类精神药品的 | 由药品监督管理部门责令限期改正，给予警告，并没收违法所得和违法销售的药品；逾期不改正的，责令停业，并处5000元以上2万元以下的罚款；情节严重的，取消其第二类精神药品零售资格 |
| 取得印鉴卡的医疗机构有下列情形之一的：①未依照规定购买、储存麻醉药品和第一类精神药品的；②未依照规定保存麻醉药品和精神药品专用处方，或者未依照规定进行处方专册登记的；③未依照规定报告麻醉药品和精神药品的进货、库存、使用数量的；④紧急借用麻醉药品和第一类精神药品后未备案的；⑤未依照规定销毁麻醉药品和精神药品的 | 由设区的市级人民政府卫生主管部门责令限期改正，给予警告；逾期不改正的，处5000元以上1万元以下的罚款；情节严重的，吊销其印鉴卡；对直接负责的主管人员和其他直接责任人员，依法给予降级、撤职、开除的处分 |
| 提供虚假材料、隐瞒有关情况，或者采取其他欺骗手段取得麻醉药品和精神药品的实验研究、生产、经营、使用资格的 | 由原审批部门撤销其已取得的资格，5年内不得提出有关麻醉药品和精神药品的申请；情节严重的，处1万元以上3万元以下的罚款，有药品生产许可证、药品经营许可证、医疗机构执业许可证的，依法吊销其许可证明文件 |
| 药物临床试验机构以健康人为麻醉药品和第一类精神药品临床试验的受试对象的 | 由药品监督管理部门责令停止违法行为，给予警告；情节严重的，取消其药物临床试验机构的资格；构成犯罪的，依法追究刑事责任。对受试对象造成损害的，药物临床试验机构依法承担治疗和赔偿责任 |
| 定点生产企业、定点批发企业和其他单位使用现金进行麻醉药品和精神药品交易的 | 由药品监督管理部门责令改正，给予警告，没收违法交易的药品，并处5万元以上10万元以下的罚款 |

续表

| 违反条例的情形 | 处罚规定 |
| --- | --- |
| 依法取得麻醉药品药用原植物种植或者麻醉药品和精神药品实验研究、生产、经营、使用、运输等资格的单位，倒卖、转让、出租、出借、涂改其麻醉药品和精神药品许可证明文件的 | 由原审批部门吊销相应许可证明文件，没收违法所得；情节严重的，处违法所得 2 倍以上 5 倍以下的罚款；没有违法所得的，处 2 万元以上 5 万元以下的罚款；构成犯罪的，依法追究刑事责任 |
| 违反条例规定，致使麻醉药品和精神药品流入非法渠道造成危害 | 构成犯罪的，依法追究刑事责任；尚不构成犯罪的，由县级以上公安机关处 5 万元以上 10 万元以下的罚款；有违法所得的，没收违法所得；情节严重的，处违法所得 2 倍以上 5 倍以下的罚款；由原发证部门吊销其药品生产、经营和使用许可证明文件 |

## ⊗ 第四节　医疗用毒性药品和放射性药品监督管理

PPT

### 一、医疗用毒性药品管理

为进一步加强毒性药品的管理，国务院于 1988 年 12 月 27 日发布《医疗用毒性药品管理办法》，对医疗用毒性药品（以下简称毒性药品）的定义、生产、供应和使用做出了明确规定。

（一）医疗用毒性药品的概念

医疗用毒性药品，系指毒性剧烈、治疗剂量与中毒剂量相近，使用不当会致人中毒或死亡的药品。

（二）医疗用毒性药品的分类及品种

毒性药品的管理品种，由卫生部会同国家医药管理局、国家中医药管理局规定。毒性药品分为毒性中药和毒性化学药品两类。

**1. 毒性中药品种（包括原药材和饮片）**　共计 27 种，包括砒石（红砒、白砒）、砒霜、水银、生马钱子、生川乌、生草乌、生白附子、生附子、生半夏、生南星、生巴豆、斑蝥、青娘虫、红娘虫、生甘遂、生狼毒、生藤黄、生千金子、生天仙子、闹羊花、雪上一枝蒿、白降丹、蟾酥、洋金花、红粉、轻粉、雄黄。

**2. 毒性化学药品品种**　共 13 种，包括 11 种原料药和 2 种制剂。原料药包括去乙酰毛花苷丙、阿托品、洋地黄毒苷、氢溴酸后马托品、三氧化二砷、毛果芸香碱、升汞、水杨酸毒扁豆碱、亚砷酸钾、氢溴酸东莨菪碱、士的宁；制剂包括亚砷酸注射液、A 型肉毒毒素制剂。上述化学药品中士的宁、毛果芸香碱、阿托品等包括其盐类化合物。

（三）医疗用毒性药品生产管理

毒性药品年度生产计划由省、自治区、直辖市药品监督管理部门根据医疗需要制定，经省、自治区、直辖市卫生健康主管部门审核后，下达给指定的毒性药品生产、收购、供应单位，并抄报国家卫生健康委员会、国家药品监督管理局和国家中医药管理局。生产单位不得擅自改变生产计划，自行销售。

药品生产企业必须由药学专业人员负责生产、配制和质量检验，并建立严格的管理制度，严防与其他药品混杂。每次配料，必须经 2 人以上复核无误，并详细记录每次生产所用原料和成品数，经手人要签字备查。所有工具、容器要处理干净，以防污染其他药品。标示量要准确无误，包装容器要有毒药标志。

生产毒性药品及其制剂，必须严格执行生产工艺操作规程，在本单位药品检验人员的监督下准确投料，并建立完整的生产记录，保存 5 年备查。在生产毒性药品过程中产生的废弃物，必须妥善处理，不得污染环境。

凡加工炮制毒性中药，必须按照《中华人民共和国药典》或者省、自治区、直辖市卫生健康主管部门制定的《炮制规范》的规定进行。药材符合药用要求的，方可供应、配方和用于中成药生产。

### （四）医疗用毒性药品经营管理

毒性药品的收购、经营，由各级药品管理部门指定的药品经营单位负责；配方用药由药品经营企业、医疗机构负责。其他任何单位或者个人均不得从事毒性药品的收购、经营和配方业务。收购、经营、加工、使用毒性药品的单位必须建立健全保管、验收、领发、核对等制度；严防收假、发错，严禁与其他药品混杂，做到划定仓间或仓位，专柜加锁并由专人保管。

毒性药品的包装容器上必须印有毒药标志，在运输毒性药品的过程中，应当采取有效措施，防止发生事故。

### （五）医疗用毒性药品使用管理

配方用药由相关药品零售企业、医疗机构负责供应，其他任何单位或者个人均不得从事毒性药品的配方业务。

医疗单位供应和调配毒性药品，凭医生签名的正式处方。药品经营企业供应和调配毒性药品，凭盖有医生所在的医疗单位公章的正式处方。每次处方剂量不得超过 2 日极量。调配处方时，必须认真负责，计量准确，按医嘱注明要求，并由配方人员及具有药师以上技术职称的复核人员签名盖章后方可发出。对处方未注明"生用"的毒性中药，应当付炮制品。如发现处方有疑问时，须经原处方医生重新审定后再行调配。处方一次有效，取药后处方保存 2 年备查。

科研和教学单位所需的毒性药品，必须持本单位的证明信，经单位所在地县以上卫生健康主管部门批准后，供应部门方能发售。

群众自配民间单、秘、验方需用毒性中药，购买时要持有本单位或者城市街道办事处、乡（镇）人民政府的证明信，供应部门方可发售。每次购用量不得超过 2 日极量。

## 二、放射性药品管理

放射性药品释放出的射线具有穿透性，当其通过人体时与组织发生电离作用，因此需要严加监管。随着临床诊断治疗对放射性药品需求的增加，放射性药品先后被各国纳入药政管理。我国于 20 世纪 60 年代开始研制放射性药品，1974 年开始对放射性药品实施监督管理，将放射性药品法定为特殊管理的药品，规定凡未取得许可证的企业单位，不得生产和销售放射性药品。为了加强放射性药品的管理，1989 年 1 月 13 日国务院发布施行《放射性药品管理办法》，并于 2011 年 1 月、2017 年 2 月和 2022 年 5 月先后三次修订，对放射性药品的研制、生产、经营、使用及运输等问题做了具体规定。

### （一）放射性药品概念和品种

**1. 放射性药品的概念**　放射性药品是指用于临床诊断或者治疗的放射性核素制剂或者其标记药物，包括裂变制品、加速器制品、放射性同位素发生器及其配套药盒、放射免疫分析药盒等。

**2. 放射性药品品种**　《中国药典》（2020 年版）共收载了 30 种放射性药品，主要是由 14 种放射性核素制备，主要包括：

（1）含锝 $[^{99m}Tc]$ 放射性药品 10 种。高锝 $[^{99m}Tc]$ 酸钠注射液、锝 $[^{99m}Tc]$ 亚甲基二膦酸盐注射液、锝 $[^{99m}Tc]$ 依替菲宁注射液、锝 $[^{99m}Tc]$ 焦磷酸盐注射液、锝 $[^{99m}Tc]$ 喷替酸盐注射液、锝 $[^{99m}Tc]$ 植酸盐注射液、锝 $[^{99m}Tc]$ 聚合白蛋白注射液、锝 $[^{99m}Tc]$ 双半胱乙酯注射液、锝 $[^{99m}Tc]$ 双半胱氨酸注射液、锝 $[^{99m}Tc]$ 甲氧异腈注射液。

（2）含碘［$^{131}$I］放射性药品 3 种。邻碘［$^{131}$I］马尿酸钠注射液、碘［$^{131}$I］化钠口服溶液、诊断用碘［$^{131}$I］化钠胶囊。

（3）含磷［$^{32}$P］放射性药品 3 种。磷［$^{32}$P］酸钠盐口服溶液、磷［$^{32}$P］酸钠盐注射液、胶体磷［$^{32}$P］酸铬注射液。

（4）氙［$^{133}$Xe］注射液、枸橼酸镓［$^{67}$Ga］注射液、铬［$^{51}$Cr］酸钠注射液、氯化亚铊［$^{201}$Tl］注射液、来昔决南钐［$^{153}$Sm］注射液、氟［$^{18}$F］脱氧葡糖注射液、氯化锶［$^{89}$Sr］注射液、碘［$^{125}$I］密封籽源。

（5）6 种注射用冻干无菌粉末有注射用亚锡亚甲基二膦酸盐、注射用亚锡依替菲宁、注射用亚锡植酸钠、注射用亚锡喷替酸、注射用亚锡聚合白蛋白、注射用亚锡焦磷酸钠。

### （二）放射性药品研制、临床试验和审批管理

放射性新药是指未在我国境内外上市销售的放射性药品。药品研制单位的放射性新药年度研制计划须报送国务院国防科技工业主管部门备案，并报所在地的省级药品监督管理部门汇总后报国务院药品监督管理部门备案。

放射性新药的研制内容，包括工艺路线、质量标准、临床前药理及临床研究。研制单位在制订新药工艺路线的同时，必须研究该药的理化性能、纯度（包括核素纯度）及检验方法、药理、毒理、动物药代动力学、放射性比活度、剂量、剂型、稳定性等。研制单位对放射免疫分析药盒必须进行可测限度、范围、特异性、准确度、精密度、稳定性等方法学的研究。

放射性新药的分类，按国务院药品监督管理部门有关药品注册的规定办理。

研制单位研制的放射性新药，在进行临床试验或者验证前，应当向国务院药品监督管理部门提出申请，按规定报送资料及样品，经国务院药品监督管理部门审批同意后，在国务院药品监督管理部门指定的药物临床试验机构进行临床研究。研制单位在放射性新药临床研究结束后，向国务院药品监督管理部门提出申请，经国务院药品监督管理部门审核批准，发给新药证书。国务院药品监督管理部门在审核批准时，应当征求国务院国防科技工业主管部门的意见。

放射性新药投入生产，需由生产单位或者取得放射性药品生产许可证的研制单位，凭新药证书（副本）向国务院药品监督管理部门提出生产该药的申请，并提供样品，由国务院药品监督管理部门审核发给批准文号。

### （三）放射性药品生产和经营管理

国家根据需要，对放射性药品的生产企业实行合理布局。

开办放射性药品生产、经营企业，必须具备《药品管理法》规定的条件，符合国家有关放射性同位素安全和防护的规定与标准，并履行环境影响评价文件的审批手续，取得放射性药品生产企业许可证、放射性药品经营企业许可证。两证有效期为 5 年，期满前 6 个月，放射性药品生产、经营企业应当分别向原发证的药品监督管理部门重新提出申请，按审批程序批准后，换发新证。无许可证的生产、经营企业，一律不准生产、销售放射性药品。

放射性药品生产企业生产已有国家标准的放射性药品，必须经国务院药品监督管理部门征求国务院国防科技工业主管部门意见后审核批准，并发给批准文号。凡是改变国务院药品监督管理部门已批准的生产工艺路线和药品标准的，生产单位必须按原报批程序提出补充申请，经国务院药品监督管理部门批准后方能生产。

放射性药品生产、经营企业，必须配备与生产、经营放射性药品相适应的专业技术人员，具有安全、防护和废气、废物、废水处理等设施，并建立严格的质量管理制度；必须建立质量检验机构，严格实行生产全过程的质量控制和检验。产品出厂前，须经质量检验。符合国家药品标准的产品方可出厂，

不符合标准的产品一律不准出厂。

经国务院药品监督管理部门审核批准的含有短半衰期放射性核素的药品，可以边检验边出厂，但发现质量不符合国家药品标准时，该药品的生产企业应当立即停止生产、销售，并立即通知使用单位停止使用，同时报告国务院药品监督管理、卫生健康、国防科技工业主管部门。

放射性药品的生产、经营单位和医疗单位凭省、自治区、直辖市药品监督管理部门发给的放射性药品生产企业许可证、放射性药品经营企业许可证，医疗单位凭省、自治区、直辖市药品监督管理部门发给的放射性药品使用许可证，开展放射性药品的购销活动。

进口的放射性药品品种，必须符合我国的药品标准或者其他药用要求，并依照《药品管理法》的规定取得进口药品注册证书。进口放射性药品，必须经国务院药品监督管理部门指定的药品检验机构抽样检验；检验合格的，方准进口。

### （四）放射性药品的包装和运输管理

放射性药品的包装必须安全实用，符合放射性药品质量要求，具有与放射性剂量相适应的防护装置。包装必须分内包装和外包装两部分，外包装必须贴有商标、标签、说明书和放射性药品标志，内包装必须贴有标签。标签必须注明药品品名、放射性比活度、装量。说明书除注明前述内容外，还须注明生产单位、批准文号、批号、主要成份、出厂日期、放射性核素半衰期、适应症、用法、用量、禁忌症、有效期和注意事项等。

放射性药品的运输，按国家运输、邮政等部门制订的有关规定执行。严禁任何单位和个人随身携带放射性药品乘坐公共交通运输工具。

### （五）放射性药品的使用管理

医疗单位设置核医学科、室（同位素室），必须配备与其医疗任务相适应的并经核医学技术培训的技术人员。非核医学专业技术人员未经培训，不得从事放射性药品使用工作。

医疗单位使用放射性药品，必须符合国家有关放射性同位素安全和防护的规定。所在地的省、自治区、直辖市药品监督管理部门，应当根据医疗单位核医疗技术人员的水平、设备条件，核发相应等级的放射性药品使用许可证，无许可证的医疗单位不得临床使用放射性药品。放射性药品使用许可证有效期为5年，期满前6个月，医疗单位应当向原发证的行政部门重新提出申请，经审核批准后，换发新证。

持有放射性药品使用许可证的医疗单位，必须负责对使用的放射性药品进行临床质量检验，收集药品不良反应等项工作，并定期向所在地药品监督管理、卫生健康主管部门报告。由省、自治区、直辖市药品监督管理、卫生健康主管部门汇总后分别报国务院药品监督管理、卫生健康主管部门。放射性药品使用后的废物（包括患者排出物），必须按国家有关规定妥善处置。

## 第五节　其他特殊管理药品

PPT

## 一、血液制品管理

### （一）血液制品的概念

血液制品是特指各种人血浆蛋白制品，包括人血白蛋白、人胎盘血白蛋白、静脉注射用人免疫蛋白、肌内注射人免疫蛋白、组织胺人免疫蛋白、免疫球蛋白（乙型肝炎、狂犬病、破伤风免疫球蛋白）、人凝血因子Ⅷ、人凝血酶原复合物、人纤维蛋白原、抗人淋巴细胞免疫球蛋白等。血液制品的原料是血浆，由单采血浆站采集的专用于血液制品生产的原料血浆。

### （二）血液制品生产管理

新建、改建或扩建血液制品生产企业，需经国务院药品监督管理部门根据总体规划立项审查同意，省级药品监督管理部门审核批准。血液制品生产企业必须达到《药品生产质量管理规范》规定的标准，经国务院药品监督管理部门审查合格，方可从事血液制品生产。严禁血液制品生产企业出让、出租、出借和共用药品生产许可证和生产批准文号。

### （三）血液制品上市许可和原料管理

血液制品生产企业应当积极开发新品种，提高血浆综合利用率。血液制品生产企业生产国内已有生产的品种，必须依法向国务院药品监督管理部门申请药品批准文号；国内尚未生产的品种，必须按照新药审批的程序和要求申报。

血液制品生产企业不得向无单采血浆许可证的单采血浆站或未签订质量责任书的单采血浆站以及其他任何单位收集原料血浆。原料血浆经复检发现有血液途径传播疾病的，不得投料生产，并通知供应血浆的单采血浆站，同时上报所在地省级卫生健康主管部门。

### （四）血液制品经营管理

开办血液制品经营单位，由省级药品监督管理部门审核批准。血液制品经营单位应具备与所经营产品相适应的冷藏条件和熟悉所经营品种的业务人员。血液制品生产经营单位生产、包装、储存、运输、经营血液制品，必须符合国家规定的生产标准和要求。

## 二、药品类易制毒化学品管理

为了加强易制毒化学品管理，规范易制毒化学品的生产、经营、购买、运输和进口、出口行为，防止易制毒化学品被用于制造毒品，维护经济和社会秩序，国务院于 2005 年 8 月 17 日公布《易制毒化学品管理条例》，自 2005 年 11 月 1 日起施行。根据《易制毒化学品管理条例》，2010 年 3 月 18 日卫生部公布《药品类易制毒化学品管理办法》，自 2010 年 5 月 1 日起施行。

### （一）易制毒化学品的概念和分类

**1. 易制毒化学品的概念**　易制毒化学品是指国家规定管制的可用于制造麻醉药品和精神药品的前体、原料和化学配剂等物质，流入非法渠道又可用于制造毒品。

**2. 易制毒化学品的分类**　易制毒化学品分为三类，第一类是可以用于制毒的主要原料，第二类、第三类是可以用于制毒的化学配剂。药品类易制毒化学品属于第一类易制毒化学品。

### （二）药品类易制毒化学品的概念与分类

药品类易制毒化学品是指《易制毒化学品管理条例》中所确定的麦角酸、麻黄素等物质。药品类易制毒化学品分为两类，即麦角酸和麻黄素等物质。《药品类易制毒化学品品种目录》（2010 版）所列物质有：①麦角酸；②麦角胺；③麦角新碱；④麻黄素、伪麻黄素、消旋麻黄素、去甲麻黄素、甲基麻黄素、麻黄浸膏、麻黄浸膏粉等麻黄素类物质。

上述所列物质包括可能存在的盐类；药品类易制毒化学品包括原料及其单方制剂。

### （三）药品类易制毒化学品管理的相关规定

**1. 管理部门及职责**　国务院药品监督管理部门主管全国药品类易制毒化学品生产、经营、购买等方面的监督管理工作。县级以上地方人民政府药品监督管理部门负责本行政区域内的药品类易制毒化学品生产、经营、购买等方面的监督管理工作。

**2. 生产、经营许可**　生产、经营药品类易制毒化学品，应当依照《易制毒化学品管理条例》和

《药品类易制毒化学品管理办法》的规定取得药品类易制毒化学品生产、经营许可。未取得生产许可或经营许可的企业不得生产或经营药品类易制毒化学品。

药品类易制毒化学品的生产许可，由企业所在地省、自治区、直辖市食品药品监督管理部门审批。药品类易制毒化学品以及含有药品类易制毒化学品的制剂不得委托生产。

药品类易制毒化学品的经营许可，国家药品监督管理部门委托省、自治区、直辖市药品监督管理部门办理。药品类易制毒化学品单方制剂和小包装麻黄素，纳入麻醉药品销售渠道经营，仅能由麻醉药品全国性批发企业和区域性批发企业经销，不得零售。未实行药品批准文号管理的品种，纳入药品类易制毒化学品原料药渠道经营。

**3. 购买许可**　国家对药品类易制毒化学品实行购买许可制度。购买药品类易制毒化学品的，应当办理药品类易制毒化学品购用证明（以下简称"购用证明"）。具有药品类易制毒化学品生产、经营、使用、出口资质的单位，具有申请购用证明的资格。药品类易制毒化学品生产企业自用药品类易制毒化学品原料药用于药品生产的，也应当按照规定办理购用证明。

申请购用证明，应向所在地省、自治区、直辖市药品监督管理部门或者省、自治区药品监督管理部门确定并公布的设区的市级药品监督管理部门提出申请，审查，符合规定的，由省、自治区、直辖市药品监督管理部门发给购用证明；不予许可的，应当书面说明理由。

购用证明只能在有效期内一次使用。购用证明不得转借、转让。购买药品类易制毒化学品时必须使用购用证明原件，不得使用复印件、传真件。

购用证明由国家药品监督管理局统一印制，有效期为3个月。

**4. 购销管理**

（1）药品类易制毒化学品原料药的购销要求　药品类易制毒化学品生产企业应当将药品类易制毒化学品原料药销售给取得购用证明的药品生产企业、药品经营企业和外贸出口企业。

药品类易制毒化学品经营企业应当将药品类易制毒化学品原料药销售给本省、自治区、直辖市行政区域内取得购用证明的单位。药品类易制毒化学品经营企业之间不得购销药品类易制毒化学品原料药。

（2）教学科研单位购买要求　教学科研单位只能凭购用证明从麻醉药品全国性批发企业、区域性批发企业和药品类易制毒化学品经营企业购买药品类易制毒化学品。

（3）单方制剂和小包装麻黄素的购销要求　药品类易制毒化学品生产企业应当将药品类易制毒化学品单方制剂和小包装麻黄素销售给麻醉药品全国性批发企业。麻醉药品全国性批发企业、区域性批发企业应当按照《麻醉药品和精神药品管理条例》第三章规定的渠道销售药品类易制毒化学品单方制剂和小包装麻黄素。麻醉药品区域性批发企业之间不得购销药品类易制毒化学品单方制剂和小包装麻黄素。

麻醉药品区域性批发企业之间因医疗急需等特殊情况需要调剂药品类易制毒化学品单方制剂的，应当在调剂后2日内将调剂情况分别报所在地省、自治区、直辖市食品药品监督管理部门备案。

（4）购销的特别规定　药品类易制毒化学品禁止使用现金或者实物进行交易。

药品类易制毒化学品生产企业、经营企业销售药品类易制毒化学品，应当逐一建立购买方档案。购买方为非医疗机构的，档案内容至少包括购买方药品生产许可证、药品经营许可证、企业营业执照等资质证明文件复印件；购买方企业法定代表人、主管药品类易制毒化学品负责人、采购人员姓名及其联系方式；法定代表人授权委托书原件及采购人员身份证明文件复印件；购用证明或者麻醉药品调拨单原件；销售记录及核查情况记录。

购买方为医疗机构的，档案应当包括医疗机构麻醉药品、第一类精神药品购用印鉴卡复印件和销售记录。

药品类易制毒化学品生产企业、经营企业销售药品类易制毒化学品时，应当核查采购人员身份证明和相关购买许可证明，无误后方可销售，并保存核查记录。发货应当严格执行出库复核制度，认真核对实物与药品销售出库单是否相符，并确保将药品类易制毒化学品送达购买方药品生产许可证或者药品经营许可证所载明的地址，或者医疗机构的药库。

在核查、发货、送货过程中发现可疑情况的，应当立即停止销售，并向所在地药品监督管理部门和公安机关报告。

**5. 安全管理**　药品类易制毒化学品生产企业、经营企业、使用药品类易制毒化学品的药品生产企业和教学科研单位，应当配备保障药品类易制毒化学品安全管理的设施，建立层层落实责任制的药品类易制毒化学品管理制度。

药品类易制毒化学品生产企业、经营企业和使用药品类易制毒化学品的药品生产企业，应当设置专库或者在仓库中设立独立的专库（柜）储存药品类易制毒化学品，专库和专柜应当实行双人双锁管理，并应当建立药品类易制毒化学品专用账册。专用账册保存期限应当自药品类易制毒化学品有效期期满之日起不少于 2 年。

药品类易制毒化学品生产企业自营出口药品类易制毒化学品的，必须在专用账册中载明，并留存出口许可及相应证明材料备查。药品类易制毒化学品入库应当双人验收，出库应当双人复核，做到账物相符。

# 三、含特殊药品复方制剂管理

部分含特殊药品复方制剂，如含麻黄碱类复方制剂、含可待因类复方口服液、复方地芬诺酯片和复方甘草片等，因其所含的成份的特性，使其具有不同于一般药品的管理风险，管理不善会导致从药品渠道流失，引起滥用或作为制毒原料的风险。

## （一）部分含特殊药品复方制剂的品种范围

（1）口服固体制剂。每剂量单位含可待因≤15mg，含双氢可待因≤10mg，含羟考酮≤5mg 的复方制剂，具体品种：①阿司待因片；②阿司可咖胶囊；③阿司匹林待因片；④氨酚待因片；⑤氨酚待因片（Ⅱ）；⑥氨酚双氢可待因片；⑦复方磷酸可待因片；⑧可待因桔梗片；⑨氯芬待因片；⑩洛芬待因缓释片；⑪洛芬待因片；⑫萘普待因片；⑬愈创罂粟待因片。

（2）复方地芬诺酯片、复方甘草片、含麻黄碱类复方制剂。

（3）其他含麻醉药品口服复方制剂。复方福尔可定口服液；复方福尔可定糖浆；复方枇杷喷托维林颗粒；尿通卡克乃其片。

（4）含烟酸曲马多口服复方制剂。复方曲马多片；氨酚曲马多片；氨酚曲马多胶囊。

## （二）部分含特殊药品复方制剂生产、经营管理

**1. 严格控制药品产量**　对在非法渠道查获数量较大的生产企业适度削减其相应品种需用计划。涉案药品生产企业被公安机关立案侦查的，侦查期间暂停执行该企业相应品种的需用计划。

**2. 合法资质审核**　药品批发企业购销含特殊药品复方制剂时，应对供货单位和购货单位的资质进行严格审核，确认其合法性。

**3. 药品零售管理**　药品零售企业销售含特殊药品复方制剂时，处方药应严格执行处方药与非处方药分类管理有关规定，复方甘草片、复方地芬诺酯片严格凭医师开具的处方销售，非处方药一次销售不得超过 5 个最小包装。

## （三）含麻黄碱类复方制剂管理

**1. 经营资质管理**　具有蛋白同化制剂、肽类激素定点批发资质的药品经营企业，方可从事含麻黄

碱类复方制剂的批发业务。

严格审核含麻黄碱类复方制剂购买方资质，购买方是药品批发企业的必须具有蛋白同化制剂、肽类激素定点批发资质。药品零售企业应从具有经营资质的药品批发企业购进含麻黄碱类复方制剂。

药品批发企业销售含麻黄碱类复方制剂时应当核实购买方资质证明材料、采购人员身份证明等情况，核实无误后方可销售，并跟踪核实药品到货情况，核实记录保存至药品有效期后一年备查。

除个人合法购买外，禁止使用现金进行含麻黄碱类复方制剂交易。

发现含麻黄碱类复方制剂购买方存在异常情况时，应当立即停止销售，并向有关部门报告。

**2. 销售管理**

（1）将单位剂量麻黄碱类药物含量大于 30mg（不含 30mg）的含麻黄碱类复方制剂，列入必须凭处方销售的处方药管理。医疗机构应当严格按照《处方管理办法》开具处方。药品零售企业必须凭执业医师开具的处方销售上述药品。

（2）含麻黄碱类复方制剂每个最小包装规格麻黄碱类药物含量，口服固体制剂不得超过 720mg，口服液体制剂不得超过 800mg。

（3）药品零售企业销售含麻黄碱类复方制剂，应当查验购买者的身份证，并对其姓名和身份证号码予以登记。除处方药按处方剂量销售外，一次销售不得超过 2 个最小包装。

（4）药品零售企业不得开架销售含麻黄碱类复方制剂，应当设置专柜由专人管理、专册登记，登记内容包括药品名称、规格、销售数量、生产企业、生产批号、购买人姓名、身份证号码。

（5）药品零售企业发现超过正常医疗需求，大量、多次购买含麻黄碱类复方制剂的，应当立即向当地药品监督管理部门和公安机关报告。

（6）含麻黄碱类复方制剂生产企业应当切实加强销售管理，严格管控产品销售渠道，确保所生产的药品在药用渠道流通。

（7）含麻黄碱类复方制剂（含非处方药品种）一律不得通过互联网向个人消费者销售。

**3. 广告管理**　对按处方药管理的含麻黄碱类复方制剂，其广告只能在医学、药学专业刊物上发布；不得在大众传播媒介发布广告或者以其他方式进行以公众为对象的广告宣传。

# 四、兴奋剂管理

兴奋剂严重危害人类生理健康和道德素养。首先，兴奋剂能够直接危害人的身心健康。不同种类和剂量的兴奋剂对人体的危害程度不同，主要包括性格变化、药物依赖性、细胞和器官功能异常、过敏反应、损害免疫力、引起各种感染（如肝炎和艾滋病）等。且其危害呈现往往滞后，导致医生无法对其危害的程度进行准确判断。其次，使用兴奋剂严重违反道德准则和体育精神。使用兴奋剂在比赛中获得优势，不符合诚实和公平竞争的体育道德，既违反体育法规，又有悖于基本的体育道德。因此需要对兴奋剂进行严格管控。

为了防止在体育运动中使用兴奋剂，保护体育运动参加者的身心健康，维护体育竞赛的公平竞争，2003 年 12 月 31 日国务院发布《反兴奋剂条例》，自 2004 年 3 月 1 日起开始实施。2022 年 12 月 30 日国家体育总局等 5 部门联合发布新版《2023 年兴奋剂目录公告》，自 2023 年 1 月 1 日起执行。

**（一）兴奋剂的概念、目录与分类**

**1. 兴奋剂的概念**　兴奋剂英文称"Dope"，原意是指"供赛马使用的一种鸦片麻醉混合剂"，后被运动员用于提高比赛成绩，现在国际上被禁止使用于体育比赛。通常所说的兴奋剂不再是单指起兴奋作用的药物，而是对禁用药物和技术的总称。

《反兴奋剂条例》所称兴奋剂是指兴奋剂目录所列的禁用物质等。

**2. 兴奋剂目录和分类**　兴奋剂目录由国务院体育主管部门会同国务院药品监督管理部门、国务院卫生健康主管部门、国务院商务主管部门和海关总署制定、调整并公布。现行版兴奋剂目录是 2022 年 12 月 30 日国家体育总局等 5 部门联合发布的。

《2023 年兴奋剂目录》分为两部分，包括兴奋剂品种和对运动员进行兴奋剂检查的有关规定。兴奋剂品种分为七大类，共计 375 个品种，主要包括：蛋白同化制剂品种 92 个、肽类激素品种 68 个、麻醉药品品种 14 个、刺激剂（含精神药品）品种 80 个、药品类易制毒化学品品种 3 个、医疗用毒性药品品种 1 个、其他品种（利尿药、β 受体阻滞剂等）117 个。

**（二）兴奋剂管理的主要规定**

国家对兴奋剂目录所列禁用物质实行严格管理，任何单位和个人不得非法生产、销售、进出口。

**1. 兴奋剂管理的主体**　国务院体育主管部门负责并组织全国的反兴奋剂工作。县级以上人民政府药品监督管理、卫生、教育等有关部门，在各自职责范围内依照本条例和有关法律、行政法规的规定负责反兴奋剂工作。

**2. 分层次管理**　主要分为三层次管理。

（1）**特殊管理**　属于麻醉药品、精神药品、医疗用毒性药品和易制毒化学品品种的，其生产、销售、进口、运输和使用依照《药品管理法》和有关行政法规的规定实施特殊管理。

（2）**严格管理**　属于蛋白同化制剂和肽类激素品种的，依照《药品管理法》的规定，根据《反兴奋剂条例》《关于进一步加强兴奋剂管理的通知》和《关于进一步加强含麻黄碱类复方制剂管理的通知》的有关规定，对其生产、销售、进口和使用环节实施严格管理。

（3）**处方药管理**　兴奋剂目录所列的其他禁用物质品种的实行处方药管理。

**3. 其他主要管理规定**

（1）**生产管理**　生产兴奋剂目录所列蛋白同化制剂、肽类激素（以下简称"蛋白同化制剂"、"肽类激素"），应当依照《药品管理法》的规定取得药品生产许可证、药品批准文号。生产企业应当记录蛋白同化制剂、肽类激素的生产、销售和库存情况，并保存记录至超过蛋白同化制剂、肽类激素有效期 2 年。药品、食品中含有兴奋剂目录所列禁用物质的，生产企业应当在包装标识或者产品说明书上用中文注明"运动员慎用"字样。

（2）**经营管理**　依照《药品管理法》的规定取得药品经营许可证的药品批发企业，具备下列条件，并经省、自治区、直辖市人民政府药品监督管理部门批准，方可经营蛋白同化制剂、肽类激素：有专门的管理人员；有专储仓库或者专储药柜；有专门的验收、检查、保管、销售和出入库登记制度；法律、行政法规规定的其他条件。

蛋白同化制剂、肽类激素的验收、检查、保管、销售和出入库登记记录应当保存至超过蛋白同化制剂、肽类激素有效期 2 年。除胰岛素外，药品零售企业不得经营蛋白同化制剂或者其他肽类激素。

🖙 **执业药师考点**　◦- - - - - - - - - - - - - - - - - - - - - - - - - - - - - - - - - -

1. 麻醉药品和精神药品界定及管理部门。

2. 我国生产和使用的麻醉药品和精神药品品种。

3. 麻醉药品和精神药品生产总量控制和定点生产管理。

4. 麻醉药品和精神药品定点经营企业必备条件与审批；购销和零售管理。

5. 麻醉药品和精神药品使用管理规定。

6. 麻醉药品和精神药品储存与运输管理规定。

7. 疫苗的分类、监督管理部门及其职责。

8. 疫苗研制与生产管理规定，疫苗上市后管理规定。

9. 免疫规划疫苗和非免疫规划疫苗管理规定的不同。

### 目标检测

答案解析

**一、A 型题（最佳选择题）**

1. 根据《麻醉药品和精神药品管理条例》《麻醉药品和精神药品经营管理办法（试行）》，关于加强麻醉药品和精神药品经营管理的说法，错误的是（ ）。

    A. 实行统一进货，统一配送，统一管理的药品零售连锁企业可以从事部分第一类精神药品的零售业务

    B. 各级药品监督管理部门应当及时将批准的全国性药品批发企业、区域性批发企业、专门从事第二类精神药品批发的企业的名单在网上公布

    C. 区域性批发企业之间因医疗急需、运输困难等特殊情况，可以调剂麻醉药品和第一类精神药品。调剂后 2 日内将调剂情况分别报所在地省级药品监督管理部门备案

    D. 区域性批发企业在确保责任区内医疗机构供药的基础上，可以在本省行政区域内向其他医疗机构销售麻醉药品和第一类精神药品

2. 《疫苗管理法》所称的疫苗包括（ ）。

    A. 免费疫苗和自费疫苗     B. 儿童疫苗和药师成人疫苗

    C. 进口疫苗和国产疫苗     D. 免疫规划疫苗和非免疫规划疫苗

3. 关于疫苗流通管理的说法，错误的是（ ）。

    A. 疫苗上市许可持有人在销售疫苗时，应当提供加盖其印章的批签发证明复印件或者电子文件

    B. 疫苗上市许可持有人应当按照采购合同约定，向疾病预防控制机构和接种单位直接供应疫苗

    C. 疫苗上市许可持有人应按照规定，建立真实、准确完整的销售记录，保存至疫苗有效期满后不少于五年备查

    D. 疾病预防机构、接种单位应当建立疫苗定期检查制度

4. 有关含麻黄碱类复方制剂的销售管理的说法，错误的是（ ）。

    A. 药品零售企业应从具有经营资质的药品批发企业购进含麻黄碱类复方制剂

    B. 药品零售企业必须凭执业医师开具的处方销售单位剂量麻黄碱类药物含量大于30mg（不含30mg）的含麻黄碱类复方制剂

    C. 麻黄碱类复方制剂每个最小包装规格麻黄碱类药物含量口服固体制剂不得超过720mg

    D. 麻黄碱类复方制剂每个最小包装规格麻黄碱类药物含量口服液体制剂不得超过720mg

**二、B 型题（配伍选择题）**

[5~6 题共用备选答案]

    A. 氨酚伪麻美芬片Ⅱ     B. 阿昔洛韦乳膏

    C. 可待因     D. 米非司酮片

5. 铁路运输应当采用集装箱或者行李车运输的是（ ）。

6. 药品零售连锁企业可以通过网络销售的是（ ）。

三、C 型题（综合分析选择题）

[7～8 题共用题干]

国家对药品类易制毒化学品实行购买许可制度。购买药品类易制毒化学品，应当办理药品类易制毒化学品购用证明（以下简称"购用证明"）。

7. 购用证明有效期为（ ）。

    A. 3 个月          B. 6 个月          C. 9 个月          D. 12 个月

8. 以下关于购用证明说法错误的是（ ）。

    A. 购用证明申请范围是受限制的

    B. 购买药品类易制毒化学品时可以使用购用证明传真件

    C. 购用证明只能在有效期内一次使用

    D. 购用证明不得转借、转让

四、X 型题（多项选择题）

9. 以下药物属于现行兴奋剂目录品种的是（ ）

    A. 蛋白同化制剂              B. 肽类激素

    C. 麻醉药品                 D. 利尿剂

五、综合问答题

10. 患者王某，15 岁，因患感冒、咳嗽，到社区卫生服务中心就诊，经问诊结合血常规检查结果，医师开具了左氧氟沙星片、复方磷酸可待因口服溶液、感冒清热颗粒（外包装为红色 OTC 标识）的处方。药师审方后，认为左氧氟沙星片不宜用于 18 岁以下小儿及青少年，建议调整抗菌药物，改用阿奇霉素片。取药时，药师交代用药注意事项。

请问医师为王某开具的复方磷酸可待因口服溶液为哪一类特殊管理药物，并请分析该类药物在处方管理中应注意的问题。

---

书网融合……

    思政导航            本章小结            题库

（张文平　林津晶　郑冰清）

# 第十一章 中药管理

## 第一节 概 述

PPT

中药是指在中医药理论指导下用以防病治病的药物，包括中药材、中药饮片、中成药等。中药的应用历史悠久，是我国劳动人民与疾病的过程斗争中积累起来的宝贵财富，它对维护我国公众健康、保障中华民族的繁衍昌盛做出了重要贡献。

## 一、中药相关概念

### （一）中药材

中药材是指来源于药用植物、药用动物等资源，经规范化的种植（含生态种植、野生抚育和仿野生栽培）、养殖、采收和产地加工后，用于生产中药饮片、中药制剂的药用原料。通常，根据产地，中药材可分为道地中药材和一般药材。道地中药材，是指经过中医临床长期应用优选出来的，产在特定地域，与其他地区所产同种中药材相比，品质和疗效更好，且质量稳定，具有较高知名度的中药材；除道地中药材之外的其他产地的中药材为一般药材。

### （二）中药饮片

中药饮片是指在中医药理论指导下，根据辨证施治和调剂、制剂的需要，对中药材进行特殊加工炮制后的制成品。"饮片"的名称是取药材切片作煎汤饮用之义。广义而言，凡是供中医临床配方用的全部药材统称"饮片"；狭义则指切制成一定形状的药材，如片、块、丝、段等。

中药配方颗粒是由单味中药饮片经提取、分离、浓缩、干燥、制粒而成的颗粒，在中医药理论指导下，按照中医临床处方调配后，供患者冲服使用。中药配方颗粒的质量监管纳入中药饮片管理范畴。

### （三）中成药

中成药是指以中药材或中药饮片为原料，按照固定处方配制加工而成的药物制剂。传统制剂有汤、丸、散、丹等，现代剂型又有片剂、颗粒剂、滴丸剂、注射剂等。中成药必须依法取得药品批准文号，由取得药品生产许可证的企业生产，质量符合国家药品标准，包装、标签、说明书符合有关规定。

## 二、中药应用现状

中药是中华民族的传统药，是祖国医学极其重要的组成部分，也是我国卫生事业的重要组成部分，具有独特的优势，是重要的社会卫生资源。当前，我国中药产业快速发展。国家颁布实施一系列加强野生中药资源保护的法律法规，建立一批国家级或地方性的自然保护区，开展珍稀濒危中药资源保护研究，部分紧缺或濒危资源已实现人工生产或野生抚育。基本建立了以中医药理论为指导、突出中医药特色、强调临床实践基础、鼓励创新的中药注册管理制度。

中医药优势特色明显，不但在常见病、多发病防治中发挥了重要作用，也在突发事件卫生应急和重大传染病防治中发挥了独特作用。目前，中医中药约占我国临床医疗服务总量的近1/3，批准上市的中成药共有9000多种。

中药现代化在积极推进，中医药产业在不断壮大。截至2016年12月，国产中药民族药约有6万个药品批准文号。全国有2088家通过《药品生产质量管理规范》（GMP）认证的制药企业生产中成药，中药已从丸、散、膏、丹等传统剂型，发展到现在的滴丸、片剂、膜剂、胶囊等40多种剂型，中药产品生产工艺水平有了很大提高，基本建立了以药材生产为基础、工业为主体、商业为纽带的现代中药产业体系。2015年中药工业总产值7866亿元，占医药产业规模的28.55%，成为新的经济增长点；中药材种植成为农村产业结构调整、生态环境改善、农民增收的重要举措；中药产品贸易额保持较快增长，2015年中药出口额达37.2亿美元，显示出巨大的海外市场发展潜力。

中药的资源优势、疗效优势、预防保健优势及市场前景越来越被国际认可，对促进世界医药科学的发展和人类健康产生了积极影响。国际市场对中药产品的需求日趋加大，中医药的应用范围明显扩大。据统计，2022年，我国中药类产品出口额达56.9亿元。已有160多个国家和地区有中医医疗机构，在国外的中医医疗机构已达10万多家，每年有30%的当地人和70%以上的华人接受中医药服务。中国与许多国家和地区在传统药物等领域的合作取得了重要成果，20个中药材品种进入法国植物药用药手册目录，7个中药材标准进入《法国药典》，4个中药材标准由法国推荐进入了《欧洲药典》。5个中药标准作为第一批中美国际互认标准拟收入美国膳食补充剂的法典。

## 三、国家中药发展政策与管理立法

### （一）我国中药发展政策

**1. 促进传承创新发展**　2019年10月，中共中央、国务院发布《关于促进中医药传承创新发展的意见》，从健全中医药服务体系、发挥中医药在维护和促进人民健康中的独特作用、大力推动中药质量提升和产业高质量发展、加强中医药人才队伍建设、促进中医药传承与开放创新发展、改革完善中医药管理体制机制等六个方面提出了20条意见，主要从加强中药材质量控制、促进中药饮片和中成药质量提升、改革完善中药注册管理、加强中药质量安全监管等几个方面大力推动中药质量提升和产业高质量发展。

**2. 多方协调联动、推进中药监管体系和监管能力现代化**　为贯彻《关于促进中医药传承创新发展的意见》，2020年12月，国家药品监督管理局发布《关于促进中药传承创新发展的实施意见》，从促进中药守正创新、健全符合中药特点的审评审批体系、强化中药质量安全监管、注重多方协调联动、推进中药监管体系和监管能力现代化等方面提出20条具体措施，涵盖了中药审评审批、研制创新、安全性研究、质量源头管理、生产全过程质量控制、上市后监管、品种保护等以及中药的法规标准体系、技术支撑体系、人才队伍、监管科学、国际合作等内容，着重强调了促进中药守正创新、健全符合中药特点的审评审批体系、注重多方协调联动、推进中药监管体系和监管能力现代化。

**3. 加快中医药特色发展**　2021 年 1 月，国务院办公厅发布《关于加快中医药特色发展的若干政策措施》，明确提出提高中药产业发展活力，主要措施包括：

（1）优化中药审评审批管理　加快推进中药审评审批机制改革，加强技术支撑能力建设，提升中药注册申请技术指导水平和注册服务能力，强化部门横向联动，建立科技、医疗、中医药等部门推荐符合条件的中药新药进入快速审评审批通道的有效机制。统筹内外部技术评估力量，探索授予第三方中医药研究平台专业资质、承担国家级中医药技术评估工作。增加第三方中药新药注册检验机构数量。

（2）完善中药分类注册管理　尊重中药研发规律，完善中药注册分类和申报要求。优化具有人用经验的中药新药审评审批，对符合条件的中药创新药、中药改良型新药、古代经典名方、同名同方药等，研究依法依规实施豁免非临床安全性研究及部分临床试验的管理机制。充分利用数据科学等现代技术手段，建立中医药理论、人用经验、临床试验"三结合"的中药注册审评证据体系，积极探索建立中药真实世界研究证据体系。优化古代经典名方中药复方制剂注册审批。完善中药新药全过程质量控制的技术研究指导原则体系。

**4. 制定发展规划**　为贯彻落实党中央、国务院关于中医药工作的决策部署，明确"十四五"时期中医药发展目标任务和重点措施，2022 年 3 月，国务院办公厅印发《"十四五"中医药发展规划》，对"十四五"时期中医药工作进行全面部署，提出推动中药产业高质量发展。《规划》明确，到 2025 年，中医药健康服务能力明显增强，中医药高质量发展政策和体系进一步完善，中医药振兴发展取得积极成效，在健康中国建设中的独特优势得到充分发挥。

### （二）中药管理立法

近年来，我国加大对中医药的立法保护，全国人大常委会先后通过和修订了三部相关法律。

2016 年 12 月 25 日第十二届全国人民代表大会常务委员会第二十五次会议通过《中华人民共和国中医药法》（以下简称《中医药法》），自 2017 年 7 月 1 日起施行。其中第三章专章规定了中药保护与发展的内容，包括中药材种植养殖、采集、贮存和初加工的技术规范、标准，加强对中药材生产流通全过程的质量监督管理，保障中药材质量安全；鼓励发展中药材规范化种植养殖，严格管理农药、肥料等农业投入品的使用；建立道地中药材评价体系，支持道地中药材品种选育，扶持道地中药材生产基地建设，加强道地中药材生产基地生态环境保护，鼓励采取地理标志产品保护等措施保护道地中药材；加强对中药材质量的监测，定期向社会公布监测结果；保护药用野生动植物资源，对药用野生动植物资源实行动态监测和定期普查；保护中药饮片传统炮制技术和工艺，支持应用传统工艺炮制中药饮片，鼓励运用现代科学技术开展中药饮片炮制技术研究；鼓励医疗机构根据本医疗机构临床用药需要配制和使用中药制剂，支持应用传统工艺配制中药制剂，支持以中药制剂为基础研制中药新药等方面。

2019 年 8 月 26 日第十三届全国人民代表大会常务委员会第十二次会议第二次修订《中华人民共和国药品管理法》，其中第四条规定，国家发展现代药和传统药，充分发挥其在预防、医疗和保健中的作用。国家保护野生药材资源和中药品种，鼓励培育道地中药材。

2019 年 12 月 28 日第十三届全国人民代表大会常务委员会第十五次会议通过《中华人民共和国基本医疗卫生与健康促进法》，规定国家大力发展中医药事业，坚持中西医并重、传承与创新相结合，发挥中医药在医疗卫生与健康事业中的独特作用；国家加强中药的保护与发展，充分体现中药的特色和优势，发挥其在预防、保健、医疗、康复中的作用。

此外，国家还颁布了一系列中药管理的行政法规、部门规章、地方性法规和规章，基本形成了中药管理专门法律体系。

PPT

## ◇ 第二节　中药注册管理

2020 年 9 月 27 日国家药品监督管理局发布《中药注册分类及申报资料要求》。为促进中医药传承创新发展，遵循中医药研究规律，加强中药新药研制与注册管理，2023 年 2 月 10 日国家药品监督管理局发布《中药注册管理专门规定》，自 2023 年 7 月 1 日施行。上述两个文件是针对中药注册管理的专门要求与规定。

### 一、中药注册基本原则

中药新药研制应当注重体现中医药原创思维及整体观，鼓励运用传统中药研究方法和现代科学技术研究、开发中药。中药新药研制应当坚持以临床价值为导向，重视临床获益与风险评估，发挥中医药防病治病的独特优势和作用，注重满足尚未满足的临床需求。

中药新药研制应当符合中医药理论，在中医药理论指导下合理组方，拟定功能、主治病证、适用人群、剂量、疗程、疗效特点和服药宜忌。鼓励在中医临床实践中观察疾病进展、证候转化、症状变化、药后反应等规律，为中药新药研制提供中医药理论的支持证据。

中药的疗效评价应当结合中医药临床治疗特点，确定与中药临床定位相适应、体现其作用特点和优势的疗效结局指标。对疾病痊愈或者延缓发展、病情或者症状改善、患者与疾病相关的机体功能或者生存质量改善、与化学药品等合用增效减毒或者减少毒副作用明显的化学药品使用剂量等情形的评价，均可用于中药的疗效评价。

鼓励将真实世界研究、新型生物标志物、替代终点决策、以患者为中心的药物研发、适应性设计、富集设计等用于中药疗效评价。

### 二、中药注册分类与上市审批

中药注册分为中药创新药、中药改良型新药、古代经典名方中药复方制剂、同名同方药等四类进行注册，前三类均属于中药新药注册。

（一）中药注册分类

**1. 中药创新药**　是指处方未在国家药品标准、药品注册标准及国家中医药主管部门发布的《古代经典名方目录》中收载，具有临床价值，且未在境内外上市的中药新处方制剂，主要包括以下制剂：

（1）中药复方制剂。多味饮片、提取物等在中医药理论指导下组方而成的制剂。

（2）从单一植物、动物、矿物等物质中提取得到的提取物及其制剂。

（3）新药材及其制剂。未被国家药品标准、药品注册标准以及省、自治区、直辖市药材标准收载的药材及其制剂，以及具有上述标准药材的原动、植物新的药用部位及其制剂。

**2. 中药改良型新药**　是指改变已上市中药的给药途径、剂型，且具有临床应用优势和特点，或增加功能主治等的制剂，主要包括以下制剂：

（1）改变给药途径。改变已上市中药给药途径的制剂，即不同给药途径或不同吸收部位之间相互改变的制剂。

（2）改变剂型不改变给药途径。改变已上市中药剂型的制剂，即在给药途径不变的情况下改变剂型的制剂。

（3）中药增加功能主治。

（4）已上市中药生产工艺或辅料等改变引起药用物质基础或药物吸收、利用明显改变的。

**3. 古代经典名方中药复方制剂** 是指符合《中华人民共和国中医药法》规定的，至今仍广泛应用、疗效确切、具有明显特色与优势的古代中医典籍所记载的方剂。主要包括以下制剂：

（1）按古代经典名方目录管理的中药复方制剂。

（2）其他来源于古代经典名方的中药复方制剂。包括未按古代经典名方目录管理的古代经典名方中药复方制剂和基于古代经典名方加减化裁的中药复方制剂。

古代经典名方中药复方制剂的药品批准文号具有专门格式：国药准字 C + 四位年号 + 四位顺序号。C 为"中国"与"经典"两个英文单词的首字母。设置专门格式有利于对此类产品实施更有针对性的全生命周期管理。

**4. 同名同方药** 是指通用名称、处方、剂型、功能主治、用法及日用饮片量与已上市中药相同，且在安全性、有效性、质量可控性方面不低于该已上市中药的制剂。

### （二）中药上市审批

**1. 简化注册** 对古代经典名方中药复方制剂的上市申请实施简化注册审批，具体要求按照相关规定执行。

**2. 优先审评审批** 对临床定位清晰且具有明显临床价值的以下情形中药新药等的注册申请实行优先审评审批：①用于重大疾病、新发突发传染病、罕见病防治；②临床急需而市场短缺；③儿童用药；④新发现的药材及其制剂，或者药材新的药用部位及其制剂；⑤药用物质基础清楚、作用机制基本明确。

**3. 附条件审批** 对治疗严重危及生命且尚无有效治疗手段的疾病以及国务院卫生健康或者中医药主管部门认定急需的中药，药物临床试验已有数据或者高质量中药人用经验证据显示疗效并能预测其临床价值的，可以附条件批准，并在药品注册证书中载明有关事项。

**4. 特别审批** 在突发公共卫生事件时，国务院卫生健康或者中医药主管部门认定急需的中药，可应用人用经验证据直接按照特别审批程序申请开展临床试验或者上市许可或者增加功能主治。

## 三、中药注册专门规定

### （一）中药创新药

中药创新药应当有充分的有效性、安全性证据，上市前原则上应当开展随机对照的临床试验。鼓励根据中医临床实践，探索采用基于临床治疗方案进行序贯联合用药的方式开展中药创新药临床试验及疗效评价。

**1. 功能主治表述** ①中药复方制剂主治为证候的中药复方制剂，功能主治应当以中医专业术语表述；②主治为病证结合的中药复方制剂，"证"是指中医的证候，其功能用中医专业术语表述、主治以现代医学疾病与中医证候相结合的方式表述；③主治为病的中药复方制剂所涉及的"病"是现代医学疾病，其功能用中医专业术语表述，主治以现代医学疾病表述。

**2. 剂型选择** 中药创新药应当根据处方药味组成、药味药性，借鉴用药经验，以满足临床需求为宗旨，在对药物生产工艺、理化性质、传统用药方式、生物学特性、剂型特点、临床用药的安全性、患者用药依从性等方面综合分析的基础上合理选择剂型和给药途径。能选择口服给药的不选择注射给药。

**3. 临床试验** 有下列情形之一，应当开展Ⅰ期临床试验：①处方含毒性药味；②除处方含确有习用历史且被省级中药饮片炮制规范收载的中药饮片外，处方含无国家药品标准且不具有药品注册标准的中药饮片、提取物；③非临床安全性试验结果出现明显毒性反应且提示对人体可能具有一定的安全风险；需获得人体药代数据以指导临床用药等的中药注册申请。

### （二）中药改良型新药

改良型新药的研发应当遵循必要性、科学性、合理性的原则，明确改良目的。应当在已上市药品的基础上，基于对被改良药品的客观、科学、全面的认识，针对被改良中药存在的缺陷或者在临床应用过程中新发现的治疗特点和潜力进行研究。研制开发儿童用改良型新药时，应当符合儿童生长发育特征及用药习惯。

**1. 改变已上市药品给药途径的注册申请** 应当说明改变给药途径的合理性和必要性，开展相应的非临床研究，并围绕改良目的开展临床试验，证明改变给药途径的临床应用优势和特点。

**2. 改变已上市中药剂型的注册申请** 应当结合临床治疗需求、药物理化性质及生物学性质等提供充分依据说明其科学合理性。申请人应当根据新剂型的具体情形开展相应的药学研究，必要时开展非临床有效性、安全性研究和临床试验。

**3. 中药增加功能主治** 应当提供非临床有效性研究资料，循序开展Ⅱ期临床试验及Ⅲ期临床试验。

### （三）古代经典名方中药复方制剂

古代经典名方中药复方制剂处方中不含配伍禁忌或者药品标准中标有剧毒、大毒及经现代毒理学证明有毒性的药味，均应当采用传统工艺制备，采用传统给药途径，功能主治以中医术语表述。该类中药复方制剂的研制不需要开展非临床有效性研究和临床试验。药品批准文号给予专门格式。

**1. 专家审评** 古代经典名方中药复方制剂采用以专家意见为主的审评模式。由国医大师、院士、全国名中医为主的古代经典名方中药复方制剂专家审评委员会对该类制剂进行技术审评，并出具是否同意上市的技术审评意见。

**2. 药学研究和非临床安全性研究** 处方组成、药材基原、药用部位、炮制规格、折算剂量、用法用量、功能主治等内容原则上应当与国家发布的古代经典名方关键信息一致。

**3. 上市后考察** 持有人应当开展药品上市后临床研究，不断充实完善临床有效性、安全性证据。持有人应当持续收集不良反应信息，及时修改完善说明书，对临床使用过程中发现的非预期不良反应及时开展非临床安全性研究。

### （四）同名同方药

同名同方药的研制应当避免低水平重复。申请人应当对用于对照且与研制药物同名同方的已上市中药（以下简称"对照同名同方药"）的临床价值进行评估。申请注册的同名同方药的安全性、有效性及质量可控性应当不低于对照同名同方药。

**1. 同名同方药研制** 应当与对照同名同方药在中药材、中药饮片、中间体、制剂等全过程质量控制方面进行比较研究。申请人根据对照同名同方药的有效性、安全性证据，以及同名同方药与对照同名同方药的工艺、辅料等比较结果，评估是否开展非临床安全性研究及临床试验。

**2. 临床价值评估结果对照** 对照同名同方药应当具有有效性、安全性方面充分的证据，按照药品注册管理要求开展临床试验后批准上市的中药、现行版《中国药典》收载的已上市中药以及获得过中药保护品种证书的已上市中药，一般可视作具有充分的有效性、安全性证据。

**3. 临床试验比较** 申请注册的同名同方药与对照同名同方药需要通过临床试验进行比较的，至少需进行Ⅲ期临床试验。提取的单一成份中药可通过生物等效性试验证明其与对照同名同方药的一致性。

**4. 豁免非临床和临床试验** 对照同名同方药有充分的有效性和安全性证据，同名同方药的工艺、辅料与对照同名同方药相同的，或者同名同方药的工艺、辅料变化经研究评估不引起药用物质基础或者药物吸收、利用明显改变的，一般无需开展非临床安全性研究和临床试验。

## 四、上市后变更和注册标准

已上市中药的变更应当遵循中药自身特点和规律，符合必要性、科学性、合理性的有关要求。持有人应当履行变更研究及其评估、变更管理的主体责任，全面评估、验证变更事项对药品安全性、有效性和质量可控性的影响。根据研究、评估和相关验证结果，确定已上市中药的变更管理类别，变更的实施应当按照规定经批准、备案后进行或者报告。

### （一）上市后变更

**1. 生产工艺及辅料变更**　生产工艺及辅料等的变更不应当引起药用物质或者药物吸收、利用的明显改变。生产设备的选择应当符合生产工艺及品质保障的要求。

**2. 用法用量或者增加适用人群范围变更**　①变更用法用量或者增加适用人群范围但不改变给药途径的，应当提供支持该项改变的非临床安全性研究资料，必要时应当进行临床试验。除符合《中药注册管理专门规定》第六十四条规定之情形外，变更用法用量或者增加适用人群范围需开展临床试验的，应当循序开展Ⅱ期临床试验和Ⅲ期临床试验。②已上市中药申请变更用法用量或者增加适用人群范围，功能主治不变且不改变给药途径，人用经验证据支持变更后的新用法用量或者新适用人群的用法用量的，可不开展Ⅱ期临床试验，仅开展Ⅲ期临床试验。

**3. 替代或减去毒性、濒危药味变更**　替代或者减去国家药品标准处方中的毒性药味或者处于濒危状态的药味应当基于处方中药味组成及其功效，按照相关技术要求开展与原药品进行药学、非临床有效性和（或）者非临床安全性的对比研究。替代或者减去处方中已明确毒性药味的，可与安慰剂对照开展Ⅲ期临床试验。替代或者减去处方中处于濒危状态药味的，至少开展Ⅲ期临床试验的比较研究。必要时，需同时变更药品通用名称。

### （二）中药注册标准

**1. 注册标准含量测定**　支持运用新技术、新方法探索建立用于中药复方新药的中间体、制剂质量控制的指纹图谱或者特征图谱、生物效应检测等。中药注册标准中的含量测定等检测项目应当有合理的范围。

**2. 完善质量标准数据**　根据产品特点及实际情况，持有人应当制定不低于中药注册标准的企业内控标准，并通过不断修订和完善其检验项目、方法、限度范围等，提高中药制剂质量。药品上市后，应当积累生产数据，结合科学技术的发展，持续修订完善包括中药材、中药饮片、中间体和制剂等在内的完整的质量标准体系，以保证中药制剂质量稳定可控。

## 五、中药注册管理其他规定

### （一）天然药物注册

天然药物的药学质量控制可参照中药注册管理规定执行。天然药物创新药在治疗作用确证阶段，应当至少采用一个Ⅲ期临床试验的数据说明其有效性。其余均应当符合天然药物新药研究的有关要求。

### （二）中药、天然药物注射剂

中药、天然药物注射剂的研制应当符合注射剂研究的通用技术要求。应当根据现有治疗手段的可及性，通过充分的非临床研究说明给药途径选择的必要性和合理性。药物活性成份及作用机制应当明确，并应当开展全面的非临床有效性、安全性研究，循序开展Ⅰ期临床试验、Ⅱ期临床试验和Ⅲ期临床试验。

中药、天然药物注射剂上市后，持有人应当开展药品上市后临床研究，不断充实完善临床有效性、安全性证据，应当持续收集不良反应信息，及时修改完善说明书，对临床使用过程中发现的非预期不良反应及时开展非临床安全性研究。持有人应当加强质量控制。

#### （三）毒性药味

中药处方中含毒性药味，或者含有其他已经现代毒理学证明具有毒性、易导致严重不良反应的中药饮片的，应当在该中药说明书【成份】项下标明处方中所含的毒性中药饮片名称，并在警示语中标明制剂中含有该中药饮片。

#### （四）中药注册申报资料要求

申请人需要基于不同注册分类、不同申报阶段以及中药注册受理审查指南的要求提供相应资料。申报资料应按照项目编号提供，对应项目无相关信息或研究资料，项目编号和名称也应保留，可在项下注明"无相关研究内容"或"不适用"。如果申请人要求减免资料，应当充分说明理由。申报资料的撰写还应参考相关法规、技术要求及技术指导原则的相关规定。境外生产药品提供的境外药品管理机构证明文件及全部技术资料应当是中文翻译文本并附原文。

天然药物制剂申报资料项目按照本文件要求，技术要求按照天然药物研究技术要求。天然药物的用途以适应症表述。境外已上市境内未上市的中药、天然药物制剂参照中药创新药提供相关研究资料。

#### （五）中药说明书

中药处方中含毒性药味，或者含有其他已经现代毒理学证明具有毒性、易导致严重不良反应的中药饮片的，应当在该中药说明书【成份】项下标明处方中所含的毒性中药饮片名称，并在警示语中标明制剂中含有该中药饮片。

涉及辨证使用的中药新药说明书的【注意事项】应当包含，但不限于以下内容：①因中医的证、病机、体质等因素需要慎用的情形，以及饮食、配伍等方面与药物有关的注意事项；②如有药后调护，应当予以明确。

持有人应当加强对药品全生命周期的管理，加强对安全性风险的监测、评价和分析，应当参照相关技术指导原则及时对中药说明书【禁忌】、【不良反应】、【注意事项】进行完善。中药说明书【禁忌】、【不良反应】、【注意事项】中任何一项在本规定施行之日起满 3 年后申请药品再注册时仍为"尚不明确"的，依法不予再注册。

古代经典名方中药复方制剂说明书中应当列明【处方来源】、【功能主治的理论依据】等项。

## ≫ 第三节　中药材管理

PPT

《中医药法》规定，国家保护药用野生动植物资源，对药用野生动植物资源实行动态监测和定期普查，建立药用野生动植物资源种质基因库，鼓励发展人工种植养殖，支持依法开展珍贵、濒危药用野生动植物的保护、繁育及其相关研究。

国务院药品监督管理部门组织并加强对中药材质量的监测，定期向社会公布监测结果。国务院有关部门应当协助做好中药材质量监测有关工作。

### 一、野生药材资源保护

中国自 1981 年加入《濒危野生动植物种国际贸易公约》，在履行公约义务、加强野生动植物资源保护管理等方面作出了积极努力，受到了国际社会好评。1987 年 10 月 30 日，国务院发布《野生药材资源保护管理条例》，对野生药材资源保护问题作出了具体规定，这是我国关于中药资源问题的第一部行政法规。2006 年 4 月 29 日，国务院发布《濒危野生动植物进出口管理条例》，并于 2018 年 3 月、2019 年 3 月进行了两次修订。

### （一）野生药材资源保护的目的及其原则

**1. 目的**  为了保护和合理利用野生药材资源，适应公众医疗保健事业的需要，国务院制定了《野生药材资源保护管理条例》，1987 年 12 月 1 日起施行。

**2. 适用范围**  在我国境内采猎、经营野生药材的任何单位或个人，除国家另有规定外，都必须遵守本条例。

**3. 原则**  国家对野生药材资源实行保护、采猎相结合的原则，并创造条件开展人工种养。

### （二）国家重点保护的野生药材物种分级及名录

国家全面禁止犀角、虎骨等珍稀濒危动物入药使用，限制天然麝香、天然牛黄、赛加羚羊角、穿山甲片和稀有蛇类原材料等珍稀中药资源的使用范围，开展珍稀濒危中药资源的替代品研究。

**1. 国家重点保护的野生药材物种的分级**  国家重点保护的野生药材物种分为三级管理。

一级：濒临灭绝状态的稀有珍贵野生药材物种。

二级：分布区域缩小，资源处于衰竭状态的重要野生药材物种。

三级：资源严重减少的主要常用野生药材物种。

**2. 国家重点保护的野生药材名录**  现行《国家重点保护野生药材物种名录》共收载野生药材物种 74 种，包含中药材 41 种。其中一级保护的野生药材物种 3 种、中药材 3 种；二级保护野生药材物种 26 种、中药材 16 种；三级保护野生药材物种 45 种、中药材 22 种。

（1）一级保护药材  羚羊角、鹿茸（梅花鹿）、穿山甲。

（2）二级保护药材  鹿茸（马鹿）、麝香（3 个品种）、熊胆（2 个品种）、蟾酥（2 个品种）、蛤蟆油、金钱白花蛇、乌梢蛇、蕲蛇、蛤蚧、甘草（3 个品种）、黄连（3 个品种）、人参、杜仲、厚朴（2 个品种）、黄柏（2 个品种）、血竭。

（3）三级保护药材  川贝母（4 个品种）、伊贝母（2 个品种）、刺五加、黄芩、天冬、猪苓、龙胆（4 个品种）、防风、远志（2 个品种）、胡黄连、肉苁蓉、秦艽（4 个品种）、细辛（3 个品种）、紫草（2 个品种）、五味子（2 个品种）、蔓荆子（2 个品种）、诃子（2 个品种）、山茱萸、石斛（5 个品种）、阿魏（2 个品种）、连翘、羌活（2 个品种）。

### （三）野生药材资源保护管理

**1. 对一级保护野生药材物种的管理**  禁止采猎一级保护野生药材物种。一级保护野生药材物种属于自然淘汰的，其药用部分由各级药材公司负责经营管理，但不得出口。根据国家规定，自 2006 年 1 月 1 日起我国已全面禁止从野外猎捕豹类和收购豹骨。对非内服中成药处方中含豹骨的品种，一律除去豹骨，不用代用品。

**2. 对二、三级保护野生药材物种的管理**  采猎、收购二、三级保护野生药材物种必须按照批准的计划执行。采猎者必须持有采药证，需要进行采伐或狩猎的，必须申请采伐证或狩猎证。不得在禁止采猎区、禁止采猎期采猎二、三级保护野生药材物种，不得使用禁用工具进行采猎。二、三级保护野生药材物种属于国家计划管理的品种，由中国药材公司统一经营管理，其余品种由产地县药材公司或其委托单位按照计划收购。二、三级保护野生药材物种的药用部分，除国家另有规定外，实行限量出口。

### （四）罚则

违反采猎、收购、保护野生药材物种规定的单位或个人，由当地县以上药品监督管理部门会同同级有关部门没收其非法采猎的野生药材及使用工具，并处以罚款。

违反规定，未经野生药材资源保护管理部门批准进入野生药材资源保护区从事科研、教学、旅游等活动的，当地县以上药品监督管理部门和自然保护区主管部门有权制止，造成损失的，必须承担赔偿责任。

违反保护野生药材物种收购、经营、出口管理的，由工商行政管理部门或有关部门没收其野生药材和全部违法所得，并处以罚款。

保护野生药材资源管理部门工作人员徇私舞弊的，由所在单位或上级管理部门给予行政处分；造成野生药材资源损失的，必须承担赔偿责任。破坏野生药材资源情节严重，构成犯罪的，由司法机关依法追究刑事责任。

## 二、中药材种植、采收和使用规定

国家鼓励发展中药材规范化种植养殖，严格管理农药、肥料等农业投入品的使用，禁止在中药材种植过程中使用剧毒、高毒农药，支持中药材良种繁育，提高中药材质量。

**1. 中药材种植、养殖管理** 国家建立道地中药材评价体系，支持道地中药材品种选育，扶持道地中药材生产基地建设，加强道地中药材生产基地生态环境保护，鼓励采取地理标志产品保护等措施保护道地中药材。

2018 年 12 月为推进道地药材基地建设，加快发展现代中药产业，促进特色农业发展和农民持续增收，助力乡村振兴战略实施，农业农村部会同国家药品监督管理局、国家中医药管理局编制了《全国道地药材生产基地建设规划（2018—2025 年）》，提出 2018～2025 年，每年在全国建立道地药材生产基地300 万亩以上，到 2025 年，全国建成道地药材生产基地总面积 2500 多万亩。

**2. 中药材采收与产地加工** 涉及特殊加工要求的中药材，如切制、去皮、去心、发汗、蒸、煮等，应根据传统加工方法。禁止使用有毒、有害物质用于防霉、防腐、防蛀；禁止染色增重、漂白、掺杂使假等。2021 年 7 月，国家药品监督管理局发布《关于中药饮片生产企业采购产地加工（趁鲜切制）中药材有关问题的复函》，对产地加工（趁鲜切制）中药材作出规定。

（1）产地加工属于中药材来源范畴，趁鲜切制是产地加工的方式之一，是按照传统加工方法将采收的新鲜中药材切制成片、块、段、瓣等，虽改变了中药材形态，但未改变中药材性质，且减少了中药材经干燥、浸润、切制、再干燥的加工环节，一定程度上有利于保障中药材质量。中药饮片生产企业可以采购具备健全质量管理体系的产地加工企业生产的产地趁鲜切制中药材用于中药饮片生产。

（2）采购鲜切药材的中药饮片生产企业，应当将质量管理体系延伸到该药材的种植、采收、加工等环节，应当与产地加工企业签订购买合同和质量协议并妥善保存，应当严格审核产地加工企业的质量管理体系，至少应包括以下内容：①产地加工企业应当具备与其加工规模相适应的专业技术人员及加工、干燥、包装、仓储等设施设备，并具备配合中药饮片生产企业落实药品质量管理要求的能力。②鲜切药材应当是列入所在地省级药品监管部门公布的鲜切药材目录品种，其基原和质量（形态除外）应当符合《中国药典》等国家药品标准或者省（自治区、直辖市）中药饮片炮制规范中的相应规定，种植、采收、加工等应当符合《中药材生产质量管理规范》要求。③产地加工企业应当根据所在地省级药品监管部门公布的趁鲜切制加工指导原则，结合鲜切药材特点和实际，制定具体品种切制加工标准和规程。鲜切药材的切制加工应当参照《药品生产质量管理规范》及其中药饮片附录（中药饮片 GMP）相关规定实施，应当有完整准确的批生产记录，且切制加工规程应当有传统经验或者研究验证数据支持。④鲜切药材应当有规范的包装和标签，并附质量合格标识。其直接接触药材的包装材料应当符合药用要求，标签内容应当包括：品名、规格、数量、产地、采收日期、生产批号、贮藏、保质期、企业名称等。⑤产地加工企业应当建立完整的中药材质量追溯体系，能够保证中药材种植、采收、加工、干燥、包装、仓储及销售等全过程可追溯。

3. 自种、自采、自用中药材 《中医药法》规定，在村医疗机构执业的中医医师、具备中药材知识和识别能力的乡村医生，按照国家有关规定可以自种、自采地产中药材并在其执业活动中使用。为规范其服务行为，切实减轻农民医药负担，保障农民用药安全有效，加强乡村中医药技术人员自种自采自用中草药的管理，2006 年 7 月，卫生部、国家中医药管理局发布《关于加强乡村中医药技术人员自种自采自用中草药管理的通知》。

（1）乡村中医药技术人员不得自种自采自用的中草药 国家规定需特殊管理的医疗用毒性中草药；国家规定需特殊管理的麻醉药品原植物；国家规定需特殊管理的濒稀野生植物药材。

（2）对自种、自采、自用乡村中医技术人员的要求 经注册在村医疗机构执业的中医类别执业（助理）医师以及以中医药知识和技能为主的乡村医生；熟悉中草药知识和栽培技术、具有中草药辨识能力；熟练掌握中医基本理论、技能和自种自采中草药的性味功用、临床疗效、用法用量、配伍禁忌、毒副反应、注意事项等。

根据当地实际工作需要，乡村中医药技术人员自种自采自用的中草药，只限于其所在的村医疗机构内使用，不得上市流通，不得加工成中药制剂。自种自采自用的中草药应当保证药材质量，不得使用变质、被污染等影响人体安全、药效的药材。对有毒副反应的中草药，乡村中医药技术人员应严格掌握其用法用量，并熟悉其中毒的预防和救治。发现可能与用药有关的毒副反应，应按规定及时向当地主管部门报告。

## 三、中药材生产质量管理规范

2022 年 3 月，国家药品监督管理局、国家农业农村部、国家林业和草原局、国家中医药管理局联合发布《中药材生产质量管理规范》。《中药材生产质量管理规范》（Good Agriculture Practice，GAP）是中药材规范化生产和质量管理的基本要求，适用于中药材生产企业采用种植（含生态种植、野生抚育和仿野生栽培）、养殖方式规范生产中药材的全过程管理，野生中药材的采收加工可参考该规范。GAP 适用于中药材生产的全过程，即从种子种苗等繁殖材料经过不同阶段的生长发育到形成商品中药材的过程，包括产地生态环境、种质和繁殖材料的选定与繁育（产前）、栽培和养殖管理（产中）、采收、初加工、包装、运输及贮藏（产后）等环节的质量监督与管理；人员培训与文件档案等方面。

### （一）质量管理

企业应当根据中药材生产特点，明确影响中药材质量的关键环节，开展质量风险评估，制定有效的生产管理与质量控制、预防措施。企业应当按照本规范要求，结合生产实践和科学研究情况，制定主要环节的生产技术规程，主要包括：①生产基地选址；②种子种苗或其他繁殖材料要求；③种植（含生态种植、野生抚育和仿野生栽培）、养殖；④采收与产地加工；⑤包装、放行与储运等。

### （二）机构与人员

企业应当建立相应的生产和质量管理部门，并配备能够行使质量保证和控制职能的条件。

企业负责人对中药材质量负责；企业应当配备足够数量并具有和岗位职责相对应资质的生产和质量管理人员；生产、质量的管理负责人应当有中药学、药学或者农学等相关专业大专及以上学历并有中药材生产、质量管理 3 年以上实践经验，或者有中药材生产、质量管理 5 年以上的实践经验，且均须经过本规范的培训。

生产管理负责人负责种子种苗或其他繁殖材料繁育、田间管理或者药用动物饲养、农业投入品使用、采收与加工、包装与贮存等生产活动；质量管理负责人负责质量标准与技术规程制定及监督执行、检验和产品放行。

### （三）设施、设备与工具

企业应当建设必要的设施，包括种植或者养殖设施、产地加工设施、中药材贮存仓库、包装设施等。生产设备、工具的选用与配置应当符合预定用途，便于操作、清洁、维护，并符合要求：①肥料、农药施用的设备、工具使用前应仔细检查，使用后及时清洁；②采收和清洁、干燥及特殊加工等设备不得对中药材质量产生不利影响；③大型生产设备应当有明显的状态标识，应当建立维护保养制度。

### （四）基地选址

中药材生产基地一般应当选址于道地产区，在非道地产区选址，应当提供充分文献或者科学数据证明其适宜性。生产基地周围应当无污染源；生产基地环境应当持续符合国家标准：①空气符合国家《环境空气质量标准》二类区要求；②土壤符合国家《土壤环境质量农用地污染风险管控标准（试行）》的要求；③灌溉水符合国家《农田灌溉水质标准》，产地加工用水和药用动物饮用水符合国家《生活饮用水卫生标准》。

产地地址应当明确至乡级行政区划；每一个种植地块或者养殖场所应当有明确记载和边界定位。种植地块或者养殖场所可在生产基地选址范围内更换、扩大或者缩小规模。

### （五）种子种苗或其他繁殖材料

鼓励企业开展中药材优良品种选育，但应当符合规定：①禁用人工干预产生的多倍体或者单倍体品种、种间杂交品种和转基因品种；②如需使用非传统习惯使用的种间嫁接材料、诱变品种（包括物理、化学、太空诱变等）和其他生物技术选育品种等，企业应当提供充分的风险评估和实验数据证明新品种安全、有效和质量可控。

企业在一个中药材生产基地应当只使用一种经鉴定符合要求的物种，防止与其他种质混杂；鼓励企业提纯复壮种质，优先采用经国家有关部门鉴定，性状整齐、稳定、优良的选育新品种。

### （六）种植与养殖

**1. 中药材种植** 企业应当根据药用植物生长发育习性和对环境条件的要求等制定种植技术规程，主要包括以下几方面。①种植制度要求：前茬、间套种、轮作等；②基础设施建设与维护要求：维护结构、灌排水设施、遮阴设施等；③土地整理要求：土地平整、耕地、做畦等；④繁殖方法要求：繁殖方式、种子种苗处理、育苗定植等；⑤田间管理要求：间苗、中耕除草、灌排水等；⑥病虫草害等的防治要求：针对主要病虫草害等的种类、危害规律等采取的防治方法；⑦肥料、农药使用要求。

企业应当根据种植中药材营养需求特性和土壤肥力，科学制定肥料使用技术规程：①合理确定肥料品种、用量、施肥时期和施用方法，避免过量施用化肥造成土壤退化；②以有机肥为主，化学肥料有限度使用，鼓励使用经国家批准的微生物肥料及中药材专用肥；③自积自用的有机肥须经充分腐熟达到无害化标准，避免掺入杂草、有害物质等；④禁止直接施用城市生活垃圾、工业垃圾、医院垃圾和人粪便。

企业应当根据种植的中药材实际情况，结合基地的管理模式，明确农药使用要求：①农药使用应当符合国家有关规定；优先选用高效、低毒生物农药；尽量减少或避免使用除草剂、杀虫剂和杀菌剂等化学农药。②使用农药品种的剂量、次数、时间等，使用安全间隔期，使用防护措施等，尽可能使用最低剂量、降低使用次数。③禁止使用国务院农业农村行政主管部门禁止使用的剧毒、高毒、高残留农药，以及限制在中药材上使用的其他农药。④禁止使用壮根灵、膨大素等生长调节剂调节中药材收获器官生长。

企业应当按照制定的技术规程有序开展中药材种植，根据气候变化、药用植物生长、病虫草害等情况，及时采取措施。企业应当按技术规程管理野生抚育和仿野生栽培中药材，坚持"保护优先、遵循自然"原则，有计划地做好投入品管控、过程管控和产地环境管控，避免对周边野生植物造成不利影响。

**2. 药用动物养殖**　企业应当根据药用动物生长发育习性和对环境条件的要求等制定养殖技术规程，主要包括：①种群管理要求，含种群结构、谱系、种源、周转等；②养殖场地设施要求，含养殖功能区划分，饲料、饮用水设施，防疫设施，其他安全防护设施等；③繁育方法要求，含选种、配种等；④饲养管理要求，含饲料、饲喂、饮水、安全和卫生管理等；⑤疾病防控要求，含主要疾病预防、诊断、治疗等；⑥药物使用技术规程；⑦药用动物属于陆生野生动物管理范畴的，还应当遵守国家人工繁育陆生野生动物的相关标准和规范。

药用动物疾病防治应当以预防为主、治疗为辅，科学使用兽药及生物制品；应当制定各种突发性疫病发生的防治预案。按国家相关规定、标准和规范制定预防和治疗药物的使用技术规程，主要内容包括：①遵守国务院畜牧兽医行政管理部门制定的兽药安全使用规定；②禁止使用国务院畜牧兽医行政管理部门规定禁止使用的药品和其他化合物；③禁止在饲料和药用动物饮用水中添加激素类药品和国务院畜牧兽医行政管理部门规定的其他禁用药品；④经批准可以在饲料中添加的兽药，严格按照兽药使用规定及法定兽药质量标准、标签和说明书使用，兽用处方药必须凭执业兽医处方购买使用；⑤禁止将原料药直接添加到饲料及药用动物饮用水中或者直接饲喂药用动物；⑥禁止将人用药品用于药用动物；⑦禁止滥用兽用抗菌药。

企业应当按照制定的技术规程，根据药用动物生长、疾病发生等情况，及时实施养殖措施。

### （七）采收与产地加工

企业应当制定种植、养殖、野生抚育或仿野生栽培中药材的采收与产地加工技术规程，明确采收的部位、采收过程中需除去的部分、采收规格等质量要求。

**1. 采收管理**　应当采用适宜方法保存鲜用药材，如冷藏、砂藏、罐贮、生物保鲜等，并明确保存条件和保存时限；原则上不使用保鲜剂和防腐剂，如必须使用应当符合国家相关规定。禁止使用有毒、有害物质用于防霉、防腐、防蛀；禁止染色增重、漂白、掺杂使假等。毒性、易制毒、按麻醉药品管理中药材的采收和产地加工，应当符合国家有关规定。

根据中药材生长情况、采收时气候情况等，按照技术规程要求，在规定期限内，适时、及时完成采收。不清洗直接干燥使用的中药材，采收过程中应当保证清洁，不受外源物质的污染或者破坏。

**2. 产地加工管理**　应当按照统一的产地加工技术规程开展产地加工管理，保证加工过程方法的一致性，避免品质下降或者外源污染；避免造成生态环境污染。清洗用水应当符合要求，及时、迅速完成中药材清洗，防止长时间浸泡。应当及时清洁加工场地、容器、设备；保证清洗、晾晒和干燥环境、场地、设施和工具不对药材产生污染；注意防冻、防雨、防潮、防鼠、防虫及防禽畜。

应当及时进行中药材晾晒，防止晾晒过程雨水、动物等对中药材的污染，控制环境尘土等污染；应当阴干药材不得暴晒。采用设施、设备干燥中药材，应当控制好干燥温度、湿度和干燥时间。

### （八）包装、放行与储运

企业应当制定包装、放行和储运技术规程。

**1. 包装管理**　包装材料应当符合国家相关标准和药材特点，能够保持中药材质量；禁止采用肥料、农药等包装袋包装药材；毒性、易制毒、按麻醉药品管理中药材应当使用有专门标记的特殊包装；鼓励使用绿色循环可追溯周转筐。明确贮存的避光、遮光、通风、防潮、防虫、防鼠等养护管理措施；使用的熏蒸剂不能带来质量和安全风险，不得使用国家禁用的高毒性熏蒸剂；禁止贮存过程使用硫黄熏蒸。包装袋应当有清晰标签，不易脱落或者损坏；标示内容包括品名、基原、批号、规格、产地、数量或重量、采收日期、包装日期、保质期、追溯标志、企业名称等信息。

**2. 放行与储运管理** 应当执行中药材放行制度，对每批药材进行质量评价，审核生产、检验等相关记录；由质量管理负责人签名批准放行，确保每批中药材生产、检验符合标准和技术规程要求；不合格药材应当单独处理，并有记录。应当分区存放中药材，不同品种、不同批中药材不得混乱交叉存放；保证贮存所需要的条件，如洁净度、温度、湿度、光照和通风等。应当有产品发运的记录，可追查每批产品销售情况；防止发运过程中的破损、混淆和差错等。

### （九）文件

企业应当建立文件管理系统，全过程关键环节记录完整。文件包括管理制度、标准、技术规程、记录、标准操作规程等。

企业应当根据影响中药材质量的关键环节，结合管理实际，明确生产记录要求。记录应当简单易行、清晰明了；不得撕毁和任意涂改；记录更改应当签注姓名和日期，并保证原信息清晰可辨；记录重新誊写当符合相关规定；记录保存至该批中药材销售后至少3年以上。

### （十）质量检验

企业应当制定质量检验规程，对自己繁育并在生产基地使用的种子种苗或其他繁殖材料、生产的中药材实行按批检验。购买的种子种苗、农药、商品肥料、兽药或生物制品、饲料和饲料添加剂等，企业可不检测，但应当向供应商索取合格证或质量检验报告。

用于检验用的中药材、种子种苗或其他繁殖材料，应当按批取样和留样：①保证取样和留样的代表性；②中药材留样包装和存放环境应当与中药材贮存条件一致，并保存至该批中药材保质期届满后3年；③中药材种子留样环境应当能够保持其活力，保存至生产基地中药材收获后3年，种苗或药用动物繁殖材料依实际情况确定留样时间；④检验记录应当保留至该批中药材保质期届满后3年。

## 四、中药材经营管理

### （一）中药材流通监督管理

《药品管理法》对中药材流通进行了概括性规定。主要内容有：

（1）城乡集市贸易市场可以出售中药材，国务院另有规定的除外。城乡集市贸易市场不得出售中药材以外的药品，但持有药品经营许可证的药品零售企业在规定的范围内可以在城乡集市贸易市场设点出售中药材以外的药品。

（2）新发现和从国外引种的药材须经国务院药品监督管理部门审核批准后，方可销售。

（3）药品经营企业销售中药材，必须标明产地。

（4）必须从具有药品生产、经营资格的企业购进药品，但是，购进没有实施批准文号管理的中药材除外。

### （二）中药材专业市场监督管理

**1. 进入中药材专业市场经营的中药材企业和个体工商户应具备的条件**

（1）具有与所经营的中药材规模相适应的药学技术人员，或有经县级以上药品监督管理管理部门认定的，熟悉并能鉴别所经营中药材药性的人员，了解国家有关法规、中药材商品规格标准和质量标准。

（2）必须依照法定程序取得药品经营许可证和营业执照。

（3）申请在中药材专业市场租用摊位从事自产中药材业务的经营者，必须经所在中药材专业市场管理机构审查批准。

（4）在中药材专业市场从事中药材批发和零售业务的企业和个体工商户，必须遵纪守法，明码标价，照章纳税。个体工商户不得从事药品批发业务。

**2. 中药材专业市场应严禁下列药品交易** ①需要经过加工炮制的中药饮片，中成药；②化学原料药及其制剂、抗生素、生化物品、放射性药品、血清、疫苗、血液制品、诊断用药和有关医疗器械；③罂粟壳，27 种毒性中药材品种；④国家重点保护的 42 种野生动植物药材品种（家种、家养除外）；⑤国家法律、法规明令禁止上市的其他药品。

**3. 严禁开办或变相开办各种形式的药品集贸市场** 2013 年 10 月，国家食品药品监督管理总局、工业业和信息化部等部门联合发布《食品药品监管总局等部门关于进一步加强中药材管理的通知》强调，加强中药材专业市场管理，除现有 17 个中药材专业市场外，各地一律不得开办新的中药材专业市场。

>>> **知识链接** o - - - - - - - - - - - - - - - - - - - - - - - - - - - - - - - - - - - - - - - - - - - - - - - - - - - -

### 十七个中药材专业市场

经审批通过而开设的中药材市场共 17 家：①安徽亳州中药材市场；②河北安国中药材市场；③河南禹州中药材市场；④江西樟树中药材市场；⑤重庆解放路中药材市场；⑥山东鄄城县舜王城药材市场；⑦广州清平中药材市场；⑧甘肃陇西中药材市场；⑨广西玉林中药材市场；⑩湖北省蕲州中药材专业市场；⑪湖南岳阳花板桥中药材市场；⑫湖南省邵东县药材专业市场；⑬广东省普宁中药材专业市场；⑭昆明菊花园中药材专业市场；⑮成都市荷花池药材专业市场；⑯西安万寿路中药材专业市场；⑰兰州市黄河中药材专业市场。

其中安徽亳州中药材市场、河北安国中药材市场、河南禹州中药材市场、江西樟树中药材市场这 4 家，都有着悠久的历史，被称为"四大药都"。

- - - - - - - - - - - - - - - - - - - - - - - - - - - - - - - - - - - - - - - - - - - - - - - - - - - - - - - - •

### （三）中药材进出口规定

为加强进口药材监督管理，保证进口药材质量，2019 年 5 月 24 日国家市场监督管理总局发布修订后的《进口药材管理办法》，自 2020 年 1 月 1 日起施行。该办法共 7 章 35 条，对进口药材申请、审批、备案、口岸检验以及监督管理进行了规定。

**1. 管理部门** 国家药品监督管理局主管全国进口药材监督管理工作。国家药品监督管理局委托省级药品监督管理部门实施首次进口药材审批，并对委托实施首次进口药材审批的行为进行监督指导。省级药品监督管理部门依法对进口药材进行监督管理，并在委托范围内以国家药品监督管理局的名义实施首次进口药材审批。

**2. 首次进口药材和非首次进口药材** 首次进口药材，是指非同一国家（地区）、非同一申请人、非同一药材基原的进口药材，应当按照规定取得进口药材批件后，向口岸药品监督管理部门办理备案；非首次进口药材，应当按照规定直接向口岸药品监督管理部门办理备案，非首次进口药材实行目录管理，尚未列入目录，但申请人、药材基原以及国家（地区）均未发生变更的按照非首次进口药材管理。

**3. 药材进口标准** 进口的药材应当符合国家药品标准。现行版《中国药典》未收载的品种，应当执行进口药材标准；现行版《中国药典》、进口药材标准均未收载的品种，应当执行其他的国家药品标准。少数民族地区进口当地习用的少数民族药药材，尚无国家药品标准的，应当符合相应的省、自治区药材标准。

**4. 首次进口药材申请与审批** 首次进口药材，申请人应当通过国家药品监督管理局的信息系统（以下简称"信息系统"）填写进口药材申请表，并向所在地省级药品监督管理部门报送规定的资料。省级药品监督管理部门受理或者不予受理首次进口药材申请，应当出具受理或者不予受理通知书，对符合要求的，发给一次性进口药材批件。

进口药材批件编号格式：（省、自治区、直辖市简称）药材进字 + 4 位年号 + 4 位顺序号。

**5. 进口药材批准事项变更**　变更进口药材批件批准事项的，申请人应当通过信息系统填写进口药材补充申请表，向原发出批件的省级药品监督管理部门提出补充申请。并报送资料：①进口药材补充申请表；②进口药材批件原件；③与变更事项有关的材料。

**6. 进口药材备案**　药材应当从国务院批准的允许药品进口的口岸或者允许药材进口的边境口岸进口。允许药品进口的口岸或者允许药材进口的边境口岸所在地的口岸药品监督管理部门负责进口药材的备案，组织口岸检验并进行监督管理。

首次进口药材申请人应当在取得进口药材批件后 1 年内，从进口药材批件注明的到货口岸组织药材进口；进口单位应当向口岸药品监督管理部门备案，通过信息系统填报进口药材报验单；进口药材涉及《濒危野生动植物种国际贸易公约》限制进出口的濒危野生动植物的，还应当提供国家濒危物种进出口管理机构核发的允许进出口证明书复印件。

办理非首次进口药材备案的，还应当报送进口单位的药品生产许可证或者药品经营许可证复印件、出口商主体登记证明文件复印件、购货合同及其公证文书复印件。进口单位为中成药上市许可持有人的，应当提供相关药品批准证明文件复印件。

口岸药品监督管理部门应当对备案资料的完整性、规范性进行形式审查，符合要求的，发给进口药品通关单，同时向口岸药品检验机构发出进口药材口岸检验通知书，并附备案资料一份。药材经检验合格后，进口单位持进口药品通关单向海关办理报关验放手续。

**7. 口岸检验**　口岸药品检验机构收到进口药材口岸检验通知书后，按时到规定的存货地点进行现场抽样。现场抽样时，进口单位应当出示产地证明原件。口岸药品检验机构应当对产地证明原件和药材实际到货情况与口岸药品监督管理部门提供的备案资料的一致性进行核查。符合要求的，予以抽样，填写进口药材抽样记录单，在进口单位持有的进口药品通关单原件上注明"已抽样"字样，并加盖抽样单位公章。

口岸药品检验机构完成检验工作，出具进口药材检验报告书。口岸药品检验机构应当将进口药材检验报告书报送口岸药品监督管理部门，并告知进口单位。经口岸检验合格的进口药材方可销售使用。

PPT

## ◇ 第四节　中药饮片管理

2011 年 1 月 5 日，国家食品药品监督管理局、卫生部、国家中医药管理局发布《关于加强中药饮片监督管理的通知》，强调各级食品药品监管部门应加强中药饮片生产、经营行为监管。

### 一、中药饮片生产经营管理

#### （一）中药饮片生产管理

生产中药饮片必须取得药品生产许可证，必须在符合药品 GMP 条件下组织生产，出厂的中药饮片应检验合格，并随货附纸质或电子检验报告书。不符合国家药品标准或不按省级药品监督管理部门制定的炮制规范炮制的，不得出厂、销售。严禁生产企业外购中药饮片半成品。

中药饮片生产企业履行药品上市许可持有人的相关义务，对中药饮片生产、销售实现全过程管理，建立中药饮片追溯体系，保证中药饮片安全、有效、可追溯。

#### （二）中药饮片经营管理

严禁经营企业从事饮片分包装、改换标签等活动；严禁从中药材市场或其他不具备饮片生产经营资质的单位或个人采购中药饮片。批发零售中药饮片必须持有药品经营许可证，遵守药品经营质量管理规范，建立健全药品经营质量保证体系，保证药品经营全过程持续符合法定要求。

**1. 批发企业**　质量负责人必须具有大学本科以上学历，执业药师资格和3年以上药品经营质量管理经验。从事中药材饮片验收工作的，应当具有中药学专业中专以上学历或中药学中级以上技术职称。应当具有中药材养护专用库房和场所，中药材验收记录应当包括品名、产地、供货单位、到货量、验收合格数量等内容。

**2. 零售企业**　法定代表人或企业负责人应当具备执业药师资格；从事中药饮片质量管理、验收、采购人员应当具有中药学中专以上学历或中药学专业初级职称；中药饮片调剂人员应当具备中药学中专以上学历或具备中药调剂员资格。存储中药饮片应当设立专用库房，中药饮片斗谱书写应当正字，装斗前应当复核，防止错斗、串斗，应当定期清斗，防止生虫、发霉、变质。销售中药饮片应当计量准确，提供代煎服务应当符合国家有关规定。

## 二、中药配方颗粒管理

中药配方颗粒是由单味中药饮片经水提、分离、浓缩、干燥、制粒而成的颗粒，在中医药理论指导下，按照中医临床处方调配后，供患者冲服使用。中药配方颗粒的质量监管纳入中药饮片管理范畴。2021年1月26日国家药品监督管理局发布《中药配方颗粒质量控制与标准制定技术要求》，2021年2月1日国家药品监督管理局、国家中医药管理局、国家卫生健康委员会、国家医疗保障局发布《关于结束中药配方颗粒试点工作的公告》，2021年10月29日国家药品监督管理局综合司发布《关于中药配方颗粒备案工作有关事项的通知》，规范了中药配方颗粒的监督管理。

### （一）备案管理

自2021年11月1日起，中药配方颗粒品种实施备案管理，不实施批准文号管理，在上市前由生产企业报所在地省级药品监督管理部门备案。中药配方颗粒在其生产企业所在地取得的备案号格式为：上市备字+2位省级区位代码+2位年号+6位顺序号+3位变更顺序号（首次备案3位变更顺序号为000）；跨省销售使用取得的备案号格式为：跨省备字+2位省级区位代码+2位年号+6位顺序号+3位变更顺序号（首次备案3位变更顺序号为000）。

### （二）生产管理

生产中药配方颗粒的中药生产企业应当取得药品生产许可证，并同时具有中药饮片和颗粒剂生产范围。中药配方颗粒生产企业应当具备中药炮制、提取、分离、浓缩、干燥、制粒等完整的生产能力，并具备与其生产、销售的品种数量相应的生产规模。生产企业应当自行炮制用于中药配方颗粒生产的中药饮片。

中药配方颗粒生产企业应当履行药品全生命周期的主体责任和相关义务，实施生产全过程管理，建立追溯体系，逐步实现来源可查、去向可追，加强风险管理。中药饮片炮制、水提、分离、浓缩、干燥、制粒等中药配方颗粒的生产过程应当符合《药品生产质量管理规范》（GMP）相关要求。生产中药配方颗粒所需中药材，能人工种植养殖的，应当优先使用来源于符合中药材生产质量管理规范要求的中药材种植养殖基地的中药材，提倡使用道地药材。

### （三）销售管理

跨省销售使用中药配方颗粒的，生产企业应当报使用地省级药品监督管理部门备案。无国家药品标准的中药配方颗粒跨省使用的，应当符合使用地省级药品监督管理部门制定的标准。

中药配方颗粒不得在医疗机构以外销售。医疗机构使用的中药配方颗粒应当通过省级药品集中采购平台阳光采购、网上交易。由生产企业直接配送，或者由生产企业委托具备储存、运输条件的药品经营企业配送。接受配送中药配方颗粒的企业不得委托配送。医疗机构应当与生产企业签订质量保证协议。

**（四）医保报销**

中药饮片品种已纳入医保支付范围的，各省级医保部门可综合考虑临床需要、基金支付能力和价格等因素，经专家评审后将与中药饮片对应的中药配方颗粒纳入支付范围，并参照乙类管理。

**（五）调剂和包装**

中药配方颗粒调剂设备应当符合中医临床用药习惯，应当有效防止差错、污染及交叉污染，直接接触中药配方颗粒的材料应当符合药用要求。使用的调剂软件应对调剂过程实现可追溯。

直接接触中药配方颗粒包装的标签至少应当标注备案号、名称、中药饮片执行标准、中药配方颗粒执行标准、规格、生产日期、产品批号、保质期、贮藏、生产企业、生产地址、联系方式等内容。

# 第五节 中成药与中药品种保护

PPT

## 一、中成药通用名称

中成药目前没有商品名，只有通用名。2017 年 11 月国家食品药品监督管理总局发布《关于发布中成药通用名称命名技术指导原则的通告》，规范中成药命名，体现中医药特色。中成药通用名称的命名原则主要有以下三个方面。

**（一）"科学简明，避免重名"原则**

（1）中成药通用名称应科学、明确、简短、不易产生歧义和误导，避免使用生涩用语。一般字数不超过 8 个字（民族药除外，可采用约定俗成的汉译名）。

（2）不应采用低俗、迷信用语。

（3）名称中应明确剂型，且剂型应放在名称最后。

（4）名称中除剂型外，不应与已有中成药通用名重复，避免同名异方、同方异名的产生。

**（二）"规范命名，避免夸大疗效"原则**

（1）一般不应采用人名、地名、企业名称或濒危受保护动、植物名称命名。

（2）不应采用代号、固有特定含义名词的谐音命名。如：XOX、名人名字的谐音等。

（3）不应采用现代医学药理学、解剖学、生理学、病理学或治疗学的相关用语命名。如：癌、消炎、降糖、降压、降脂等。

（4）不应采用夸大、自诩、不切实际的用语。如：强力、速效、御制、秘制以及灵、宝、精等（名称中含药材名全称及中医术语的除外）。

**（三）"体现传统文化特色"原则**

将传统文化特色赋予中药方剂命名是中医药的文化特色之一，因此，中成药命名可借鉴古方命名充分结合美学观念的优点，使中成药的名称既科学规范，又体现一定的中华传统文化底蕴。但是，名称中所采用的具有文化特色的用语应当具有明确的文献依据或公认的文化渊源，并避免夸大疗效。

## 二、中药品种保护

1992 年 10 月 14 日，国务院颁发了《中药品种保护条例》（以下简称《条例》），自 1993 年 1 月 1 日起施行。2018 年 9 月 28 日，《国务院关于修改部分行政法规的决定》，对《条例》部分条款进行修改。2009 年 2 月，国家食品药品监督管理局发布了《中药品种保护指导原则》（以下简称《指导原则》），提高了中药品种保护技术门槛，优化审评审批程序，使中药保护品种的结构日趋合理，保护品种质量明显提高，切实起到了鼓励创新、保护先进、带动发展的目的。

**（一）中药品种保护的目的和意义**

国家鼓励研制开发临床有效的中药品种，对质量稳定、疗效确切的中药品种实行分级保护制度，其目的是为了提高中药品种的质量，保护中药生产企业的合法权益，促进中药事业的发展。中药品种保护法规的颁布实施，对保护中药名优产品，保护中药研制生产的知识产权，提高中药质量和信誉，推动中药制药企业的科技进步，开发临床安全有效的新药和促进中药走向国际医药市场均具有重要的意义。

**（二）《中药品种保护条例》的适用范围和监督管理部门**

**1. 适用范围**　《条例》适用于中国境内生产制造的中药品种，包括中成药、天然药物的提取物及其制剂和中药人工制品。

申请专利的中药品种，依照专利法的规定办理，不适用本条例。

凡存在专利等知识产权纠纷的品种，应解决纠纷以后再办理保护事宜。

**2. 监督管理部门**　国务院药品监督管理部门负责全国中药品种保护的监督管理工作。国务院药品监督管理部门负责组织国家中药品种保护审评委员会，委员会成员由国务院药品监督管理部门聘请中医药方面的医疗、科研、检验及经营、管理专家担任。国务院药品监督管理部门委托国家中药品种保护审评委员会负责对申请保护的中药品种进行审评。

**（三）中药保护品种等级划分、保护申请类别**

申请受保护品种必须是列入国家药品标准的品种。《条例》规定受保护的中药品种分为一级和二级。中药一级保护品种的保护期限分别为 30 年、20 年、10 年，中药二级保护品种的保护期限为 7 年。

**1. 一级保护应具备的条件**　①对特定疾病有特殊疗效的；②相当于国家一级保护野生药材物种的人工制成品；③用于预防和治疗特殊疾病的。

对特定疾病有特殊疗效，是指对某一疾病在治疗效果上能取得重大突破性进展。相当于国家一级保护野生药材物种的人工制成品是指列为国家一级保护物种药材的人工制成品；或目前虽属于二级保护物种，但其野生资源已处于濒危状态物种药材的人工制成品。

用于预防和治疗特殊疾病中的"特殊疾病"，是指严重危害公众身体健康和正常社会生活经济秩序的重大疑难疾病、危急重症、烈性传染病和罕见病。如恶性肿瘤、终末期肾病、脑卒中、急性心肌梗死、艾滋病、传染性非典型肺炎、人禽流感、苯酮尿症、地中海贫血等疾病。用于预防和治疗重大疑难疾病、危急重症、烈性传染病的中药品种，其疗效应明显优于现有治疗方法。

**2. 二级保护应具备的条件**　①符合上述一级保护的品种或者已经解除一级保护的品种；②对特定疾病有显著疗效的；③从天然药物中提取的有效物质及特殊制剂。

对特定疾病有显著疗效，是指能突出中医辨证用药理法特色，具有显著临床应用优势，或对主治的疾病、证候或症状的疗效优于同类品种。从天然药物中提取的有效物质及特殊制剂，是指从中药、天然药物中提取的有效成份、有效部位制成的制剂，且具有临床应用优势。

**（四）中药品种保护受理与审批**

申请中药品种保护的企业，应按《指导原则》规定的中药保护品种申报资料向国家药品监督管理局行政受理服务中心报送 1 份完整资料，并将 2 份相同的完整资料报送申请企业所在地省（自治区、直辖市）药品监管部门。局受理中心在收到企业的申报资料后，应在 5 日内完成形式审查，对同意受理的品种出具中药品种保护申请受理通知书，同时抄送申请企业所在地省（自治区、直辖市）药品监管部门，并将申报资料转送国家中药品种保护审评委员会办公室。

各省（自治区、直辖市）药品监管部门在收到企业的申报资料及局受理中心受理通知书后，应在20日内完成申报资料的真实性核查和初审工作，并将核查报告、初审意见和企业申报资料（1份）一并寄至国家中药品种保护审评委员会。国家中药品种保护审评委员会办公室在收到上述资料后，开始进行审评工作，并在6个月内做出审评结论。

中药品种保护申请与审批程序见图11-1。

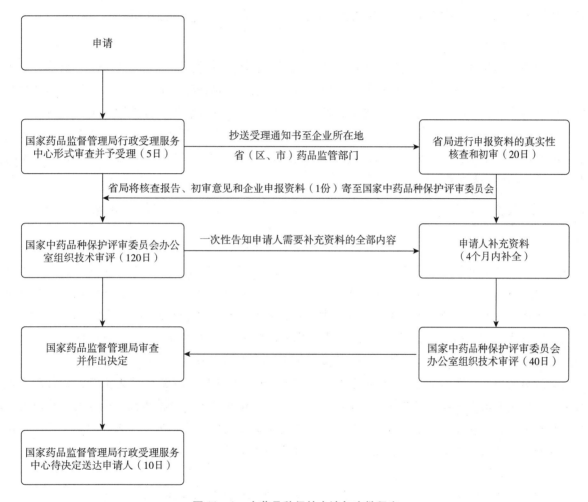

图 11-1 中药品种保护申请与审批程序

### （五）中药保护品种的保护措施

**1. 中药一级保护品种的保护措施**

（1）中药一级保护品种的处方组成、工艺制法，在保护期限内由获得中药保护品种证书的生产企业和有关的药品生产经营主管部门、卫生健康主管部门及有关单位和个人负责保密，不得公开。负有保密责任的有关部门、企业和单位应当按照国家有关规定，建立必要的保密制度。

（2）向国外转让中药一级保护品种的处方组成、工艺制法的，应当按照国家有关保密的规定办理。

（3）因特殊情况需要延长保护期限的，由生产企业在该品种保护期满前6个月，依照《条例》第九条规定的程序申报。延长的保护期限由国务院药品监督部门根据国家中药品种保护审评委员会的审评结果确定；但是，每次延长的保护期限不得超过第一次批准的保护期限。

**2. 中药二级保护品种的保护措施** 中药二级保护品种在保护期满后可延长7年。申请延长保护期的中药二级保护品种，应当在保护期满前 6 个月，由生产企业依照规定的程序申报。

**3. 其他保护措施** 被批准保护的中药品种在保护期内仅限于由获得中药保护品种证书的企业生产，但临床用药紧张的保护品种另有规定。

对已批准保护的中药品种，如果在批准前是由多家企业生产的，其中未申请中药保护品种证书的企业应当自公告发布之日起 6 个月内向国务院药品监督管理部门申报，并依规定提交完整的资料，经国务院药品监督管理部门指定的药品检验机构对该申报品种进行同品种的质量检验。对达到国家药品标准的，经审批后，补发中药保护品种证书；对未达到国家药品标准的，依照药品管理的法律、行政法规的规定，撤销该中药品种的批准文号。未申报或逾期申报的，发通告终止药品批准文号。

### （六）保护终止

在保护期内的品种，有下列情形之一的，国务院药品监督管理部门将提前终止保护，收回其保护审批件及证书：①保护品种生产企业的药品生产许可证被撤销、吊销或注销的；②保护品种的药品批准文号被撤销或注销的；③申请企业提供虚假的证明文件、资料、样品或者采取其他欺骗手段取得保护审批件及证书的；④保护品种生产企业主动提出终止保护的；⑤累计 2 年不缴纳保护品种年费的；⑥未按照规定完成改进提高工作的；⑦其他不符合法律、法规规定的。已被终止保护的品种的生产企业，不得再次申请该品种的中药品种保护。

### 案例11-1

#### 中药保护品种被侵权案

原告海南某药业公司诉称，其生产的"抗癌平丸"经国家药品监督管理局批准为国家中药保护品种，取得中药保护品种证书。保护期为 2002 年 9 月 12 日至 2009 年 9 月 12 日。被告江苏某药业公司无视国家法律规定，在原告获得中药保护品种证书之后，继续大量生产和销售同品种的"抗癌平丸"，该行为侵害了原告的"中药品种保护专属权"，是一种不正当竞争侵权行为。据此，原告请求法院判令被告停止侵权，并在《中国医药报》公开赔礼道歉，赔偿经济损失 480 万元。

被告江苏某药业公司答辩称，"抗癌平丸"是其于 1974 年研制、1979 年首先生产，并已获得国家批准生产，依法享有在先权，不是仿制，不存在侵权。中药保护并无绝对排他权，被告也已按规定正在申报同品种保护，且在公告 6 个月后停止了生产，未违反有关规定，更不属于不正当竞争。原告诉讼系滥用诉权的一种不正当竞争行为，法院应依法驳回原告的诉讼请求。

思考讨论

1. 中药品种保护是知识产权？它与药品专利保护、药品行政保护的区别。

2. 江苏公司的行为是否构成侵权？

### 执业药师考点

1. 中药的管理分类和内涵；中药的注册分类。

2. 《中医药法》对中药保护、发展和中医药传承的规定。

3. 中药材的生产、经营和使用规定。

4. 《中药材生产质量管理规范》主要内容。

5. 进口药材管理部门与管理要求；首次进口药材申请与审批；进口药材备案与口岸检验。

6. 国家重点保护野生药材物种的分级和管理。

7. 国家重点保护野生药材采猎和进出口管理要求。

8. 国家重点保护的野生药材名录。

9. 中药饮片生产、经营管理；中药配方颗粒的监管。

10. 中成药生产经营和通用名称管理要求。

11. 中药品种保护范围、等级和保护措施。

目标检测

答案解析

一、A 型题（最佳选择题）

1. 处方未在国家药品标准、药品注册标准及国家中医药主管部门发布的《古代经典名方目录》中收载，具有临床价值，且未在境外上市的中药新处方制剂是（　）。

　　A. 中药创新药　　　　　　　　　　B. 中药改良型新药

　　C. 古代经典名方　　　　　　　　　D. 同名同方药

2. 属于分布区域缩小，资源处于衰竭状态的重要野生药材是（　）。

　　A. 羚羊角　　　　B. 细辛　　　　C. 厚朴　　　　D. 党参

3. 对特定疾病有特殊疗效的中药品种，申请中药保护品种的保护期和最长的延长保护期分别为（　）。

　　A. 7 年、7 年　　　　　　　　　　B. 7 年、10 年

　　C. 10 年、10 年　　　　　　　　　D. 20 年、30 年

二、X 型题（多项选择题）

4. 乡村中医药技术人员不得自种自采自用的中草药有（　）。

　　A. 国家规定需特殊管理的医疗用毒性中草药

　　B. 国家规定需特殊管理的麻醉药品原植物

　　C. 国家规定需特殊管理的濒稀野生植物药材

　　D. 植物类中药

5. 中药饮片批发经营企业的质量负责人必须具有（　）。

　　A. 大学本科以上学历　　　　　　　B. 执业药师资格

　　C. 主管药师资格　　　　　　　　　D. 3 年以上药品经营质量管理经验

三、综合问答题

6. 简述申请中药一级保护品种应具备的条件？

7. 简述国家重点保护的野生药材物种的分级？

书网融合……

思政导航　　　　　　本章小结　　　　　　题库

（王　艳　王柳萍　杨宇峰）

# 第十二章  药品信息管理

学习目标

知识目标

**1. 掌握**  药品说明书、标签、药品广告、互联网药品信息服务的概念，药品标签的内容与书写印制要求，药品广告发布、审查和批准文号的相关规定，药品追溯的相关概念。

**2. 熟悉**  药品说明书的内容要求和格式，互联网药品信息服务的管理规定，药品追溯管理的主要内容。

**3. 了解**  药品信息的概念与分类，对虚假违法药品广告的处罚。

**能力目标**  通过本章的学习，能够运用国家药品信息管理相关法律法规分析药品信息实践活动中的问题，具备从案例和实践中建立依法从业的职业素养。

## 第一节  概  述

PPT

### 一、药品信息的概念

药品信息的概念有广义和狭义之分。广义的药品信息是指通过印刷品、光盘或可移动存储器、网络或其他大众传播媒介等作为载体记载和传递的有关药品方面的各种信息和知识，涉及药品的研发、生产、流通、使用和监督管理等领域的各个方面；狭义的药品信息一般仅指在药品使用领域中与药品使用的安全、有效、经济、适宜相关的各种信息。

### 二、药品信息的分类

依据不同的标准，可以将药品信息分为不同类别。

**（一）按照文献资料的加工层次分类**

按照文献资料加工层次不同，药品信息可以分为一次、二次、三次文献。

**1. 一次文献**  是作者以本人的研究成果为依据而撰写的原始文献，如专著、期刊论文、会议文献、学位论文、专利说明等，包括实验性研究和观察性研究等。一次文献的特点是信息量大、品种多、周期短、报道快，是重要的参考文献源。

**2. 二次文献**  是对一次文献进行整理、分类、提炼加工，按一定规则编排而成的信息资料，包括索引、文摘、书目、题录等。

**3. 三次文献**  是在利用二次文献基础上，对某一特定专题的一次文献进行收集整理和综合分析基础上编写的文献，如文献综述、专题评论、教科书、词典、百科全书、年鉴、手册、指南和其他参考书等。

（二）按照药品流程的环节分类

按照药品流程环节不同，可以分为研发、生产、流通和使用中的药品信息。

**1. 研发中的药品信息** 国家有关部门对于药品研发的一系列的程序和规定，包括专利注册的规定，GLP 的规定、GCP 的规定，以及有关药品注册的要求等，都属于这个环节的药品信息，甚至包括国际上的、其他国家的药品研发趋势、研发管理机制、研发向应用的转化方式等内容，都属于药品研发有关的药品信息。药品信息数据库包括药品专利数据库、药品注册数据库、药品研发机构数据库以及与药品研发有关的学术论文数据库等。

**2. 药品生产中的信息** 药品生产的法律法规、GMP 的规定等内容属于与生产有关的药品信息，国家的有关药品生产企业数据库、药品生产质量检验数据库、药品生产企业的执业药师数据库以及 GMP 专家数据库等都属于宏观方面的药品生产信息。另外国家有关部门对于药品生产的统计数据也属于与生产有关的重要的药品信息。

**3. 药品流通中的信息** 包括各类药品的销售数量以及销售的主要环节和最终去向，各个药品销售终端对于各类药品的销售数量，各种药品在各地区的销售数量等信息。从经济角度来讲，各类药品的成本、价格以及毛利率和流通企业的盈利水平也是十分重要的与药品流通有关的药品信息。

国家对于药品流通的法律法规、GSP 的有关规定属于与流通有关的药品信息，国家和地区有关药品管理部门建立的有关药品流通企业的数据库、执业药师数据库，包括国家医保报销的药品目录、国家基本药品目录也属于药品流通相关的药品信息。对于药品市场的研究论文数据库也属于药品流通信息的重要内容。

**4. 药品使用中的信息** 包括药品的说明书、标签和广告的内容，药品服务网站的内容，以及药品使用当中出现的不良反应的监测。除此之外，还包括医院药事管理和药学服务的信息，医疗机构制剂的信息，药品使用当中的一些与临床应用有关的信息。同时还包括国家对于药品使用的一系列有关规定，医院药房的管理规定，医疗机构制剂的规定，以及有关药品应用的研究论文和文献数据库。

## ▷ 第二节 药品标签和说明书的管理

PPT

## 一、药品标签的管理

（一）药品标签的概念和分类

药品标签，是指药品包装上印有或贴有的文字内容。药品标签既能为消费者提供药品信息，又是产品本身的外观形象，故药品标签应简洁明了、通俗易懂，不产生误导，能指导医生和患者规范正确用药。

药品标签分为内标签和外标签。药品内标签指直接接触药品包装的标签；外标签指内标签以外的其他包装的标签，包括用于运输、贮存包装的标签和原料药标签。

（二）药品标签管理的规定

**1. 药品名称的使用要求** 药品标签中标注的药品名称必须符合国务院药品监督管理部门公布的药品通用名称和商品名称的命名原则，并与药品批准证明文件的相应内容一致。禁止使用未经国务院药品监督管理部门批准的药品名称。

药品通用名称应当显著、突出，其字体、字号和颜色必须一致，并符合以下要求：

（1）对于横版标签，必须在上三分之一范围内显著位置标出；对于竖版标签，必须在右三分之一范围内显著位置标出。

（2）不得选用草书、篆书等不易识别的字体，不得使用斜体、中空、阴影等形式对字体进行修饰。

（3）字体颜色应当使用黑色或者白色，浅黑、灰黑、亮白、乳白等黑、白色号均可使用，但应与其背景形成强烈反差。

（4）除因包装尺寸限制而无法同行书写的，不得分行书写。

药品商品名称不得与通用名称同行书写，其字体和颜色不得比通用名称更突出和显著，其字体以单字面积计不得大于通用名称所用字体的二分之一。

**2. 有效期表达方式** 药品标签中的有效期应按照年、月、日的顺序标注，年份用四位数字表示，月、日用两位数表示，1 至 9 月数字前须加 0。其具体标注格式为"有效期至××××年××月"或者"有效期至××××年××月××日"；也可以用数字和其他符号表示为"有效期至××××.××"或者"有效期至××××/××/××"等，或只用数字表示。所有上市药品标签上均应标明有效期。

药品内标签应当标注有效期项，暂时由于包装尺寸或者技术设备等原因有效期确难以标注为"有效期至某年某月"的，可以标注有效期实际期限，如"有效期 24 个月"。属于该情形的，药品生产企业应当按要求提出补充申请，由省级药品监督管理部门受理，报国务院药品监督管理部门审批。

有效期若标注到日，应当为起算日期对应年月日的前一天；若标注到月，应当为起算月份对应年月的前一月。

预防用生物制品有效期的标注按照国务院药品监督管理部门批准的注册标准执行，治疗用生物制品有效期的标注自分装日期计算，其他药品有效期的标注自生产日期计算。

**3. 药品专有标志及贮藏的要求** 根据《药品管理法》的规定，麻醉药品、精神药品、医疗用毒性药品、放射性药品、外用药品和非处方药的标签，应当印有规定的标志。对贮藏有特殊要求的药品，应当在标签的醒目位置注明。

非处方药专有标识是用于非处方药药品标签、使用说明书、内包装、外包装的专有标识，也可用作经营非处方药企业的指南性标志。非处方药专有标识图案分为红色和绿色，红色专有标识用于甲类非处方药，绿色专有标识用于乙类非处方药和用作指南性标志。

使用非处方药专有标识时，药品的使用说明书和大包装可以单色印刷，标签和其他包装必须按照国务院药品监督管理部门公布的色标要求印刷。单色印刷时，非处方药专有标识下方必须标识"甲类"或"乙类"字样。非处方药专有标识应与药品标签、使用说明书、内包装、外包装一体化印刷，其大小可根据实际需要设定，但必须醒目、清晰，并按照国务院药品监督管理部门公布的坐标比例使用。

**4. 加注警示语** 出于保护公众健康和指导正确合理用药的目的，上市许可持有人可以主动提出在药品说明书或者标签上加注警示语，国务院药品监督管理部门也可以要求生产企业在说明书或者标签上加注警示语。

相应的警示语或忠告语如下：

处方药：凭医师处方销售、购买和使用！

甲类非处方药、乙类非处方药：请仔细阅读药品使用说明书并按说明使用或在药师指导下购买和使用。

**5. 进口药品标签** 除按一般规定执行外，还应标明"进口药品注册证号"或"医药产品注册证号"、生产企业名称等；进口分包装药品的标签应标明原生产国或地区企业名称、生产日期、批号、有效期及国内分包装企业名称等。

**6. 同一药品上市许可持有人的同一药品标签** 分别按处方药与非处方药管理的，两者的包装颜色应当明显区别。药品规格和包装规格均相同的，其标签的内容、格式及颜色应当一致；药品规格或者包装规格不同的，其标签应当明显区别或者规格项明显标注。

**7. 注册商标**　应当印制在药品标签的边角，含文字的，其字体以单字面积计不得大于通用名称所用字体的四分之一。

### （三）药品标签的主要内容

药品标签，除内标签和外标签两类外，还有最小包装标签、原料药包装标签和运输贮藏标签等3类，各类包装标签包括的项目内容不同。

**1. 内包装标签**　包括药品通用名称、适应症或者功能主治、规格、用法用量、生产日期、产品批号、有效期、生产企业等内容。包装尺寸过小无法全部标注上述内容的，至少应当标注药品通用名称、规格、产品批号、有效期等内容。

**2. 外包装标签**　包括药品通用名称、成份、性状、适应症或者功能主治、规格、用法用量、不良反应、禁忌、注意事项、贮藏、生产日期、产品批号、有效期、批准文号、生产企业等内容。适应症或者功能主治、用法用量、不良反应、禁忌、注意事项不能全部注明的，应当标出主要内容并注明"详见说明书"字样。

**3. 最小包装标签**　包括药品通用名称、规格、产品批号和有效期4项内容。

**4. 原料药包装标签**　包括药品名称、贮藏、生产日期、产品批号、有效期、批准文号、生产企业、执行标准，同时还需注明包装数量以及运输注意事项等必要内容。

**5. 运输、贮藏标签**　至少应当注明药品通用名称、规格、贮藏、生产日期、产品批号、有效期、生产企业、批准文号、执行标准，也可根据需要注明包装数量、运输注意事项或者其他标记等必要内容。

## 二、药品说明书的管理

### （一）药品说明书的概念

药品说明书，是指上市许可持有人提供的，包含药理学、毒理学、药效学、临床医学等药品安全性、有效性的重要科学数据和结论，用以指导临床正确使用药品的技术性资料。

### （二）药品说明书管理的主要规定

（1）药品说明书和标签由国务院药品监督管理部门予以核准。药品生产企业生产供上市销售的最小包装必须附有说明书。说明书的文字表述应当科学、规范、准确，非处方药说明书还应当使用容易理解的文字表述，以便患者自行判断、选择和使用。

药品说明书和标签中的文字应当清晰易辨，标识应当清楚醒目，不得有印字脱落或者粘贴不牢等现象，不得以粘贴、剪切、涂改等方式进行修改或者补充。药品说明书和标签应当使用国家语言文字工作委员会公布的规范化汉字，增加其他文字对照的，应当以汉字表述为准。

（2）药品说明书对疾病名称、药学专业名词、药品名称、临床检验名称和结果的表述，应当采用国家统一颁布或规范的专用词汇，度量衡单位应当符合国家标准的规定。

（3）药品说明书应当列出全部活性成份或者组方中的全部中药药味。注射剂和非处方药还应当列出所用的全部辅料名称。药品处方中含有可能引起严重不良反应的成份或者辅料的，应当予以说明。

（4）上市许可持有人应当主动跟踪药品上市后的安全性、有效性情况，需要对药品说明书进行修改的，应当及时提出申请。根据药品不良反应监测、药品再评价结果等信息，国务院药品监督管理部门也可以要求上市许可持有人修改药品说明书。

（5）药品说明书获准修改后，上市许可持有人应当将修改的内容立即通知相关药品经营企业、使用单位及其他部门，并按要求及时使用修改后的说明书和标签。

（6）药品说明书应当充分包含药品不良反应信息，详细注明药品不良反应。上市许可持有人未根据药品上市后的安全性、有效性情况及时修改说明书或者未将药品不良反应在说明书中充分说明的，由此引起的不良后果由该药品上市许可持有人承担。

（7）药品说明书核准日期和修改日期应当在说明书中醒目标示。

### （三）药品说明书的格式和主要内容

**1. 化学药品处方药和治疗用生物制品说明书格式及主要内容** 化学药品处方药和治疗用生物制品说明书格式及主要内容见图 12 – 1。

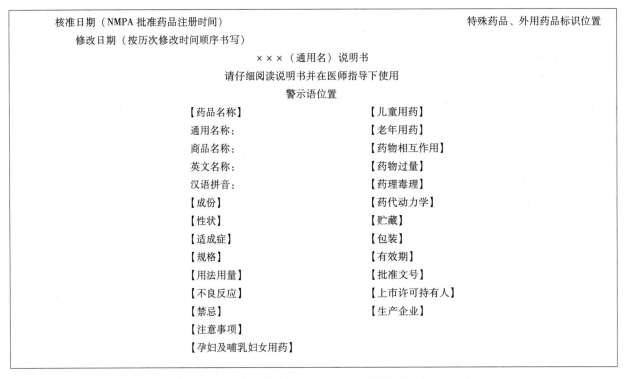

图 12 – 1　化学药品处方药和治疗用生物制品说明书格式及主要内容

**2. 预防用生物制品说明书格式及主要内容** 预防用生物制品说明书格式及主要内容见图 12 – 2。

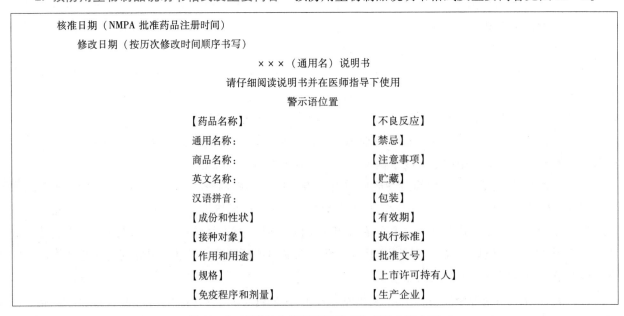

图 12 – 2　预防用生物制品说明书格式及主要内容

**3. 中药、天然药物处方药说明书格式及主要内容**　中药、天然药物处方药说明书格式及主要内容见图 12 – 3。

| 核准日期（NMPA 批准药品注册时间） | 特殊药品、外用药品标识位置 |
|---|---|
| 修改日期（按历次修改时间顺序书写） | |

×××（通用名）说明书

请仔细阅读说明书并在医师指导下使用

警示语位置

| | |
|---|---|
| 【药品名称】 | 【注意事项】 |
| 通用名称： | 【临床试验】 |
| 汉语拼音： | 【药理毒理】 |
| 【成份】 | 【贮藏】 |
| 【性状】 | 【包装】 |
| 【功能主治】 | 【有效期】 |
| 【用法用量】 | 【执行标准】 |
| 【不良反应】 | 【批准文号】 |
| 【禁忌】 | 【上市许可持有人】 |
| | 【生产企业】 |

图 12 – 3　中药、天然药物处方药说明书格式及主要内容

### 案例12-1

药品说明书"越轨"案

山东某药业有限公司生产黄豆苷元片，其在说明书及标签中标明该药品的适应症内容为："心脑血管治疗药。用于高血压病及症状性高血压，冠心病，心绞痛，心肌梗死，脑血栓，心律失常，眩晕症，突发性耳聋，也可用于妇女更年期综合征等"。

思考讨论

1. 药品说明书的内容应以什么为准？

2. 依照相关法律法规，分析该药品说明书违规之处。

## ▷ 第三节　药品广告管理

PPT

### 一、药品广告的相关概念

药品广告是指利用各种媒介或者其他形式向不特定公众宣传含有药品名称、药品适应症或者功能主治，以及与药品有关的其他信息的活动。

药品广告是传播药品信息的重要手段，药品广告能使医生、药师、患者了解有关药品的性能、成份、用途、特点、适应症或者功能主治、作用机制、注意事项等信息，有助于医生或患者的用药选择；药品广告信息的传播，特别是非处方药大众媒介广告，对增强公众自我保健意识，培养新的保健需求有一定作用；药品广告也是药品促销的方法之一，对医药企业扩大药品销售量、开拓新市场和开发新产品都具有积极作用。

简言之，药品广告对公众用药的安全、有效和经济有重大影响；对合理用药有重要的指导作用；对医药企业的发展有重要意义。为加强药品、医疗器械、保健食品和特殊医学用途配方食品广告监督管

理，规范广告审查工作，维护广告市场秩序，保护消费者合法权益，根据《中华人民共和国广告法》等法律、行政法规，2019 年 12 月 24 日国家市场监督管理总局发布《药品、医疗器械、保健食品、特殊医学用途配方食品广告审查管理暂行办法》，自 2020 年 3 月 1 日起施行。

### （一）药品广告媒介

广告媒介是广告信息的传播工具，按广告所依赖的工具或载体可分为两大类。

**1. 主体媒介**　主体媒介主要有报纸、广播、电视、网络和杂志（分为专业性杂志和一般杂志）等。

**2. 非主体媒介**　即上述四种之外的其他媒介，包括橱窗广告、书籍广告、展销广告、文艺演出、户外广告牌、招贴广告、包装广告、邮寄宣传资料、灯光广告等。各种媒介各具特征，也各有局限性。

### （二）药品广告主、药品广告经营者和药品广告发布者

药品广告主是指为推销药品或者提供相关服务，自行或者委托他人设计、制作、发布药品广告的法人、其他经济组织或者个人；药品广告经营者是指受委托提供广告设计、制作、发布、代理服务的法人、其他经济组织或者个人；药品广告发布者是指为广告主或者广告主委托的广告经营者发布广告的法人或者其他经济组织。药品广告涉及的广告主、广告经营者和广告发布者都是法律主体。

### （三）药品广告活动

广告主委托设计、制作、发布广告，应当委托具有合法经营资格的广告经营者、广告发布者。广告主、广告经营者、广告发布者之间在广告活动中应当依法订立书面合同，明确各方的权利和义务。

广告主自行或者委托他人设计、制作、发布广告，应当具有或者提供真实、合法、有效的下列证明文件：①药品广告批准文号；②营业执照以及其他生产、经营资格的证明文件；③质量检验机构对广告中有关药品质量内容出具的证明文件；④确认广告内容真实性的其他证明文件。

广告经营者、广告发布者依据法律、行政法规查验有关证明文件，核实广告内容。对内容不实或者证明文件不全的广告，广告经营者不得提供设计、制作、代理服务，广告发布者不得发布广告。

广告经营者、广告发布者按照国家有关规定，建立、健全广告业务的承接登记、审核、档案管理制度。

药品管理法律、行政法规规定禁止生产、销售的药品或者提供的服务，以及禁止发布广告的药品或者服务，不得设计、制作、发布广告。

## 二、药品广告的发布规定

### （一）有关药品广告的法律规定

《中华人民共和国广告法》（以下简称《广告法》）规定，广告主、广告经营者、广告发布者从事广告活动，应当遵守法律、法规，诚实信用、公平竞争。广告不得含有虚假或引人误解的内容，不得欺骗、误导消费者。

《药品管理法》规定，药品广告应当经广告主所在地省、自治区、直辖市人民政府确定的广告审查机关批准；未经批准的，不得发布。药品广告的内容应当真实、合法，以国务院药品监督管理部门核准的药品说明书为准，不得含有虚假的内容。药品广告不得含有表示功效、安全性的断言或者保证；不得利用国家机关、科研单位、学术机构、行业协会或者专家、学者、医师、药师、患者等的名义或者形象作推荐、证明。非药品广告不得有涉及药品的宣传。

### （二）药品广告的原则性规定

（1）药品广告应当真实、合法，不得含有虚假或者引人误解的内容。广告主应当对药品广告内容

的真实性和合法性负责。

（2）药品广告涉及药品名称、药品适应症或者功能主治、药理作用等内容的，不得超出说明书范围。药品广告应当显著标明禁忌、不良反应，处方药广告还应当显著标明"本广告仅供医学药学专业人士阅读"，非处方药广告还应当显著标明非处方药标识（OTC）和"请按药品说明书或者在药师指导下购买和使用"。

（3）药品广告应当显著标明广告批准文号。

（4）药品广告中应当显著标明的内容，其字体和颜色必须清晰可见、易于辨认，在视频广告中应当持续显示。

### （三）药品广告的禁止性内容

药品广告不得包含下列情形：①使用或者变相使用国家机关、国家机关工作人员、军队单位或者军队人员的名义或者形象，或者利用军队装备、设施等从事广告宣传；②使用科研单位、学术机构、行业协会或者专家、学者、医师、药师、患者等的名义或者形象作推荐、证明；③违反科学规律，明示或者暗示可以治疗所有疾病、适应所有症状、适应所有人群，或者正常生活和治疗病症所必需等内容；④引起公众对所处健康状况和所患疾病产生不必要的担忧和恐惧，或者使公众误解不使用该产品会患某种疾病或者加重病情的内容；⑤含有"安全""安全无毒副作用""毒副作用小"，明示或者暗示成份为"天然"，因而安全性有保证等内容；⑥含有"热销、抢购、试用""家庭必备、免费治疗、免费赠送"等诱导性内容，"评比、排序、推荐、指定、选用、获奖"等综合性评价内容，"无效退款、保险公司保险"等保证性内容，怂恿消费者任意、过量使用药品的内容；⑦含有医疗机构的名称、地址、联系方式、诊疗项目、诊疗方法以及有关义诊、医疗咨询电话、开设特约门诊等医疗服务的内容；⑧法律、行政法规规定不得含有的其他内容。

## 三、药品广告的审查和药品广告批准文号

### （一）药品广告的审查

**1. 药品广告的审查机构**　国家市场监督管理总局负责组织指导药品广告审查工作。各省、自治区、直辖市市场监督管理部门、药品监督管理部门（以下称广告审查机关）负责药品广告审查，依法可以委托其他行政机关具体实施广告审查。

**2. 药品广告的审查依据**　药品广告的审查依据是：①《广告法》；②《药品管理法》；③《药品管理法实施条例》；④《药品、医疗器械、保健食品、特殊医学用途配方食品广告审查管理暂行办法》；⑤国家有关广告管理的其他规定。

不得发布广告的药品包括：①麻醉药品、精神药品、医疗用毒性药品、放射性药品、药品类易制毒化学品，以及戒毒治疗的药品；②军队特需药品、军队医疗机构配制的制剂；③医疗机构配制的制剂；④依法停止或者禁止生产、销售或者使用的药品；⑤法律、行政法规禁止发布广告的情形。

处方药广告只能在国务院卫生健康主管部门和国务院药品监督管理部门共同指定的医学、药学专业刊物上发布。不得利用处方药的名称为各种活动冠名进行广告宣传。不得使用与处方药名称相同的商标、企业字号在医学、药学专业刊物以外的媒介变相发布广告，也不得利用该商标、企业字号为各种活动冠名进行广告宣传。

**3. 药品广告的审查程序**　药品注册证明文件持有人及其授权同意的生产、经营企业为广告申请人（以下简称"申请人"）。申请人可以委托代理人办理药品广告审查申请。药品广告审查申请应当依法向生产企业或者进口代理人等广告主所在地广告审查机关提出。

药品广告中只宣传产品名称（含药品通用名称和药品商品名称）的，不再对其内容进行审查。

申请药品广告审查，应当依法提交广告审查表、与发布内容一致的广告样件，以及下列合法有效的材料：①申请人的主体资格相关材料，或者合法有效的登记文件；②产品注册证明文件、核准的标签和说明书，以及生产许可文件；③广告中涉及的知识产权相关有效证明材料。经授权同意作为申请人的生产、经营企业，还应当提交合法的授权文件；委托代理人进行申请的，还应当提交委托书和代理人的主体资格相关材料。

申请人可以到广告审查机关受理窗口提出申请，也可以通过信函、传真、电子邮件或者电子政务平台提交药品广告申请。广告审查机关收到申请人提交的申请后，应当在 5 个工作日内作出受理或者不予受理决定。申请材料齐全、符合法定形式的，应当予以受理，出具广告审查受理通知书。申请材料不齐全、不符合法定形式的，应当一次性告知申请人需要补正的全部内容。

广告审查机关应当对申请人提交的材料进行审查，自受理之日起 10 个工作日内完成审查工作。经审查，对符合法律法规的广告，应当作出审查批准的决定，编发广告批准文号。对不符合法律法规的广告，应当作出不予批准的决定，送达申请人并说明理由，同时告知其享有依法申请行政复议或者提起行政诉讼的权利。

### （二）药品广告批准文号

经审查批准的药品广告，广告审查机关应当通过本部门网站以及其他方便公众查询的方式，在 10 个工作日内向社会公开。公开的信息应当包括广告批准文号、申请人名称、广告发布内容、广告批准文号有效期、广告类别、产品名称、产品注册证明文件等内容。

药品广告批准文号的有效期与产品注册证明文件或者生产许可文件最短的有效期一致。产品注册证明文件或者生产许可文件未规定有效期的，广告批准文号有效期为两年。

药品广告批准文号的文书格式：×广审（视/声/文）第 000000 – 00000 号。×为省份简称，数字前 6 位是有效期截止日（年份的后两位＋月份＋日期），后 5 位是省（区、市）广告审查机关当年的广告文号流水号。

申请人有下列情形的，不得继续发布审查批准的广告，并应当主动申请注销药品广告批准文号：①主体资格证照被吊销、撤销、注销的；②产品注册证明文件或者生产许可文件被撤销、注销的；③法律、行政法规规定应当注销的其他情形。广告审查机关发现申请人有前款情形的，应当依法注销其药品广告批准文号。

经广告审查机关审查通过并向社会公开的药品广告，可以依法在全国范围内发布。广告主、广告经营者、广告发布者应当严格按照审查通过的内容发布药品广告，不得进行剪辑、拼接、修改。已经审查通过的广告内容需要改动的，应当重新申请广告审查。

## 四、对违法药品广告的处罚

（1）未显著、清晰表示广告中应当显著标明内容的，由市场监督管理部门责令停止发布广告，对广告主处十万元以下的罚款。

（2）有下列情形之一的，由市场监督管理部门责令停止发布广告，责令广告主在相应范围内消除影响，处广告费用一倍以上三倍以下的罚款，广告费用无法计算或者明显偏低的，处十万元以上二十万元以下的罚款；情节严重的，处广告费用三倍以上五倍以下的罚款，广告费用无法计算或者明显偏低的，处二十万元以上一百万元以下的罚款，可以吊销营业执照，并由广告审查机关撤销广告审查批准文件、一年内不受理其广告审查申请：①未经审查发布药品广告；②违反《药品、医疗器械、保健食品、特殊医学用途配方食品广告审查暂行办法》第十九条规定或者广告批准文号已超过有效期，仍继续发布药品、医疗器械、保健食品和特殊医学用途配方食品广告；③违反《药品、医疗器械、保健食品、特殊医学用途配方食品广告审查暂行办法》第二十条规定，未按照审查通过的内容发布药品、医疗器械、保健食品和特殊医学用途配方食品广告。

（3）违反《药品、医疗器械、保健食品、特殊医学用途配方食品广告审查管理暂行办法》第十一条第二项至第五项规定发布药品广告的，由市场监督管理部门责令停止发布广告，责令广告主在相应范围内消除影响，处广告费用一倍以上三倍以下的罚款，广告费用无法计算或者明显偏低的，处十万元以上二十万元以下的罚款；情节严重的，处广告费用三倍以上五倍以下的罚款，广告费用无法计算或者明显偏低的，处二十万元以上一百万元以下的罚款，可以吊销营业执照，并由广告审查机关撤销广告审查批准文件、一年内不受理其广告审查申请。

构成虚假广告的，由市场监督管理部门责令停止发布广告，责令广告主在相应范围内消除影响，处广告费用三倍以上五倍以下的罚款，广告费用无法计算或者明显偏低的，处二十万元以上一百万元以下的罚款；两年内有三次以上违法行为或者有其他严重情节的，处广告费用五倍以上十倍以下的罚款，广告费用无法计算或者明显偏低的，处一百万元以上二百万元以下的罚款，可以吊销营业执照，并由广告审查机关撤销广告审查批准文件、一年内不受理其广告审查申请。

构成犯罪的，依法追究刑事责任。

（4）违反《药品、医疗器械、保健食品、特殊医学用途配方食品广告审查管理暂行办法》第十一条第六项至第八项规定发布广告的，《中华人民共和国广告法》及其他法律法规有规定的，依照相关规定处罚，没有规定的，由县级以上市场监督管理部门责令改正；对负有责任的广告主、广告经营者、广告发布者处以违法所得三倍以下罚款，但最高不超过三万元；没有违法所得的，可处一万元以下罚款。

（5）违反《药品、医疗器械、保健食品、特殊医学用途配方食品广告审查管理暂行办法》第十一条第一项、第二十一条、第二十二条规定的，由市场监督管理部门责令停止发布广告，对广告主处二十万元以上一百万元以下的罚款，情节严重的，并可以吊销营业执照，由广告审查机关撤销广告审查批准文件、一年内不受理其广告审查申请；对广告经营者、广告发布者，由市场监督管理部门没收广告费用，处二十万元以上一百万元以下的罚款，情节严重的，并可以吊销营业执照。

（6）有下列情形之一的，广告审查机关不予受理或者不予批准，予以警告，一年内不受理该申请人的广告审查申请；以欺骗、贿赂等不正当手段取得广告审查批准的，广告审查机关予以撤销，处十万元以上二十万元以下的罚款，三年内不受理该申请人的广告审查申请：①隐瞒真实情况或者提供虚假材料申请药品、医疗器械、保健食品和特殊医学用途配方食品广告审查的；②以欺骗、贿赂等不正当手段取得药品、医疗器械、保健食品和特殊医学用途配方食品广告批准文号的。

（7）广告审查机关的工作人员玩忽职守、滥用职权、徇私舞弊的，依法给予处分。构成犯罪的，依法追究刑事责任。

### 案例12-2

#### 违法药品广告处罚案

××制药有限公司生产的药品"乙肝舒康胶囊"是处方药。该制药有限公司在《××日报》刊登药品广告，称其生产的"乙肝舒康胶囊"功能主治为"清热解毒，活血化瘀。用于湿热瘀阻所致的急、慢性乙型肝炎，见有乏力、肝痛、纳差、脘胀等症"；患者使用5个疗程可以根治乙肝；同时广告中专门介绍"患者张某在用药5个月后，肝病各项病毒指标（包括 HBV-DNA）竟然全部转阴，肝功能正常"。

思考讨论

1. 该药品广告存在哪些违法之处？

2. 依照相关的法律规定，对该药品广告行为应如何处罚？

PPT

# 第四节　互联网药品信息服务的管理

为强化药品监督管理，规范互联网信息服务活动，保证互联网药品信息的真实、准确，国家食品药品监督管理局于 2004 年 7 月 8 日发布《互联网药品信息服务管理办法》，2017 年 11 月 17 日进行了修正。

## 一、互联网药品信息服务的概念

### （一）互联网药品信息服务的定义

互联网药品信息服务，是指通过互联网向上网用户提供药品（含医疗器械）信息的服务活动。

### （二）互联网药品信息服务的分类

互联网药品信息服务分为经营性和非经营性两类，经营性互联网药品信息服务是指通过互联网向上网用户有偿提供药品信息等服务的活动；非经营性互联网药品信息服务是指通过互联网向上网用户无偿提供公开的、共享的药品信息服务的活动。

## 二、互联网药品信息服务管理机构与基本要求

### （一）互联网药品信息服务网站的管理机构

国务院药品监督管理部门对全国提供互联网药品信息服务的网站实施监督管理。省级药品监督管理部门对本行政区域内提供互联网药品信息服务活动的网站实施监督管理。

### （二）互联网药品信息服务的基本要求

提供互联网药品信息服务网站所登载的药品信息必须科学、准确，必须符合国家的法律、法规和国家有关药品、医疗器械管理的相关规定。

提供互联网药品信息服务的网站不得发布麻醉药品、精神药品、医疗用毒性药品、放射性药品、戒毒药品和医疗机构制剂的产品信息。

提供互联网药品信息服务的网站发布的药品（含医疗器械）广告，必须经过药品监督管理部门审查批准，并注明广告审查批准文号。

## 三、互联网药品信息服务资格申报审批的条件和程序

### （一）申请提供互联网信息服务的条件

申请提供互联网药品信息服务，除应当符合《互联网信息服务管理办法》规定的要求外，还应当具备下列条件：

（1）互联网药品信息服务的提供者应当为依法设立的企事业单位或者其他组织。

（2）具有开展互联网药品信息服务活动相适应的专业人员、设施及相关制度。

（3）有两名以上熟悉药品、医疗器械管理法律、法规和专业知识，或者依法经过资格认定的药学、医疗器械的技术人员。

### （二）申请提供互联网信息服务应提交的材料

申请提供互联网药品信息服务，应当填写国务院药品监督管理部门统一印发的互联网药品信息服务

申请表，向网站主办单位所在地省级药品监督管理部门提出申请，同时提交以下材料：

（1）企业营业执照复印件。

（2）网站域名注册的相关证书或者证明文件。从事互联网药品信息服务网站的中文名称，除与主办单位名称相同的以外，不得以"中国""中华""全国"等冠名；除取得药品招标代理机构资格证书的单位开发的互联网站外，其他提供互联网药品信息服务的网站名称中不得出现"电子商务""药品招商""药品招标"等内容。

（3）网站栏目设置说明（申请经营性互联网药品信息服务的网站需提供收费栏目及收费方式的说明）。

（4）网站对历史发布信息进行备份和查阅的相关管理制度及执行情况说明。

（5）药品监督管理部门在线浏览网站上所有栏目、内容的方法及操作说明。

（6）药品及医疗器械相关专业技术人员学历证明或者其专业技术资格证书复印件、网站负责人身份证复印件及简历。

（7）健全的网络与信息安全保障措施，包括网站安全保障措施、信息安全保密管理制度、用户信息安全管理制度。

（8）保证药品信息来源合法、真实、安全的管理措施、情况说明及相关证明。

### （三）互联网药品信息服务资格的审批程序

拟提供互联网药品信息服务的网站按照属地监督管理的原则，向该网站主办单位所在地省级药品监督管理部门提出申请，提交互联网药品信息服务申请表及相关材料。

省级药品监督管理部门在收到申请者的互联网药品信息服务申请表和申请材料之日起 5 日内做出是否受理的决定，受理的，发给受理通知书；不受理的，书面通知申请人并说明理由，同时告知申请人享有依法申请行政复议或者提起行政诉讼的权利。

对于申请材料不规范、不完整的，省级药品监督管理部门自申请之日起 5 日内一次告知申请人需要补正的全部内容；逾期不告知的，自收到材料之日起即为受理。

省级药品监督管理部门自受理之日起 20 日内对申请提供互联网药品信息服务的材料进行审核，并作出同意或不同意的决定。同意的，由省级药品监督管理部门核发互联网药品信息服务资格证书，同时报国务院药品监督管理部门备案并发布公告；不同意的，应当书面通知申请人并说明理由，同时告知申请人享有依法申请行政复议或者提起行政诉讼的权利。

申请提供互联网药品信息服务者，在获得核发的互联网药品信息服务资格证书后，可持此证向国务院信息产业主管部门或者省级电信管理机构按规定程序申请经营许可证或办理备案手续。

提供互联网药品信息服务的网站，应当在其网站主页显著位置标注互联网药品信息服务资格证书的证书编号，省级药品监督管理部门应对提供互联网药品信息服务的网站进行监督检查，并将检查情况向社会公告。

### （四）资格证书的换发、收回和项目变更

**1. 证书换发**  互联网药品信息服务资格证书有效期为 5 年。有效期届满，需要继续提供互联网药品信息服务的，持证单位应当在有效期届满前 6 个月内，向原发证机关申请换发互联网药品信息服务资格证书。原发证机关进行审核后，认为符合条件的，予以换发新证；认为不符合条件的，发给不予换发新证的通知并说明理由，原互联网药品信息服务资格证书由原发证机关收回并公告注销。

省级药品监督管理部门根据申请人的申请，应当在证书有效期届满前做出是否准予其换证的决定。逾期未做出决定，视为准予换证。

**2. 证书收回**  互联网药品信息服务资格证书可以根据互联网药品信息服务提供者的书面申请，由原发证机关收回，原发证机关应当报国务院药品监督管理部门备案并发布公告。被收回证书的网站不得

继续从事互联网药品信息服务。

**3. 证书项目变更** 互联网药品信息服务提供者变更下列事项之一的，应当向原发证机关申请办理变更手续，填写互联网药品信息服务项目变更申请表，同时提供以下相关证明文件：

（1）互联网药品信息服务资格证书中审核批准的项目（互联网药品信息服务提供者单位名称、网站名称、IP 地址等）。

（2）互联网药品信息服务提供者的基本项目（地址、法定代表人、企业负责人等）。

（3）网站提供互联网药品信息服务的基本情况（服务方式、服务项目等）。

省级药品监督管理部门自受理变更申请之日起 20 个工作日内作出是否同意变更的审核决定。同意变更的，将变更结果予以公告并报国家药品监督管理部门备案；不同意变更的，以书面形式通知申请人并说明理由。

省级药品监督管理部门对申请人的申请进行审查时，应当公示审批过程和审批结果。申请人和利害关系人可以对直接关系其重大利益的事项提交书面意见进行陈述和申辩。依法应当听证的，按照法定程序举行听证。

## 四、违反《互联网药品信息服务管理办法》的处罚

（1）未取得或超出有效期使用证书从事互联网药品信息服务的，由国务院药品监督管理部门或省级药品监督管理部门给予警告并责令停止服务，情节严重的移送有关部门依法处罚。

（2）网站未在主页显著位置标注证书编号的，由国务院药品监督管理部门省级药品监督管理部门给予警告、责令限期改正，在限期拒不改正的，对非经营性网站罚款 500 元以下，对经营性网站罚款 5000 元至 1 万元。

（3）省级药品监督管理部门违法审批发证书，原发证机关应撤销原批准的证书，对由此给申请人合法权益造成损害的，原发证机关按赔偿法给予赔偿。对直接负责的主管人员和直接责任人，由所在单位或上级给予行政处分。

（4）互联网药品信息服务提供者违法使用证书的，由国务院药品监督管理部门或省级药品监督管理部门依法处罚。

（5）已获得互联网药品信息服务资格证书，有以下违反药品信息服务管理规定的，由国务院药品监督管理部门或省级药品监督管理部门给予警告，责令限期改正。情节严重的，对非经营性网站罚款 1000 元以下，对经营性网站罚款 1 万元至 3 万元；构成犯罪的，移交司法部门追究刑事责任：①提供的药品信息直接撮合药品网上交易的；②超审核同意范围提供互联网药品信息服务的；③提供不真实信息造成不良社会影响的；④擅自变更信息服务项目的。

## ≫ 第五节　药品追溯管理

《药品管理法》规定，国家建立健全药品追溯制度。国务院药品监督管理部门应当制定统一的药品追溯标准和规范，推进药品追溯信息互通互享，实现药品可追溯。药品追溯以实现"一物一码，物码同追"为方向，加快推进药品信息化追溯体系建设，强化追溯信息互通共享，实现全品种、全过程追溯，促进药品质量安全综合治理，提升药品质量安全保障水平。

## 一、药品追溯管理的相关概念

### （一）药品追溯和药品追溯码

**1. 药品追溯**　是指通过记录和标识，正向追踪和逆向溯源药品的生产、流通和使用情况，获取药品全生命周期追溯信息的活动。

**2. 药品追溯码**　用于唯一标识药品各级销售包装单元的代码，由一列数字、字母和（或）符号组成，通过一定的载体（如一维码、二维码、电子标签等）附着在药品产品上，应可被扫码设备和人眼识别。药品追溯码是建立药品与其对应追溯数据的钥匙，是实现"一物一码，物码同追"的必要前提和重要基础。

**3. 药品标识码**　用于标识特定于某种与药品上市许可持有人、生产企业、药品通用名、剂型、制剂规格和包装规格对应的药品的唯一代码，由药品上市许可持有人/生产企业向药品追溯协同服务平台备案药品包装规格相关信息后产生，将在药品追溯协同服务平台上公开，供业界使用。

### （二）药品信息化追溯体系

**1. 药品信息化追溯体系**　是指药品上市许可持有人/生产企业、经营企业、使用单位、监管部门和社会参与方等，通过信息化手段，对药品生产、流通、使用等各环节的信息进行追踪、溯源的有机整体。

**2. 药品信息化追溯体系参与方**　主要包括药品上市许可持有人/生产企业、经营企业、使用单位、监管部门和社会参与方等。各参与方应按照有关法规和标准，履行共建药品信息化追溯体系的责任和义务。

**3. 药品信息化追溯体系构成**　药品信息化追溯体系应包含药品追溯系统、药品追溯协同服务平台（以下简称协同平台）和药品追溯监管系统。

（1）**药品追溯系统**　是用于药品信息化追溯体系参与方按照质量管理规范要求，记录和储存药品生产、流通及使用等全过程的追溯信息的信息系统，用于实现追溯信息存储、交换、互联互通。

（2）**药品追溯协同服务平台**　是药品信息化追溯体系中的"桥梁"和"枢纽"，通过提供不同药品追溯系统的访问地址解析、药品追溯码编码规则的备案和管理，以及药品、企业基础数据分发等服务，辅助实现药品追溯相关信息系统的数据共享和业务协同。

（3）**药品追溯监管系统**　是药品监督管理部门根据自身的药品追溯监管需求而建设的信息系统，可分为国家和省级药品追溯监管系统，应具有追溯数据获取、数据统计、数据分析、智能预警、召回管理、信息发布等功能，辅助相关部门开展日常检查、协同监管等工作，加强风险研判和预测预警。

## 二、我国药品追溯管理制度概况

从 2006 年开始，我国药品监督管理部门积极推进药品追溯工作，试行药品电子监管，为每件最小销售包装单位的药品赋予的电子标识标签，并取得了一定成效。但随着经济的发展、技术的进步，开展药品追溯工作的社会环境发生了很大变化，药品电子监管不能完全满足药品追溯管理的需要，2016 年国家食品药品监督管理总局发布公告决定暂停执行药品电子监管。

2018 年 11 月国家药品监督管理局发布《关于药品信息化追溯体系建设的指导意见》（以下简称《指导意见》），全面推进药品追溯管理建设工作，要求各省（自治区、直辖市）药品监督管理部门可结合监管实际制定实施规划，按药品剂型、类别分步推进药品信息化追溯体系建设，并提出编制统一信息化追溯标准、建设信息化药品追溯体系、推进追溯信息互联互通、拓展药品追溯数据价值、药品监督管理部门应指导和监督追溯体系建设等六项工作任务。

2019 年新修订的《药品管理法》明确规定国家建立健全药品追溯制度,奠定了药品信息化追溯体系建设的法律基础,与《疫苗管理法》以及 2019 年 4 月国家药品监督管理局发布的《药品信息化追溯体系建设导则》(以下简称《导则》)和《药品追溯码编码要求》(以下简称《编码要求》)两项信息化标准构成了我国药品信息化追溯体系建设的基础法规体系,标志着我国的医药产业正式进入电子监管时代。

2019 年 8 月,国家药品监督管理局印发了《疫苗追溯基本数据集》《疫苗追溯数据交换基本技术要求》《药品追溯系统基本技术要求》等 3 项信息化标准。加上前期发布的《导则》《编码要求》2 项标准,疫苗信息化追溯体系建设所需的 5 项标准全部发布实施,用于指导各方共同开展疫苗信息化追溯体系建设。

2020 年 3 月,国家药品监督管理局印发了《药品上市许可持有人和生产企业追溯基本数据集》《药品经营企业追溯基本数据集》《药品使用单位追溯基本数据集》《药品追溯消费者查询基本数据集》《药品追溯数据交换基本技术要求》等 5 项标准,加上 2019 年发布的《导则》等 5 项标准,国家药品监督管理局组织编制的 10 个药品追溯相关标准,已全部发布实施。这 10 项药品追溯标准可分为药品追溯基础通用标准、疫苗追溯数据及交换标准、药品(不含疫苗)追溯数据及交换标准三大类。三大类标准既相互协调,又各有侧重,将有助于打通各环节、企业独立系统之间的壁垒,有利于构建药品追溯数据链条,实现全品种、全过程药品追溯。

## 三、药品追溯管理的主要内容

### (一)药品追溯体系建设的目标与建设要求

**1. 目标** 药品上市许可持有人、生产企业、经营企业、使用单位通过信息化手段建立药品追溯系统,及时准确记录、保存药品追溯数据,形成互联互通药品追溯数据链,实现药品生产、流通和使用全过程来源可查、去向可追;有效防范非法药品进入合法渠道;确保发生质量安全风险的药品可召回、责任可追究。

药品生产、流通和使用等环节共同建成覆盖全过程的药品追溯系统,药品上市许可持有人、生产企业、经营企业、使用单位质量管理水平明显提升,药品监督管理部门的监管信息化水平和监管效率逐步提高,行业协会积极发挥药品信息化追溯体系建设的桥梁纽带和引领示范作用,实现药品信息化追溯数据社会公众可自主查验,提升全社会对药品信息化追溯的认知度。

**2. 建设要求**

(1)功能要求 ①药品追溯系统,应包含药品在生产、流通及使用等全过程追溯信息,并具有对追溯信息的采集、存储和共享功能,可分为企业自建追溯系统和第三方机构提供的追溯系统两大类。②协同平台,应包含追溯协同模块和监管协同模块,追溯协同模块服务企业和消费者,监管协同模块服务监管工作。应可提供准确的药品品种及企业基本信息、药品追溯码编码规则的备案和管理服务以及不同药品追溯系统的地址服务,辅助实现不同药品追溯系统互联互通。③药品追溯监管系统,包括国家和各省药品追溯监管系统,根据各自监管需求采集数据,监控药品流向,应包含追溯数据获取、数据统计、数据分析、智能预警、召回管理、信息发布等功能。

(2)系统(平台)数据交换要求 药品追溯系统、协同平台、药品追溯监管系统之间的数据交换应符合国家药品监督管理局制定的数据交换相关技术标准。

药品信息化追溯体系基本构成及相互关系见图 12-4。

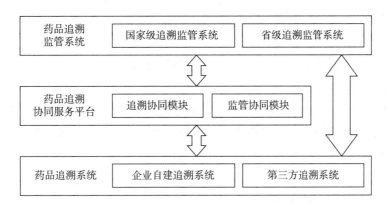

图 12 - 4 药品信息化追溯体系基本构成及相互关系

（3）系统（平台）建设安全性要求　用户安全访问、数据安全传输、数据安全存储、系统（平台）安全管理应符合《导则》要求。

#### （二）药品追溯码编码要求

**1. 编码原则**

（1）实用性　药品追溯码应保证其科学合理，满足药品追溯业务实际需求和监管要求。

（2）唯一性　药品追溯码的唯一性应指向单个药品销售包装单元；药品标识码的唯一性应指向特定于某种与药品上市许可持有人、生产企业、药品通用名、剂型、制剂规格、包装规格和（或）包装级别对应的药品。

（3）可扩展性　药品追溯码应可根据实际使用需求进行容量扩充。

（4）通用性　药品追溯码应基于药品上市许可持有人、生产企业、经营企业、使用单位广泛使用的编码规则进行设计或选择，并充分考虑与之相关的上下游企业、第三方或监管部门信息系统对接的技术需求。

**2. 药品追溯码基本要求**　药品追溯码应关联药品上市许可持有人名称、药品生产企业名称、药品通用名、药品批准文号、药品本位码、剂型、制剂规格、包装规格、生产日期、药品生产批号、有效期和单品序列号等信息；应符合以下两项要求中的一项：①代码长度为 20 个字符，前 7 位为药品标识码；②符合 ISO 相关国际标准（如，ISO/IEC 15459 系列标准）的编码规则。

**3. 药品追溯码构成要求**　①可由数字、字母和（或）符号组成，包括 GB/T 1988—1998 表 2 中的所有字符；②包含药品标识码，并确保药品标识码在各级别的药品销售包装上保持唯一；③包含生产标识码：生产标识码应包含单品序列号，并可根据实际需求，包含药品生产批号、生产日期、有效期或失效期等；④包含校验位，以验证药品追溯码的正确性。

**4. 药品追溯码载体基本要求**　根据实际需要，药品追溯码的载体可以选择一维条码、二维条码或 RFID 标签等，药品追溯码应可被设备和人眼识读。

**5. 发码机构基本要求**　应有明确的编码规则，并应配合药品上市许可持有人和生产企业将本发码机构的基本信息、编码规则和药品标识码相关信息向协同平台备案，确保药品追溯码的唯一性。

**6. 药品上市许可持有人、生产企业基本要求**　应选择符合本标准要求的发码机构，根据其编码规则编制或获取药品追溯码，对所生产药品的各级销售包装单元赋码，并做好各级销售包装单元药品追溯码之间的关联。在赋码前，应向协同平台进行备案，服从协同平台统筹，保证药品追溯码的唯一性。

#### （三）疫苗信息化追溯体系建设要求

**1. 总体要求**　积极推动建立覆盖疫苗生产、流通和预防接种全过程的信息化追溯体系，实现全部疫苗全过程可追溯，做到来源可查、去向可追、责任可究，提高疫苗监管工作水平和效率，切实保障疫苗质量安全。

**2. 主要任务**

（1）建立统一的追溯标准和规范　国务院药品监督管理部门会同国务院卫生健康主管部门制定统一的疫苗追溯标准和规范。

（2）建立疫苗追溯协同服务平台和监管系统　国务院药品监督管理部门负责建设疫苗追溯协同服务平台，连接免疫规划信息系统和疫苗信息化追溯系统，整合疫苗生产、流通和预防接种全过程追溯信息，实现疫苗全程可追溯；国家药品监督管理局和各省级药品监管部门分别建设国家和省级疫苗信息化追溯监管系统，根据监管需求采集数据，监控疫苗流向，充分发挥追溯信息在日常监管、风险防控、产品召回、应急处置等监管工作中的作用。

（3）建立省级免疫规划信息系统　通过该系统验证本省内疫苗采购入库信息，依法如实记录本省疫苗流通、库存、预防接种等追溯信息，并按标准向协同平台提供追溯信息。

（4）建立疫苗信息化追溯系统　上市许可持有人承担疫苗信息化追溯系统建设的主要责任，按照"一物一码、物码同追"的原则建立疫苗信息化追溯系统，并与协同平台相衔接。

（5）社会参与方提供技术服务　信息技术企业、行业组织等单位可作为第三方技术机构，提供疫苗信息化追溯专业服务。

### >>> 知识链接

#### 疫苗追溯标准规范

国家药监局分两次印发了与疫苗追溯相关的 5 项标准：2019 年 4 月印发了《药品信息化追溯体系建设导则》《药品追溯码编码要求》2 项标准，2019 年 8 月印发了《疫苗追溯基本数据集》《疫苗追溯数据交换基本技术要求》和《药品追溯系统基本技术要求》3 项标准。这 5 项标准将指导各方共同开展疫苗信息化追溯体系建设。

疫苗追溯相关的 5 项标准既相互协调，又各有侧重。《药品信息化追溯体系建设导则》《药品追溯码编码要求》《药品追溯系统基本技术要求》是 3 项基础通用标准。《疫苗追溯基本数据集》《疫苗追溯数据交换基本技术要求》2 项标准是根据疫苗管理的特殊性，为疫苗追溯量身定制。

### ⚑ 执业药师考点

1. 药品说明书管理规定。

2. 药品标签管理规定。

3. 药品名称、商标和专有标识管理。

4. 药品广告的界定和管理规定；药品广告的审查和发布。

5. 提供互联网药品信息服务的基本要求；互联网药品信息的发布。

6. 药品追溯制度。

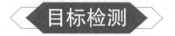

答案解析

一、A 型题（最佳选择题）

1. 药品的标签是指（　　）。

A. 药品包装上印有或者贴有的内容

B. 药品内包装上印有或者贴有的内容

C. 直接接触药品的包装的标签

D. 药品说明书上印有或贴有的内容

2. 根据《药品说明书和标签管理规定》，下列说法不正确的是（　　）。

A. 药品包装必须按照规定印有或者贴有标签

B. 药品说明书和标签的文字表述应当科学、规范、准确

C. 药品说明书和标签中的文字应当清晰易辨，标识应当清楚醒目，不得有印字脱落或者粘贴不牢等现象，不得以粘贴、剪切、涂改等方式进行修改或者补充

D. 可夹带其他介绍或者宣传产品、企业的文字、音像及其他资料

3. 以下关于药品广告说法正确的是（　　）。

A. 处方药不得在大众传播媒介发布广告，但可以向公众赠送医学专业期刊

B. 可以处方药和非处方药的商品名称为各种活动冠名

C. 药品广告必须标明药品生产企业或者药品经营企业名称

D. 药品广告不得以儿童为诉求对象，但可以儿童名义介绍药品

4. 互联网药品信息资格服务证书的格式，由（　　）统一制定。

A. 中国互联网信息中心

B. 中华人民共和国工业和信息化部

C. 所在地省级药品监督管理局

D. 国家药品监督管理局

5. 药品监督管理部门根据自身的药品追溯监管需求而建设的信息系统是（　　）。

A. 药品追溯系统　　　　　　　　B. 药品追溯协同服务平台

C. 药品追溯监管系统　　　　　　D. 药品信息化追溯体系

二、综合问答题

6. 简述药品标签的主要内容。

7. 简述药品说明书的内容、格式和主要管理规定。

8. 简述药品广告的发布规定。

9. 提供互联网药品信息服务的网站应具备什么条件？

10. 简述药品追溯建设体系建设的目标。

---

书网融合……

思政导航

本章小结

题库

（冯　鑫　王满元）

# 第十三章　药物经济学评价

## 第一节　药物经济学概述

PPT

### 一、药物经济学的定义及研究内容

随着医药卫生技术的不断进步和人们健康需求的不断增加，医药资源有限性与健康需求无限性之间的矛盾日益突出，这给全球医药卫生体系带来了巨大压力和挑战。如何合理地配置医药资源、提高医药资源的使用效率，成为世界各个国家或地区所共同面临的重要问题。

药物经济学（pharmacoeconomics，PE）是人类应对医药资源配置问题而发展起来的新兴交叉学科，也是一门为医药及其相关决策提供经济学参考依据的应用性学科。药物经济学的定义可以分为宏观和微观两个层面。从宏观层面，药物经济学是应用经济学等相关学科的知识，研究医药领域资源利用的经济问题和经济规律，探索如何提高药物资源的配置和利用效率，以有限的药物资源实现健康状况的最大程度改善的学科；从微观层面，药物经济学是对医疗干预措施成本和健康产出的测量与分析，其基于经济学、流行病学、决策学、生物统计学等学科的原理和方法，识别、测量和比较不同医疗干预措施的成本和健康产出，以帮助患者、临床医师及其他相关决策者在不同干预措施之间进行选择。本章主要从微观层面介绍药物经济学的基本理论和方法。

药物经济学的研究内容主要包括以下几个方面：

（1）研究药物资源利用的经济效果，对药物资源的利用程度进行评价，即药物经济学评价。药物经济学评价是药物经济学研究的最基本的内容。

（2）研究提高药物资源利用程度与利用效率的途径和方法。这一领域主要研究在药品的研发、生产、流通和使用各环节中实现药物的安全性有效性的同时，如何最大限度地提高药物资源的配置和利用效率，寻求提高药物资源利用程度的途径与方法。

（3）研究医药和经济的相互关系，探讨医药与经济相互促进协调发展的途径。经济发展与人力资源的健康密不可分，而医药技术对人力资源的健康状况有非常重要的作用和影响。这一领域主要研究适合一国国情的卫生保健水平和标准以及选用什么水平的药物等，即开展预算影响分析。

药物经济学研究内容的多样性决定了其服务对象的多元化。药物经济学的服务对象包括一切对药物资源的配置和利用有经济性要求的组织和个人，如政府管理或决策部门（包括药品审评部门、药品价格制定部门、药品报销目录的制定及医疗保障基金管理部门、基本药物的遴选部门等）、医疗服务的提供者（包括医疗机构或医生）及承办医疗保险业务的保险公司、医药企业、患者等。

## 二、药物经济学研究的必要性及其作用

### （一）药物经济学研究的必要性

首先，药物经济学研究是实现药事管理目标的重要途径。药事管理是对医药领域内所有有关药物的各种资源与要素的综合管理，既要遵循和采用各领域普遍适用的管理原理与方法，又需要结合和体现医药行业和药品本身的特点。随着我国经济体制的转变以及药品研究开发由仿制为主向创新为主的战略调整，我国药事管理的使命和最高目标已转变为保证和提高公众用药的安全性、有效性、经济性和适当性，即保证和提高合理用药水平。经济性是指获得单位用药效果所投入的成本应尽可能低，而这正是药物经济学所研究的主要内容。因此，开展药物经济学研究是实现药事管理的目标所必需的，也是药事管理研究的重要内容之一。

其次，药物经济学研究是解决稀缺的医药资源与人们日益增长的健康需求之间的矛盾的重要手段。资源和物品相对于人类无限需要的有限性被称为稀缺性，而药物经济学正是为药物资源的合理配置和有效利用提供科学依据的一门新兴学科。我国人均医药资源相对较少，与发达国家相比存在很大的差距。但人们对生命质量和健康水平的需求却不亚于发达国家。因此，与发达国家相比，有限的药物资源与人们日益提高的医药需求之间的矛盾更加突出，应用药物经济学指导我国的医药实践就变得尤为紧迫和重要。

### （二）药物经济学的作用

药物经济学能够为政府部门、医疗机构、医生和患者等与医药相关的决策和选择提供科学依据，从而促进药物资源的优化配置和高效利用，主要表现在为新药审批提供参考，为药物研发决策提供依据，为药品的合理定价提供依据，为基本药物及医疗保险报销目录药品的选择提供依据，为临床治疗路径的合理选择及合理用药提供依据，为医疗决策提供依据，为制定药物政策提供依据等。

## 三、药物经济学在我国的应用及发展

药物经济学最早兴起于西方国家，并于20世纪90年代初进入我国，虽起步较晚，但总体上呈不断上升和发展的态势。近年来，我国学者每年发表的药物经济学文献数量逐年增长，研究队伍和能力不断壮大和发展。

伴随我国医药卫生体制改革、医疗保险制度改革和药品生产流通体制改革逐渐深入，药物经济学在我国开始进入政策应用阶段。目前，在新药研发、基本药物遴选、药品定价和医疗保险准入及临床合理用药等方面都更加重视医疗干预措施的药物经济学评价结果，这也促进了我国药物经济学学科的进一步发展。

药物经济学是经济学在医药卫生领域的应用，是社会科学与自然科学的交叉融合，既涉及疾病治疗方案选择和药物应用，也关乎健康发展的趋势和医药卫生政策的制定。药物经济学在未来我国医疗卫生服务改善与健康产业发展中必将发挥越来越重要的作用。随着社会各界特别是政府部门对药物经济学重视程度的不断提高，我国药物经济学研究与应用的步伐将日益加快。

PPT

## ⟫ 第二节　药物经济学评价方法

### 一、药物经济学评价的定义

药物经济学评价是药物经济学最主要的研究内容，是建立在公共领域经济评价的理论和方法基础上，并结合医药领域的特殊性而来。药物经济学评价是指对卫生保健系统中的与药物治疗相关的干预方案的成本（资源消耗）及其产出（临床的、经济的、人文的）进行识别、测量和比较。

对成本和健康产出的识别、计量与比较是药物经济学评价的核心。成本是为达成一事或获得一物所必须付出的或已经付出的代价，通常以货币的形式予以计量；产出是指有益的或有利的结果（并不是活动或项目所产生的全部结果，而是其中所期望的结果）。药物经济学中的成本是指利用药物实施预防、诊断或治疗过程中所消耗的资源或所付出的代价，包括人力、财力、物力、时间等资源及因实施干预措施而产生的行动不便、恐惧、不安、痛苦等，主要指所付出资源或代价的机会成本。药物经济学中的健康产出根据其计量单位的不同可以分为效果、效用和效益等三类。

药物经济学中的效益，是指实施某一药物治疗或干预方案所获得的所有有利的或有益的结果，且该有利或有益的结果以货币形态予以计量；效果是指以临床指标计量的健康产出，通常用一般医疗卫生服务的卫生统计指标或临床效果指标来表示，如挽救生命的病例数、治愈的病例数、血压降低值等；健康效用是指人们对特定健康状态的偏好程度，这种偏好或意愿代表了社会或个人某种价值观念的取向，是消费者或患者对医疗干预措施结果的满意度的判断，综合考虑了临床和人文双方面的影响，其指标通常为质量调整生命年（QALYs）、伤残调整生命年（DALY）等。

### 二、药物经济学评价的常用方法

药物经济学评价的常用方法主要有成本–效益分析（cost–benefit analysis，CBA）、成本–效果分析（cost–effectiveness analysis，CEA）、成本–效用分析（cost–utility analysis，CUA）和最小成本分析（cost–minimization analysis，CMA）等四种，如表 13–2 所示。

表 13–2　药物经济学评价常用方法

| 评价方法 | 成本计量单位 | 产出计量单位 | 结果指标 |
|---|---|---|---|
| CBA | 货币 | 货币 | 效益成本比、净现值等 |
| CEA | 货币 | 临床效果指标 | 成本效果比、增量成本效果比 |
| CUA | 货币 | 质量调整生命年或其他 | 成本效用比、增量成本效用比 |
| CMA | 货币 | 产出相同或相等 | 成本差 |

药物经济学评价中最早使用的方法成本–效益分析来自公共领域经济评价中的效益–成本比指标。由于该指标的计算，需要将成本和产出全部转换成货币，而医药领域干预方案的产出通常关系到人的生命和健康等难以货币化计量的内容，因此人们尝试着用效果或效用指标来计量干预方案的产出，主要为成本–效果分析和成本–效用分析。

#### （一）成本–效益分析方法

**1. 成本–效益分析的含义**　成本–效益分析（CBA）是对各干预方案的成本和产出均以货币形态予以计量和描述，并对货币化了的成本和产出进行比较的一种方法。通常情况下，只有效益不低于成本的方案才是经济可行的方案。

**2. 成本的计量**　药物经济学评价中的成本不仅仅是指药物本身的成本，而是包括药物治疗过程中所消耗的药品成本及所有相关成本，包括直接成本、间接成本和隐性成本。直接成本是指在医疗服务活动中直接发生的成本，分为直接医疗成本（如医生的时间、药费、手术费等）和直接非医疗成本（如交通费、食宿费、营养费等）；间接成本是指由于疾病、伤残或死亡造成的患者及其家庭的劳动时间及生产率损失，包括休工、休学、早亡等造成的工资损失等；隐性成本是指因疾病或实施预防、诊断等医疗服务所引起的疼痛、忧虑、紧张等生理上和精神上的痛苦及不适。药物经济学评价的不同角度所关注的成本项目不同，因此需首先明确研究角度，再进行成本的识别与测量。成本由消耗资源的数量和单价的乘积构成，因此测量成本时首先要识别所消耗的资源或代价，计算每一种资源或代价的单位量，然后计算成本。如果疾病的治疗时间超过一年时，要对成本进行贴现。贴现是为了使成本或产出能够在同一时点进行比较。贴现率的选择要考虑不同社会经济发展速度、价格变化、消费者的时间偏好等多种因素。

**3. 效益的计量**　效益通常可以分为直接效益、间接效益和无形效益等三种。直接效益是指实施某干预方案所导致的健康的恢复或改善、生命的延长，以及卫生资源耗费的减少或节约；间接效益是指实施某干预方案所导致的生命、健康、卫生资源之外的成本节约或损失的减少，如因有效治疗而减少的误工损失等；无形效益是指实施某干预方案所导致的患者及其亲朋的行动或行为不便、肉体或精神上的痛苦、忧虑或紧张等的减少，以及由医疗干预项目引发的医院声誉的提高等。

效益的计量通常采用的方法是人力资本法和意愿支付法。人力资本法是指用患者增加的健康时间所带来的工资收益表示健康效益；意愿支付法是指个人总体效用值不变的情况下，通过计量患者愿意牺牲的货币收益来表示健康状态的价值。

**4. 成本－效益分析的常用指标及公式**　成本－效益分析常用的指标有效益－成本比、净现值、净年值等。

效益－成本比是指方案在整个实施期内的效益之和与成本之和的比值。按是否考虑资金时间价值（即是否考虑贴现）分为静态效益－成本比（不考虑贴现）和动态效益－成本比（考虑贴现），具体计算公式如式 13－1 和式 13－2 所示。

$$B/C = \frac{\sum\limits_{t=0}^{n} b_t}{\sum\limits_{t=0}^{n} c_t} \qquad (13-1)$$

式中，$B/C$ 为静态效益－成本比；$b_t$ 为干预方案在第 $t$ 年末的效益；$c_t$ 为干预方案在第 $t$ 年末的成本；$n$ 为治疗周期。

$$B/C^* = \frac{\sum\limits_{t=0}^{n} \dfrac{B_t}{(1+i)^t}}{\sum\limits_{t=0}^{n} c_t \dfrac{C_t}{(1+i)^t}} \qquad (13-2)$$

式中，$B/C^*$ 为动态效益－成本比；$i$ 为贴现率。

对单一方案，若 $B/C \geq 1$ 或 $B/C^* \geq 1$，则表明该方案是经济的，可以接受；反之，则方案不经济。对多个干预方案比较选优时，需要采用增量分析法，计算增量成本－效益比（$\Delta B/\Delta C$）。

**5. 增量分析法**　也称差额分析法，是对不同的备选方案在各个相应时点上所发生的对应金额（现金流入或现金流出）或非货币化的产出的差额进行分析，进而比较构成这一差额的两个方案的经济性的方法。药物经济学评价的基本决策原则是增量分析，同样适用于成本－效果分析和成本－效用分析。

增量分析法的步骤如下：①按照投资额（或成本额）由小到大的顺序将备选方案排序；②判断最

低投资额方案的经济性，只有投资额较低的方案是经济的（$B/C \geq 1$ 或 $B/C^* \geq 1$），投资额较高的相邻方案才可以与之构成差额并进行分析；③用成本较高的方案与成本较低的方案进行比较，计算增量成本－效益比，见式 13－3。如果增量成本－效益比是经济的，即 $\Delta B/\Delta C \geq 1$ 或 $\Delta B/\Delta C^* \geq 1$，则成本额高的方案的经济性优于成本额较低的方案，反之亦然。

$$\Delta B/\Delta C = (B_2 - B_1) / (C_2 - C_1) \qquad\qquad (13-3)$$

**案例13-1**

### 成本－效益分析案例

分别采用方案 M、N 治疗某种疾病，具体的成本和收益数据如表 13－3 所示，用成本效益分析法对方案的经济性进行评价与选择。

表 13－3　方案 M、N 的成本和收益

单位：元

| 方案 | 效益现值 | 成本现值 |
|---|---|---|
| M | 5674 | 2799 |
| N | 6011 | 3027 |

解：此例需要用增量分析法进行排序选优。首先需要判定成本较低的方案 M 的经济性：

$$B/C^* = 5674/2799 = 2.03$$

由于方案 M 的效益成本比大于 1，表明 M 方案是经济的。计算 M 方案与 N 方案的增量成本效果比：

$$\Delta B/\Delta C^* = (B_N - B_M) / (C_N - C_M) = (6011 - 5674) / (3027 - 2799) = 1.48$$

由于 $\Delta B/\Delta C^*$ 大于 1，表明方案 N 比方案 M 所多投入的成本是经济的，因此，应选择方案 N。

### （二）成本－效果分析方法

**1. 成本－效果分析的含义及常用指标**　成本－效果分析（CEA）是对不同卫生计划或治疗方案实施的成本和结果直接进行比较分析，进而评价计划或方案经济效果的一种方法。成本－效果分析方法的常用指标是成本－效果比（$C/E$）和增量成本－效果比（$\Delta C/\Delta E$），其计算公式与判定标准与成本－效益分析方法相同。

**2. 效果的计量**　效果采用一般医疗卫生服务的卫生统计指标或对疾病和健康影响的结果指标来表示产出，可以分为中间指标和最终指标。中间指标一般指预防和临床药物治疗的短期效果指标，如试验室检测结果、仪器或影像学检测结果（包括血压、血糖、血脂，或其他生理、生化、免疫学等指标），通常在短期内反映医疗卫生服务干预措施的效果，因果关系比较明确；最终指标又叫终点指标，一般是指反映预防和临床药物治疗的长期效果指标。临床常用终点指标包括治愈率、死亡率、伤残率、获得的生命年、人均期望寿命等。临床研究（包括药物经济学研究）通常优先采用终点指标。

**3. 适用范围**　由于成本和效果的计量单位不同，对单一方案进行成本－效果分析将因缺乏比较基准而不具有经济意义，因此成本－效果分析不适于对单一方案的经济性进行评价，只适用于可获得同类临床效果并同时符合可比条件的两个或两个以上干预方案间的评价与比较。

**案例13-2**

### 成本－效果分析案例

采用四种方案治疗 2 型糖尿病，将患者分为 A、B、C、D 等四组。效果用总有效率来衡量。总有效率 ＝（显效例数 ＋ 有效例数）/总例数 ×100%，疗效判定以血糖下降值为标准。四组治疗方案及其对空

腹血糖的成本和效果如表 13 - 4 所示。试用成本 - 效果分析方法对方案的经济性进行评价与选择。

表 13 - 4　四组方案治疗方案对空腹血糖的成本和效果

| 组别 | $C$（元） | $E$/总有效率（%） |
|---|---|---|
| A 组（阿卡波糖） | 798.32 | 84.7 |
| B 组（格列美脲） | 258.54 | 83.3 |
| C 组（二甲双胍） | 184.55 | 81.7 |
| D 组（瑞格列奈 + 二甲双胍） | 210.32 | 87.3 |

解：分别计算两组治疗方案的成本 - 效果比，

A 组：$C_A/E_A = 798.32/84.7 = 942.53$

B 组：$C_B/E_B = 258.54/83.3 = 310.37$

C 组：$C_C/E_C = 184.55/81.7 = 225.89$

D 组：$C_D/E_D = 210.32/87.3 = 240.92$

从成本 - 效果比的结果可以看出，C 组的成本 - 效果比较小，C 组的经济性更好。

计算增量成本 - 效果比，先将四组方案按成本由小到大排序，分别为 C 组、D 组、B 组、A 组；然后依次进行比较，

$$\Delta C/\Delta E = (C_D - C_C) / (E_D - E_C) = 460.18$$

分别计算 A 组和 B 组的增量效果 - 成本比为 20459.00 和 4624.38。从增量成本 - 效果比来看，D 组治疗方案的增量成本 - 效果比最小，因此 D 组比 A 组和 B 组的经济性更好。

### （三）成本 - 效用分析方法

**1. 成本 - 效用分析的含义及常用指标**　成本 - 效用分析（CUA）是指将干预方案的成本以货币形态计量，产出则以效用指标来表示，并对干预方案的成本和效用进行比较，进而判定干预方案经济性的一种评价方法。成本 - 效用分析方法的常用指标是成本 - 效用比（$C/U$）和增量成本 - 效用比（$\Delta C/\Delta U$），其计算公式与判定标准亦与成本 - 效果分析方法中的相同。

**2. 效用的计量**　效用的常用指标是质量调整生命年（QALYs）。质量调整生命年指用健康效用值作为生命质量权重调整后的生存年数，具体为某健康状态下生活的年数与该状态下健康效用值的乘积。基于效用理论，个体质量调整生命年的计算可以推算到人群中，因此质量调整生命年的群体计算公式如式 13 - 4 所示。

$$QALYs = 生活年数 \times 健康效用值 \times 改进人群的数量 \tag{13 - 4}$$

QALYs 的计算需要两部分数据：①QALYs 计算过程中的健康状态路径和每一个健康状态的持续时间；②同一时间段内，健康状态的偏好权重，即健康效用值。健康效用值的测量方法有直接测量法和间接测量法。直接测量法是指通过使用某种工具直观地得到受访者的效用值的方法，主要包括标准博弈法、时间权衡法、模拟视觉标尺法等。间接测量法是指通过量表中的问题和效用值转换表来间接得到受访者效用值的方法，主要有通用效用值测量量表、疾病专用效用值测量量表和映像法等三种。测量健康效用值的常用量表包括欧洲五维健康量表（EQ - 5D）和六维健康调查简表（SF - 6D）等。

**3. 适用范围**　成本 - 效用分析适用于临床产出指标不同的各种不同治疗药物之间的比较。在产出评价方面既考虑了治疗方案给患者带来的生存时间的影响，也考虑了治疗方案给患者带来的生存质量方面的影响，并且生存质量的评价包含了对患者生理、心理和社会功能的评价，因此该评价方法比其他评价方法更为全面。成本 - 效用分析法尤其适用于慢性病治疗方案的经济性评价。

### （四）最小成本分析方法

最小成本分析（CMA）是指在各干预方案的产出（效益、效果、效用）相同或相当时，仅对干预方案的成本进行比较，从中选择成本最小的方案。最小成本分析是上述三种分析方法的特例。

## 三、药物经济学评价的步骤

### （一）介绍研究背景

对研究背景相关信息的全面把握，将有助于研究者更好地确定研究问题的重点和范围、研究方法的选择以及研究项目的组织和实施。研究背景需要提供的信息通常包括疾病的流行病学概况及其经济负担，主要干预措施（包括药物与非药物）及其疗效与安全性，国内外临床诊疗指南对治疗方案的推荐，全球范围内相关干预措施的药物经济学评价现状等。

### （二）明确研究目的与研究问题

在开展研究之前，选择明确所要评价或解决的问题，以及通过评价或解决问题所要达成的预期目标。目标决定着所研究问题的边界和范畴。

### （三）选择研究角度

药物经济学的研究角度指该研究在评价成本和产出时的立场和角度，主要包括全社会角度、卫生体系角度、医疗保障支付方角度、医疗机构角度、患者角度。通常需要根据研究背景、研究目的及相关的决策者需求来选择合适的研究角度，不同研究角度下的成本和健康产出的内涵和测量范围往往不同。

### （四）确定目标人群、目标干预措施和对照措施

目标人群是指研究目标干预措施要干预的对象，通常指某个药品说明书中规定的适应症人群。在确定目标人群之后，需要了解适用于该人群的所有可选择的干预措施，并从中选出合适的对照干预措施。

### （五）选择健康产出指标与评价方法

评价时所用的评价方法和评价指标应与所要解决的问题相适应。不同的评价方法和指标类型具有不同的特点和适用条件，因此所要解决的问题不同，所选用的评价方法和指标类型也应随之而异。根据药物经济评价的对象或备选方案的特点，投入的多少和产出的是效果、效益还是效用指标，选择适当的药物经济评价方法。

### （六）识别并计量成本和健康产出

依据药物经济学评价的研究角度，按照成本、产出的识别原则和计量方法对成本和健康产出进行识别、计量。药物经济评价对成本的测量，不仅要考虑药品的消耗，还要考虑整个治疗或方案实施过程中人力和其他物质资源的消耗，成本的测量范围需要与研究角度一致；对健康产出的测量，依据产出指标的类型，选择合适的测量工具与方法。

### （七）比较成本和健康产出

运用所选择的评价指标和评价方法计算评价结果指标的值，并依据具体情况对所得结果加以必要的论述和分析，在所有干预方案中选出经济性最好的方案。

### （八）进行不确定性分析

不确定性存在于药物经济学评价过程的每个阶段，包括方法学不确定性、参数不确定性及模型不确定性。方法学及模型不确定性多采用情境分析；参数的不确定性可以采用单因素、多因素、极值分析法

等确定型敏感性分析，也可以采用蒙特卡洛模拟进行概率敏感性分析。不确定性分析帮助人们了解各种影响因素可能的变化，以及发生变化时对备选方案经济学的影响程度，帮助提高决策的科学性。

## ▷ 第三节　药物经济学评价指南

PPT

### 一、药物经济学评价指南的意义

药物经济学评价指南是应用药物经济学理论制定的对药物进行经济学评价应该遵循的一般规范。鉴于药物经济学评价方法在应用和实践中所发挥的重要作用，其科学性和规范性是影响评价结果及其应用的关键。如果没有系统的研究和评估规范，不同的药物经济学研究将可能因为研究设计和报告范式等方面的差异，导致其研究结果的标准和质量各异，从而影响药物经济学评价的可比性、科学性以及对医药卫生决策的参考意义。

药物经济学评价指南一方面可以为研究者提供药物经济学评价过程中的研究规范和共识性建议，促进药物经济学研究的规范化；另一方面可以为药物经济学证据的使用者提供评估药物经济学证据的主要标准，增进药物经济学研究的应用价值，促进药物经济学研究对相关卫生决策的有效支持。

### 二、药物经济学评价指南的分类

截至目前，已经有 44 个国家和地区制定出了适合本地区的药物经济学评价指南，并用于指导和规范所进行的药物经济学研究。目前国际上的药物经济学指南主要分为三类，一是杂志社发布的适用于药物经济学研究投稿的规范性指南；二是行业学会或组织发布的药物经济学推荐，即由各个国家的药物经济学领域专家发布的针对本国家经济评估的指南或推荐，以规范药物经济学研究质量；三是国家卫生决策相关部门发布的递交指南，用于指导药物经济学递交资料的规范性。目前，我国药物经济学评价指南属于上述第二类，即行业学会或组织发布的药物经济学推荐。

### 三、中国药物经济学评价指南

为提高我国药物经济学研究的规范性，2011 年我国发布了《中国药物经济学评价指南（2011）》，这是药物经济学在我国发展的一个里程碑。随着医药卫生体制的深化改革和发展，药物经济学评价在国家药品价格形成、基本药物目录遴选和基本医疗保险目录的更新调整等公共政策中的作用不断加强，从而进一步提高了对药物经济学评价方法的科学性和规范性的要求。2020 年，国内外专家对《中国药物经济学评价指南（2011）》进行了修订和更新，正式出版发布了《中国药物经济学评价指南》（2020 中英双语版），旨在为国家医药技术干预方案的经济性评价提供研究指南和规范要求。随后，我国专家编写并于 2022 年出版了《中国药物经济学评价指南导读（2022）》，详细阐述了研究方法的具体操作步骤，以便研究者能够全面、快速、准确地掌握《指南》的思路及操作方法。

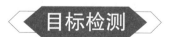
目标检测

答案解析

**一、X 型题（多项选择题）**

1. 临床常用终点指标包括（　）。

  A. 治愈率          B. 死亡率

  C. 伤残率        D. 人均期望寿命

2. 健康效用值的直接测量法包括（　　）。

  A. 标准博弈法       B. 时间权衡法

  C. EQ – 5D        D. 模拟视觉标尺法

二、综合问答题

3. 简述药物经济学的定义及研究内容。

4. 简述药物经济学的三种产出类型。

5. 简述药物经济学常用的四种评价方法。

6. 简述药物经济学评价的基本步骤。

---

书网融合……

  思政导航       本章小结       题库

（钟　丽　喻小勇）

# 第十四章 药品知识产权保护

**学习目标**

知识目标

**1. 掌握** 药品专利的类型及授予条件，专利权的取得与保护，药品商标权的保护，医药商业秘密的主要特征，医药未披露数据的内容。

**2. 熟悉** 药品知识产权的分类及特征，药品商标权的获得，医药商业秘密的保护，医药未披露数据的保护。

**3. 了解** 药品知识产权的概念，药品专利的概念，药品商标的概念、特征，医药未披露数据的概念。

能力目标 通过本章的学习，能够使学生具备药品知识产权保护的意识，做到不侵犯他人知识产权、尊重他人智力成果，并能采用相应的措施来保护自己的智力成果。

加强医药知识产权保护是促进医药技术创新、加速医药科技成果产业化、提高医药企业市场竞争力的重要途径。新药的研发虽具有投资大、成功率低、风险高、周期长的特点，但若能研发成功并充分利用知识产权的保护，则其可以为持有人带来巨大利润。知识产权保护的实施效果，直接影响着医药企业的核心竞争力和企业利润的结构、空间。

## 第一节 药品知识产权概述

PPT

### 一、药品知识产权的界定

**（一）知识产权的概念**

知识产权是指公民、法人或其他组织对其在科学技术和文学艺术等领域内，主要基于智力劳动创造完成的成果所依法享有的专有权利。准确掌握其含义，应注意以下几点：①知识产权的对象是智力劳动的成果；②作为知识产权对象的智力劳动成果必须是具有创造性的智力劳动成果；③知识产权是主体基于智力劳动成果享有的各项权利的总称；④知识产权是基于创造性智力成果的完成和法律的规定产生的。

**（二）药品知识产权**

**1. 药品知识产权的定义** 所谓药品知识产权，是指一切与药品有关的发明创造和智力劳动成果的财产权。

**2. 药品知识产权的种类** 药品知识产权是一个完整的体系，是相互联系、相互影响的有机体，概括起来，药品知识产权主要包括以下几大类。

（1）著作权类 主要包括：①由医药企业或人员创作或提供资金、资料等创作条件或承担责任的医药类百科全书、年鉴、辞书、教材、文献、期刊、摄影、录像等作品的著作权和邻接权，如《药事管理学》教学课件、医药百科全书等；②涉及医药计算机软件或多媒体软件，如药物信息咨询系统、药厂GMP管理系统等；③药品临床前研究的实验数据和药品临床研究的试验数据。

（2）发明创造类 主要有：①药品专利，包括依法取得专利权的新医药产品、生产工艺、配方、生产方法以及新剂型、制药装备、医疗器械和新颖的药品包装、药品造型等；②未申请专利的新药及其他产品，主要指依据新药保护有关规定和中药品种保护有关规定取得行政保护的新药和中药品种等。

（3）商标类 主要包括已注册或已依法取得认定的药品商标、服务商标、原产地名称、计算机网络域名等。

（4）医药商业秘密 主要包括医药经营秘密和医药技术秘密。

3. 药品知识产权的特征 作为一种财产权，药品知识产权虽也属于民事权利的范畴，但与其他民事权利相比，具有以下不同的特征：

（1）无形性 药品知识产权的客体是医药领域知识形态的劳动产品，其不具备物质形态且不占据一定空间，当药品知识产权公开后，所有权人的权利被侵犯的可能性明显高于有形财产的权利人。也正因为药品知识产权客体的"无形性"，药品知识产权的权利人可以利用其权利控制他人对其智力成果的使用，并可允许多个民事主体同时使用或反复多次使用，从而为权利人代理经济利益。

（2）专有性 药品知识产权的专有性表现为独占性和排他性，即药品知识产权只能授予权利人一次专有权，只有权利人本人才能享法律保护，未经权利人许可，他人不得利用此知识产权，否则将被视为侵权行为，药品知识产权所有人可以通过提起诉讼，制止侵权行为并获得相应的经济赔偿。

（3）时间性 知识产权所有权人对其智力成果的专有性不是无期限存在的，即知识产权仅在一个法定期限内受到保护，超过这一期限，专有权终止，其智力成果即可进入公有领域，任何人均可以自由利用。

（4）地域性 知识产权是依一个国家的法律确认和保护的，因此一般只在该国领域内具有法律效力，在其他国家原则上不发生效力。如果权利人希望在其他国家或地区也享有专有权，则应依照他国法律另行提出申请。

# 二、药品知识产权保护体系

在20世纪80年代以前，我国有关知识产权主要通过行政法规来保护。20世纪80年代后，我国加入了一些世界知识产权保护组织，签订了许多知识产权保护的国际公约，见表14-1。在国内，我国加强知识产权立法，根据国情先后制定、发布了一系列与医药知识产权保护相关的法律、行政法规和部门规章，如《药品管理法》《专利法》《商标法》《中药品种保护条例》《药品注册管理办法》等。

经过多年的发展与不断完善，结合国际法、国际公约的相关规定，我国已形成法律、行政法规、部门规章等多种形式有机结合的药品知识产权保护法律规范体系，不仅促进了医药国际科技合作和经济贸易，也为我国制药工业的发展创造了有利的法律环境。

表14-1 中国加入的与药品知识产权相关的国际公约

| 名称 | 公约生效时间 | 中国加入时间 |
| --- | --- | --- |
| 世界知识产权组织公约 | 1970 | 1980.06.03 |
| 保护工业产权巴黎公约 | 1884 | 1985.03.19 |
| 商标国际注册马德里协定 | 1892 | 1989.10.04 |
| 保护文学艺术作品伯尔尼公约 | 1887 | 1992.10.15 |
| 世界版权公约 | 1955 | 1992.10.30 |
| 专利合作条约 | 1978 | 1994.01.01 |

续表

| 名称 | 公约生效时间 | 中国加入时间 |
|---|---|---|
| 商标注册用商品与服务国际分类尼斯协定 | 1961 | 1994.08.09 |
| 国际承认用于专利程序的微生物保存布达佩斯条约 | 1980 | 1995.07.01 |
| 商标国际注册马德里协定的议定书 | 1996 | 1995.12.01 |
| 建立工业品外观设计国际分类洛迦诺协定 | 1971 | 1996.09.19 |
| 国际专利分类斯特拉斯堡协定 | 1975 | 1997.06.19 |
| 国际植物新品种保护公约 | 1968 | 1999.04.23 |
| 与贸易有关的知识产权协议（TRIPS） | 1995 | 2001.12.11 |
| 世界知识产权组织版权公约 | 2002 | 2007.06.09 |

>>> **知识链接** ○-----------------------------------------------------------------

### 与贸易有关的知识产权协议（TRIPS 协议）

世界贸易组织（WTO）的《与贸易有关的知识产权协议》（Agreement on Trade – Related Aspects of Intellectual Property Rights，简称 TRIPS）于 1994 年 4 月 15 签订，在世界贸易组织成立 1 年后，即 1995 年 1 月 1 日开始生效。该协定的成员既可以是主权国家，也可以是单独关税区政府。我国（内地）于 2001 年 12 月 11 日加入世界贸易组织，正式成为该协定中的一员。

《TRIPS 协议》重申了现有知识产权国际公约的一些基本原则，如国民待遇原则、专利申请和商标注册申请的优先权原则、著作权自动取得原则、维护公共利益原则、防止权利滥用原则等，还提出了知识产权国际保护的一些新原则，主要有最惠国待遇原则、透明度原则、司法审查，承认知识产权为私权并确认《关税与贸易总协定》解决贸易争端的原则适用于解决知识产权的争端。《TRIPS 协议》在很大程度上统一了知识产权保护的实质性标准，并使之成为所有成员必须达到的最低标准，从而大大提高了全世界的知识产权保护力度。

-----------------------------------------------------------------●

▷○ 第二节　药品专利保护

PPT

## 一、药品专利权

### （一）药品专利与药品专利权的概念

药品专利，是指源于药品领域的发明创造，转化为一种具有独占权的形态，是各国医药企业普遍采用的、以独占市场为主要特征的谋求市场竞争有利地位的一种手段。

药品专利权，是指药品专利权人在法定期限内对其发明创造成果依法享有的专有权。它是基于某种药品发明创造，并由申请人向国家专利管理机关提出该药品发明的专利申请，经国家专利管理机关依法审查核准后，向申请人授予在规定期限内对该项发明创造享有的独占权。

### （二）药品专利的分类

根据《中华人民共和国专利法》（以下简称《专利法》）的规定，药品专利包括药品发明专利、实用新型专利和外观设计专利等三种类型。

**1. 药品发明专利**　是指对产品、方法或者改进所提出的新技术方案，包括新产品专利、新制备方法专利和新用途专利。

（1）新产品专利　主要包括：①新化合物，指具有一定化学结构式或物理、化学性质的单一物质，包括有一定医疗用途的新化合物；新基因工程产品；新生物制品；用于制药的新原料、新辅料、新中间体、新代谢物和新药物前体；新异构体；新的有效晶型；新分离或提取得到的天然物质等。②药物组合物，指两种或两种以上元素或化合物按一定比例组成具有一定性质和用途的混合物，如新的复方制剂、中药的有效部位、药物的新剂型等。③生物制品、微生物及其代谢产物，可授予专利权的微生物及其代谢产物必须是经过分离成为纯培养物，并且具有特定工业用途。

（2）新制备方法专利　主要包括化合物新的制备方法，组合物新的制备方法、新工艺、新的加工处理法，中药新的提取分离方法、纯化方法、炮制方法及新动物、新矿物、新微生物的生产方法等。

（3）新用途专利　主要包括已知化合物新的医药用途、药物的新适应症等。

**2. 实用新型专利**　实用新型是指对产品的形状、构造或者其结合所提出的适于实用的新的技术方案，其主要包括：①某些与功能相关的药物剂型、形状、结构的改变，如新型缓释制剂通过改变药品的外层结构达到延长药品疗效的技术方案；②诊断用药试剂盒与功能有关的形状、结构的创新；③生产药品的专用设备、结构及其结合所进行的改进；④某些单剂量给药器、与药品功能有关的包装容器的形状、结构和开关技巧等。

**3. 外观设计专利**　外观设计专利是指对产品的形状、图案、色彩或其结合所做出的富有美感并适于工业应用的新设计。主要包括：①药品外观和包装容器外观等，如药品的新造型或其与图案、色彩的搭配与组合；②新的盛放容器，如药瓶、药袋、药瓶等；③富有美感和特色的说明书、容器和包装盒等。

## 二、药品专利权的获得

### （一）授予药品专利权的条件

**1. 药品发明专利和实用新型专利的条件**　《专利法》规定，授予发明专利和实用新型专利应具备新颖性、创造性和实用性三方面条件。①新颖性：是指该发明或者实用新型不属于现有技术，也没有任何单位或者个人就同样的发明或者实用新型在申请日以前向国务院专利行政部门提出过申请，并记载在申请日以后公布的专利申请文件或者公告的专利文件中。②创造性：是指与现有技术相比，该发明具有突出的实质性特点和显著的进步，该实用新型具有实质性特点和进步。③实用性：是指该发明或者实用新型能够制造或者使用，并且能够产生积极效果。

**2. 药品外观设计专利的条件**　授予专利权的外观设计，应当不属于现有设计；也没有任何单位或者个人就同样的外观设计在申请日以前向国务院专利行政部门提出过申请，并记载在申请日以后公告的专利文件中；与现有设计或者现有设计特征的组合相比，应当具有明显区别；不得与他人在申请日以前已经取得的合法权利相冲突。

### （二）药品专利权的申请

**1. 申请文件**　申请发明或者实用新型专利的，应当提交请求书、说明书及其摘要和权利要求书等文件；申请外观设计专利的，应当提交请求书、该外观设计的图片或者照片以及对该外观设计的简要说明等文件。

**2. 申请程序**　根据《专利法》，药品发明专利申请主要分受理、初审、公布、实质审查及授权等五个阶段，而实用新型和外观设计专利主要进行其中的申请受理、初步审查、授权等三个阶段，见图14-1。

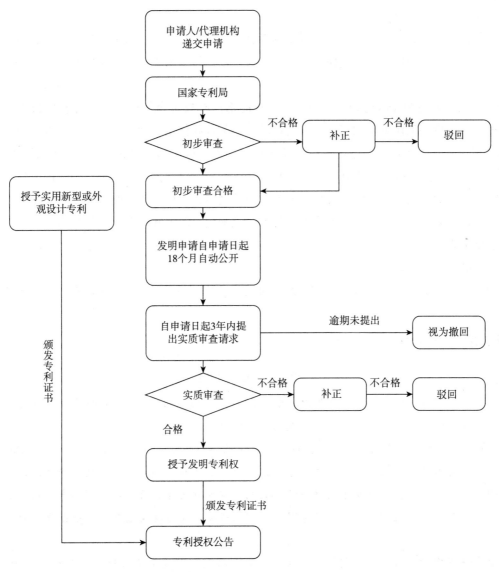

图 14 - 1　我国专利的申请与审查流程图

# 三、药品专利权的保护

## （一）药品专利权的保护期限

实用新型专利权的保护期限为 10 年，外观设计专利权的保护期限为 15 年，发明专利权的保护期限为 20 年，均自申请日起计算。

为补偿新药上市审评审批占用的时间，对在中国获得上市许可的新药相关发明专利，国务院专利行政部门应专利权人的请求给予专利权期限补偿。补偿期限不超过五年，新药批准上市后总有效专利权期限不超过 14 年。

## （二）药品专利权的保护范围

发明或者实用新型专利权的保护范围以其权利要求书的内容为准，说明书及附图可以用于解释权利要求的内容。

外观设计专利权的保护范围以表示在图片或者照片中的该产品的外观设计为准，简要说明可以用于解释图片或者照片所表示的该产品的外观设计。

### （三）药品专利侵权人应承担的责任

未经专利权人许可，实施其专利，即侵犯其专利权。药品专利侵权行为发生时，专利权人可以采用协商、行政程序、司法程序等途径来保护自己的权益，侵权行为人则应承担相应的民事责任、行政责任与刑事责任。

**1. 行政责任** 对专利侵权行为，管理专利工作的部门有权责令侵权行为人停止侵权行为、责令改正、罚款等，管理专利工作的部门应当事人的请求，还可以就侵犯专利权的赔偿数额进行调解。

**2. 民事责任** 主要包括：①停止侵权，专利侵权行为人应该根据管理专利工作的部门的处理决定或者人民法院的裁判，立即停止正在实施的专利侵权行为。②赔偿损失，侵犯专利权的赔偿数额，按照专利权人因被侵权而受到的损失或者侵权人获得的利益确定；被侵权人所受到的损失或侵权人获得的利益难以确定的，可以参照该专利许可使用费的倍数合理确定。③消除影响，侵权行为给专利产品在市场上的商誉造成损害时，侵权者应当采用适当的方式承担消除影响的法律责任，承认自己的侵权行为，以消除对专利产品造成的不良影响。

**3. 刑事责任** 依照《专利法》和《刑法》的规定，假冒他人专利，构成犯罪的，依法追究刑事责任。

>>> **知识链接** o- - - - - - - - - - - - - - - - - - - - - - - - - - - - - - - - - - - - - - - - -

#### 药品专利链接制度

药品专利链接制度是指仿制药上市批准与创新药品专利期满相"链接"，即仿制药注册申请应当考虑先前已上市药品的专利状况，从而避免可能的专利侵权。

《专利法》第七十六条明确了药品专利链接中纠纷的解决方法，即药品上市审评审批过程中，药品上市许可申请人与有关专利权人或者利害关系人，因申请注册的药品相关的专利权产生纠纷的，相关当事人可以向人民法院起诉，请求就申请注册的药品相关技术方案是否落入他人药品专利权保护范围作出判决。国务院药品监督管理部门在规定的期限内，可以根据人民法院生效裁判作出是否暂停批准相关药品上市的决定。

药品上市许可申请人与有关专利权人或者利害关系人也可以就申请注册的药品相关的专利权纠纷，向国务院专利行政部门请求行政裁决。

国务院药品监督管理部门会同国务院专利行政部门制定药品上市许可审批与药品上市许可申请阶段专利权纠纷解决的具体衔接办法，报国务院同意后实施。

《最高人民法院关于审理申请注册的药品相关的专利权纠纷民事案件适用法律若干问题的规定》就纠纷解决机制进行了具体规定，并确定由北京知识产权法院集中管辖上述药品专利链接诉讼案件。

- - - - - - - - - - - - - - - - - - - - - - - - - - - - - - - - - - - - - - - - - - - - - - - - - - - - - -•

## ≫ 第三节　药品商标保护

PPT

## 一、药品商标

### （一）商标的含义、特征

**1. 商标的含义** 商标是用以识别和区别商品或服务来源的标志，一般由文字、图形、字母、数字、三维标志、颜色组合和声音以及上述要素组合构成，附注在商品、商品包装、服务设施或者相关的广告宣传品上，显著而醒目，有助于消费者将一定的商品或者服务与提供者联系起来，并与其他同类商品或者服务相区别，便于认牌购物，也便于提供者展开正当竞争。

**2. 商标的特征**　商标作为一种识别性标记，其具有以下基本特征：①显著性，即不与他人的商标相混同。②独占性，注册商标所有人对其商标具有专有权、独占权，未经注册商标所有人许可，他人不得擅自使用，否则即构成侵权。③价值性，商标能吸引消费者认牌购物，给经营者带来丰厚的利润，此外，商标本身还具有价值。④竞争性，商标是参与市场竞争的工具，商标的知名度越高，其商品或服务的竞争力越强。

### （二）药品商标的定义及特性

**1. 药品商标的定义**　药品商标是指文字、图形、字母、数字、三维标志、颜色组合和声音以及上述要素的组合，能够区别不同的药品生产者、经营者提供的药品或药学服务的标记。

**2. 药品商标的特性**　药品商标除具有一般商标的特征外，还有以下一些特性：①设计必须符合医药行业的属性，即健康性、安全性、生命关联性。②药品商标不得使用药品的通用名称，申请药品商标时应当附送药品批准证明文件。③相对其他类别的商标，药品商标不能含有太多叙述性词汇多。

## 二、药品商标权的获得

### （一）药品商标的形式与内容

**1. 商标和注册商标中禁用以下文字、图形**

（1）同中华人民共和国的国家名称、国旗、国徽、国歌、军旗、军徽、军歌、勋章等相同或者近似的，以及同中央国家机关的名称、标志、所在地特定地点的名称或者标志性建筑物的名称、图形相同的。

（2）同外国的国家名称、国旗、国徽、军旗等相同或者近似的，但经该国政府同意的除外。

（3）同政府间国际组织的名称、旗帜、徽记等相同或者近似的，但经该组织同意或者不易误导公众的除外。

（4）与表明实施控制、予以保证的官方标志、检验印记相同或者近似的，但经授权的除外。

（5）同"红十字""红新月"的名称、标志相同或者近似的。

（6）带有民族歧视性的。

（7）带有欺骗性，容易使公众对商品的质量等特点或者产地产生误认的。

（8）有害于社会主义道德风尚或者有其他不良影响的。

县级以上行政区划的地名或者公众知晓的外国地名，不得作为商标。但是，地名具有其他含义或者作为集体商标、证明商标组成部分的除外；已经注册的使用地名的商标继续有效。

**2. 下列标志不得作为商标注册**

（1）仅有本商品的通用名称、图形、型号的。

（2）仅直接表示商品的质量、主要原料、功能、用途、重量、数量及其他特点的。

（3）缺乏显著特征的，但经过使用取得显著特征，并便于识别的，可以作为商标注册。

（4）根据我国《药品管理法》第二十九条的规定，列入国家药品标准的名称为通用名称，已经作为药品通用名称的，该名称不能作为药品商标使用。

### （二）药品商标的注册审批

**1. 主管部门**　国务院工商行政管理部门商标局主管全国商标注册和管理的工作。商标局对每一件商标注册申请，依照《商标法》的规定程序进行审查，对符合注册商标条件的，方予注册。

**2. 药品商标的审批程序**

（1）提交申请 商标注册申请人应当按规定的商品分类表填报使用商标的商品类别和商品名称，提出注册申请，提交商标图样，附送有关证明文件，缴纳申请费用。

（2）形式审查 经过形式审查，申请手续齐备并按照规定填写申请文件的，商标局发给受理通知书；申请手续基本齐备或者申请文件填写基本合格，但需补正的，商标局发给商标注册申请补正通知书；申请手续不齐或申请文件填写不合格，发不予受理通知书，予以退回。

（3）实质审查 商标局查核申请商标是否有显著性，是否符合商标法律法规的注册规定，如果审核通过，进入初审公告阶段。

（4）初审公告 对经审查后初步审定的商标，由商标局进行为期3个月的初审公告，若无人提出异议，该商标即可以成功注册。

（5）注册公告 初审公告期若无异议或经裁定异议不成立的，由国家商标局核准注册，发给商标注册证，并在《商标公告》上予以公告。

>>> **知识链接** o - - - - - - - - - - - - - - - - - - - - - - - - - - - - - - - - - - - - - - - - - - - - - - - - - - - -

### 我国商标注册的相关原则

**1. 国家统一注册原则** 即我国的商标注册工作必须由国家商标主管部门统一审核批准注册。《商标法》规定，国务院工商行政管理部门商标局主管全国商标注册和管理的工作。

**2. 申请在先原则** 《商标法》规定，两个或者两个以上的商标注册申请人，在同一种商品或者类似商品上，以相同或者近似的商标申请注册的，初步审定并公告申请在先的商标。

**3. 使用在先原则** 即在无法确认申请（注册）在先的情况下采用最先使用者取得商标注册的原则。《商标法》规定，同一天申请的，初步审定并公告使用在先的商标，驳回其他人的申请，不予公告。

- - - - - - - - - - - - - - - - - - - - - - - - - - - - - - - - - - - - - - - - - - - - - - - - - - - - - - - - - - - - - - - - - - •

# 三、药品商标专用权的保护

## （一）商标权的保护范围与期限

**1. 商标权的保护范围** 注册商标专用权的保护，以核准注册的商标和核定使用的商品为限。

**2. 商标权的保护期限** 注册商标的有效期为10年，自核准注册之日起计算。注册商标有效期满，需要继续使用的，商标注册人应当在期满前12个月内按照规定办理续展手续；在此期间未能办理的，可以给予6个月的宽展期。每次续展注册的有效期为10年，自该商标上一届有效期满次日起计算。期满未办理续展手续的，注销其注册商标。

## （二）药品商标侵权的认定

有下列行为之一的，属侵犯注册商标权的行为：

（1）未经商标注册人的许可，在同一种商品上使用与其注册商标相同的商标的。

（2）未经商标注册人的许可，在同一种商品上使用与其注册商标近似的商标，或者在类似商品上使用与其注册商标相同或者近似的商标，容易导致混淆的。

（3）销售侵犯注册商标专用权的商品的。

（4）伪造、擅自制造他人注册商标标识或者销售伪造、擅自制造的注册商标标识的。

（5）未经商标注册人同意，更换其注册商标并将该更换商标的商品又投入市场的。

（6）故意为侵犯他人商标专用权行为提供便利条件，帮助他人实施侵犯商标专用权行为的。

（7）给他人的注册商标专用权造成其他损害的。

### （三）药品商标侵权行为人的法律责任

药品商标侵权行为应承担的法律责任主要有三方面，即行政责任、民事责任、刑事责任。

**1. 行政责任**　对药品商标侵权行为，工商行政管理部门有权责令侵权行为人停止侵权行为，没收、销毁侵权商品和主要用于制造侵权商品、伪造注册商标标识的工具，罚款等。

**2. 民事责任**　主要有：①停止侵权，药品商标侵权行为人应该根据工商行政管理部门的处理决定或者人民法院的裁判，立即停止正在实施的侵权行为并销毁侵权商品。②赔偿损失，侵犯商标专用权的赔偿数额，按照权利人因被侵权所受到的实际损失确定；实际损失难以确定的，可以按照侵权人因侵权所获得的利益确定；权利人的损失或者侵权人获得的利益难以确定的，参照该商标许可使用费的倍数合理确定。③消除影响，侵权行为给注册商标持有人在市场上的商誉造成损害时，侵权者应当采用适当的方式承担消除影响的法律责任。④赔礼道歉。

**3. 刑事责任**　未经商标注册人许可，在同一种商品上使用与其注册商标相同的商标，构成犯罪的，除赔偿被侵权人的损失外，依法追究刑事责任；伪造、擅自制造他人注册商标标识或者销售伪造、擅自制造的注册商标标识，构成犯罪的，除赔偿被侵权人的损失外，依法追究刑事责任；销售明知是假冒注册商标的商品，构成犯罪的，除赔偿被侵权人的损失外，依法追究刑事责任。

## ◎ 第四节　医药商业秘密和医药未披露数据保护

PPT

### 一、医药商业秘密

#### （一）医药商业秘密的定义和特征

**1. 医药商业秘密的定义**　医药商业秘密，是指在医药行业中不为公众所知悉、具有商业价值并经权利人采取相应保密措施的技术信息、经营信息等商业信息。商业秘密具有明显的财产价值，能通过经济上的利用或转让来实现其价值，属于知识产权的一部分。

**2. 医药商业秘密的主要特征**　从医药商业秘密的定义可以概括出医药商业秘密的主要特征，具体如下：

（1）秘密性　医药商业秘密首先必须是处于秘密状态、不可能从公开的渠道获悉的信息，即不为所有者或所有者允许知悉范围以外的其他人所知悉，不为同行业或者该信息应用领域的人所普遍知悉。

（2）经济性　即医药商业秘密具有独立的、实际或潜在的经济价值和市场竞争价值，能给权利人带来经济效益或竞争优势。医药商业秘密的权利人因掌握商业秘密而拥有竞争优势，并能带来一定的经济利益。

（3）实用性　医药商业秘密必须是一种现在或者将来能够应用于生产经营或者对生产经营有用的具体技术方案和经营策略，不能直接或间接使用于生产经营活动的信息不具有实用性，不属于商业秘密。但一些失败的实验、夭折的计划等，也可使权利人少走弯路，具有实用性，也可以是商业秘密。实用性与经济性具有密切的关系，缺乏实用性的信息则无经济性可言。

（4）保密性　即权利人采取保密措施，包括订立保密协议，建立保密制度及采取其他合理的保密手段。只有权利人采取了能够明示其保密意图的措施，才能成为法律意义上的商业秘密。

上述4个特征，是医药商业秘密缺一不可的构成要件，只有同时具备4个特征的技术信息和经营信息，才属于商业秘密。

（二）医药商业秘密的类型与内容

根据我国《反不正当竞争法》的相关规定，医药商业秘密可分为两大类，即医药技术秘密和医药经营秘密。

**1. 医药技术秘密** 即医药技术信息，它是指与医药产品的生产制造过程相关的技术诀窍或秘密技术，只要这种信息、技术知识等是未公开的，能给权利人带来经济利益，且已经权利人采取了保密措施，均属于技术秘密的范畴。其主要内容如下：

（1）产品信息 企业自行研究开发的新药，在既没有申请专利，也还没有正式投入市场之前，尚处于秘密状态，它就是一项商业秘密。即使药品本身不是秘密，它的组成部分或组成方式也可成为商业秘密。

（2）配方 医药产品的工业配方、化学配方、药品配方等是医药商业秘密的一种常见形式，其中各种含量的比例也可成为商业秘密，这种情况在中药配方中更为多见。

（3）工艺程序 有时几个不同的设备，尽管其本身属于公知范畴，但经特定组合，产生新工艺和先进的操作方法，也可能成为商业秘密。如药品的化学合成工艺、制剂工艺、消毒工艺、包装工艺等。

（4）机器设备的改进 在公开的市场上购买的机器、制药设备不是商业秘密，但是经公司的技术人员对其进行技术改进，使其具更多用途或更高效率，那么这个改进也可以是商业秘密。

（5）研究开发的有关文件 记录了研究和开发活动内容的文件，包括临床前研究中获得的新药的理化性质参数、合成工艺、制剂工艺、质量控制、药理学、毒理学数据，还包括在临床试验中得到的大量病例数据，这些技术信息能够满足授予专利权法定条件的信息很少，大部分的技术信息只能作为商业秘密进行保护。

**2. 医药经营秘密** 即未公开的经营信息，它是指与药品的生产、经营销售有关的保密信息，主要包括未公开的与医药企业各种经营活动有关联的内部文件、产品的推销计划、进货渠道、销售网络、管理方法、市场调查资料、标底、标书内容、客户情报等。概括起来，医药经营秘密主要包括以下三方面：

（1）医药企业经营信息 只要具备属于企业独有而且经企业采取保密措施保护的经营信息都属于医药商业秘密，包括在医药市场营销活动中产生的各种经营信息，如市场调查与预测报告、企业经营策略和投资意向、人员招聘的方法和程序、员工培训方法和销售人员管理经验与诀窍等。

（2）客户情报 主要包括客户名单、销售渠道、协作关系、货源情报、产销策略，招投标中的标底、标书内容等信息。这些资料是医药企业通过经营、人力、财力、物力建立起来的宝贵的无形资产，是公司极为重要的经营秘密。

（3）管理技术 主要是指独特有效的、为医药企业所独具的管理企业的经验，如企业组织形式、库存管理办法、劳动组织结构、征聘技巧等，特别是医药企业为实施企业的方针战略所制定的一系列的标准操作规程、人员培训方法、技术业务档案管理办法等。

（三）医药商业秘密的保护

**1. 侵犯医药商业秘密的行为** 侵犯商业秘密，是指不正当地获取、披露或利用权利人商业秘密的行为。根据《中华人民共和国反不正当竞争法》和《关于禁止侵犯商业秘密行为的若干规定》，侵犯医药商业秘密的侵权行为主要有：

（1）不正当获取医药商业秘密以盗窃、贿赂、欺诈、胁迫或者其他不正当手段获取权利人的商业秘密。

（2）滥用不正当获取的医药商业秘密披露、使用或者允许他人使用以前项手段获取的权利人的商业秘密。

（3）滥用合法掌握的医药商业秘密违反约定或者违反权利人有关保守商业秘密的要求，披露、使用或者允许他人使用其掌握的商业秘密。此行为主要发生在具有合同关系的当事人之间，这既是一种违反约定或者违反有关保守商业秘密条款的要求的违约行为，也是一种侵犯商业秘密的侵权行为。

（4）第三人间接侵犯医药商业秘密第三人明知或者应知上述所列违法行为，获取、使用或者披露他人的商业秘密，视其侵犯商业秘密。这是一种恶意利用商业秘密的行为。

**2. 医药商业秘密保护方式** 我国对医药商业秘密的保护主要采取法律保护和权利人自我保护两种方式。

（1）**法律保护** 法律通过采取对非法侵害他人商业秘密的行为依法追究法律责任的方式保护商业秘密权。目前我国还没有专门的商业秘密保护立法，有关商业秘密保护的规定分散在《民法典》《劳动法》等法律法规中。

我国相关法律规定的侵犯商业秘密行为的法律责任，包括民法违约责任、民事侵权责任、行政责任和刑事责任等四种。一般说来，侵犯商业秘密行为应当主要承担民事违约责任和民事侵权责任。当侵犯商业秘密行为构成不正当竞争行为时，依法还应当承担行政责任。情节严重、构成犯罪时，则应当承担刑事责任。

（2）**自我保护** 医药企业应当把保护商业秘密纳入企业的管理体系中，通过采取以下措施进行保护：①企业内部设立专门的商业秘密管理机构；②与涉及商业秘密的人员签订保密合同以及竞业限制协议；③在具体的管理上实行分级管理；④定期对涉及商业秘密的人员进行培训，提高其保护商业秘密的意识和能力。

## 二、医药未披露数据的保护

为了证明药物安全、有效和质量可控，新药在进行临床前研究和临床试验的过程中会产生一些实验数据，这些数据是药品监督管理部门授权新药上市销售的主要依据，对新药的审批非常关键。在新药研发风险大、投资高的背景下，一旦新药研发者的数据泄露，将对新药研发者造成不可预估的损失，因此需要加强对医药未披露数据的保护。

**（一）医药未披露数据的定义**

医药未披露数据是指在含有新型化学成份药品注册过程中，申请者为获得药品生产批准证明文件向药品注册管理部门提交的关于药品安全性、有效性、质量可控性的未披露的试验数据和其他数据。

**（二）医药未披露数据的内容**

医药未披露数据来源于药品研发过程中的临床前试验和临床试验，主要涉及三部分内容：①针对试验系统试验数据，包括动物、细胞、组织、器官、微生物等试验系统的药理、毒理、动物药代动力学等试验数据。②针对生产工艺流程、生活设备与设施、生产质量控制等研究数据，包括药物的合成工艺、提取方法、理化性质及纯度、剂型选择、处方筛选、制备工艺、检验方法、质量指标、稳定性；中药制剂还包括原药材的来源、加工及炮制等；生物制品还包括菌毒种、细胞株、生物组织等起始材料的质量标准、保存条件、遗传稳定性及免疫学等研究数据。③针对人体的临床试验数据，包括通过临床药理学、人体安全性和有效性评价等获得人体对于新药的耐受程度和药代动力学参数、给药剂量等试验数据。

**（三）医药未披露数据保护的含义及法律依据**

**1. 医药未披露数据保护的含义** 医药未披露数据保护是指对未在我国注册过的含有新型化学成份药品的申报数据进行保护，在一定的时间内，负责药品注册的管理部门和药品仿制者既不能披露也不能依赖该新药研发者提供的证明药品安全性、有效性、质量可控性的试验数据，其目的在于禁止后来的药品注册申请者直接或间接地依赖前者的数据进行药品注册申请，有利于保护新药开发者的积极性。

**2. 医药未披露数据保护的法律依据**

（1）与保护有关的国际公约　关于医药未披露数据保护，世界贸易组织（WTO）框架下的《TRIPS协议》规定，当成员国要求以提交未披露过的试验数据或其他数据作为批准使用了新化学成份的药品或者农业化学产品上市的条件，如果该数据的原创活动包含了相当的努力，则该成员国应对该数据提供保护，以防止不正当的商业使用。同时，除非出于保护公众的需要，或已采取措施确保该数据不会被不正当地投入商业使用，各成员国均应保护这些数据，以防止其被泄露。

（2）我国医药未披露数据保护的法律规定　根据《TRIPS协议》，我国制定了与药品未披露的试验数据保护相关的法律法规。《药品管理法》第二十七条规定，国务院药品监督管理部门应将批准上市药品的审评结论和依据依法公开，接受社会监督，但是对审评审批中知悉的商业秘密应当予以保密。这是我国法律层面对于医药未披露数据的相关保护要求。《药品管理法实施条例》也规定，国家对获得生产或者销售含有新型化学成份药品许可的生产者或者销售者提交的自行取得且未披露的试验数据和其他数据实施保护，任何人不得对该未披露的试验数据和其他数据进行不正当的商业利用。自药品生产者或者销售者获得生产、销售新型化学成份药品的许可证明文件之日起6年内，对其他申请人未经已获得许可的申请人同意，使用前款数据申请生产、销售新型化学成份药品许可的，药品监督管理部门不予许可；但是，其他申请人提交自行取得数据的除外。同时对医药未披露数据保护例外的情形作了规定，即除下列情形外，药品监督管理部门不得披露规定的数据：①公共利益需要；②已采取措施确保该类数据不会被不正当地进行商业利用。

《药品注册管理办法》对未披露试验数据的保护制度进一步予以明确规定。《药品注册管理办法》规定，未经申请人同意，药品监督管理部门、专业技术机构及其工作人员、参与专家评审等的人员不得披露申请人提交的商业秘密、未披露信息或者保密商务信息，法律另有规定或者涉及国家安全、重大社会公共利益的除外。

## ◀ 目标检测 ▶

答案解析

**一、A型题（最佳选择题）**

1. 药品商标续展，应该在原有效期期满前什么时间内提出申请（　）。

　　A. 期满前3个月　　　　　　　　　　B. 期满前6个月

　　C. 期满前10个月　　　　　　　　　D. 期满前12个月

2. 经历受理、初审、公布、实质审查及授权五个阶段的是（　）。

　　A. 药品发明专利　　　　　　　　　B. 药品实用新型专利

　　C. 药品外观设计专利　　　　　　　D. 药品商标注册

**二、X型题（多项选择题）**

3. 以下说法错误的是（　）。

　　A. 药品注册商标的有效期为10年，自申请日起计算

　　B. 药品实用新型专利权的保护期限为10年，自申请日起计算

　　C. 药品外观设计专利权的保护期限为15年，自申请日起计算

　　D. 药品发明专利权的保护期限为20年，自申请日起计算

4. 医药商业秘密的主要特征有哪些 （　　）。

    A. 秘密性                         B. 经济性

    C. 实用性                         D. 竞争性

三、综合问答题

5. 什么是药品专利补偿制度？

6. 简述药品商标专用权的侵权认定。

7. 医药商业秘密的构成要件是什么？

8. 简述医药未披露数据的主要内容。

---

书网融合……

思政导航               本章小结            题库

（邓伟生　俞双燕）

# 参考文献

［1］史录文．基本药物合理遴选技术指南［M］．北京：人民卫生出版社，2013．

［2］罗震旻，陈吉生．国家基本药物制度管理与实践［M］．北京：科学出版社，2020．

［3］杨勇，华东．药事管理专业导论［M］．南京：东南大学出版社，2021．

［4］陈永法，蒋蓉．中国药事管理与法规［M］．南京：东南大学出版社，2021．

［5］国家药品监督管理局执业药师资格认证中心．药事管理与法规（第八版）［M］．北京：中国医药科技出版社，2023．

［6］中国医药报社．药品注册管理办法及相关材料汇编［M］．北京：中国医药科技出版社，2020．

［7］张哲峰，侯雯．解读《药品注册管理办法》［M］．北京：中国医药科技出版社，2020．

［8］何宁，胡明．药事管理学［M］2版．北京：中国医药科技出版社，2018．

［9］刘国恩．中国药物经济学评价指南（2020中英双语版）［M］．北京：中国市场出版社，2020．